JN219256

こどもの足を知る・診る・守る！

Kodomo no Ashi wo Shiru Miru Mamoru

編集
田中　康仁
奈良県立医科大学整形外科 教授
高山かおる
埼玉県済生会川口総合病院皮膚科 主任部長

全日本病院出版会

序　文

こどもの成長とともに，足の発達や健康は一生の健康に大きな影響を与えます．特に近年，スマートフォンやデジタル機器の普及に伴い，こどもたちの身体活動が減少し，足の発育や姿勢への影響が懸念されています．また，適切でない靴の選択や履き方が，足の発達に悪影響を与え，将来の足や体のトラブルにつながることも明らかになってきました．

本書は，整形外科医と皮膚科医が中心となり，こどもの足の発達と健康についての知見を集約し，専門的な視点からもわかりやすく解説することを目的としています．こどもの足は成長とともに変化し続け，その発達には様々な段階が存在します．正常な成長と異常の見分け方，また適切なケア方法を知ることは，医療関係者のみならず，学校関係者，スポーツ指導者，保護者にも重要な知識です．

さらに，本書には医療者のみならず，靴の専門家やリハビリテーションの専門職など，こどもの足に関わる多様な専門職の意見や指導内容も含まれています．これにより，こどもの足に適した靴や靴下の選び方，足測定の重要性，日常生活での姿勢や歩行習慣についても幅広い観点からアプローチしています．こうした多角的な視点が，こどもの足の健全な発達に対する理解を深め，適切なケアとサポートを提供するための一助となるでしょう．

また，どのような症状が現れた際に専門医や他の専門職に相談が必要か，適切なタイミングを判断するための指針も提供しています．これにより，医療者と保護者，さらには教育や靴産業など多様な分野の方々が一体となって，こどもたちの健康な足作りを支えるための協力体制を構築することが可能となります．

本書が，こどもの足を診る立場にあるすべての方々にとって有益なガイドとなり，未来あるこどもたちの健康な足作りの一助となることを心から願います．

2024 年 11 月

高山かおる
田中　康仁

Contents

Ⅲ章 こどもの靴を考えよう!

Ⅳ章 こどもの足変形を予防しよう!

執筆者一覧

編　集

田中　康仁　奈良県立医科大学整形外科，教授

高山かおる　埼玉県済生会川口総合病院皮膚科，主任部長

執筆者（執筆順）

落合　達宏　宮城県立こども病院整形外科，科長

阿部　薫　新潟医療福祉大学義肢装具自立支援学科，教授

黒木　修司　宮崎大学整形外科

大谷　知子　靴ジャーナリスト

若林健二郎　名古屋市立大学医学部附属みらい光生病院整形外科，教授

河　命守　名古屋市立大学整形外科，助教

米田　梓　奈良県立医科大学整形外科

佐竹　寛史　山形大学整形外科，病院教授

内田　俊彦　NPO 法人オーソティックスソサエティ，名誉理事長

山口　智志　千葉大学大学院国際学術研究院，准教授

雑賀　建多　岡山大学整形外科運動器スポーツ医学講座，講師

西村　明展　三重大学スポーツ整形外科，講師

池澤　裕子　公益財団法人ライフ・エクステンション研究所附属永寿総合病院整形外科，部長

垣花　昌隆　獨協医科大学埼玉医療センター整形外科，講師

軽辺　朋子　聖マリアンナ医科大学整形外科，講師

仁木　久照　聖マリアンナ医科大学整形外科，主任教授

宮本　由記　豊橋まちなかウィメンズヘルスクリニック，院長

伊藤　裕子　池袋西口ふくろう皮膚科クリニック，副院長

上田　暢彦　うえだ皮ふ科，院長

今井亜希子　ひかり在宅クリニック

藤本　智子　池袋西口ふくろう皮膚科クリニック，院長

西澤　綾　都立駒込病院皮膚腫瘍科，医長

原田　和俊　東京医科大学皮膚科，主任教授

秋野　愛　シナモン皮膚科板橋区役所前，院長

高山かおる　埼玉県済生会川口総合病院皮膚科，主任部長

原田　繁　一般社団法人足と靴と健康協議会，主任研究員/FHA 上級シューフィッター

寺杣　敦行　ジェンティーレ東京，代表/FHA 上級シューフィッター

山口久美子	FHA 上級シューフィッター/ドイツ整形外科靴ゲゼレ
塩之谷　香	塩之谷整形外科，院長
武田　　剛	FHA 上級シューフィッター
藤井　　恵	快適な靴と足 WOHLTAT，代表/FHA マスターオブシューフィッティング
Karsten Rieche	Nature's walk 株式会社，代表取締役/ドイツ整形外科靴マイスター
福本　貴彦	畿央大学健康科学部理学療法学科，教授
秋野　公造	参議院議員　福岡県選出
生田　祥也	広島大学整形外科
中佐　智幸	広島大学整形外科，寄附講座准教授(人工関節・生体材料学)
安達　伸生	広島大学大学院整形外科，教授
黒田恵美子	一般社団法人ケア・ウォーキング普及会，代表理事/東海大学医学部，客員教授
佐本　憲宏	国保中央病院，院長
帖佐　悦男	宮崎大学整形外科，特別教授

Ⅰ章

まず，こどもの足の成長を知ろう！

I章　まず，こどもの足の成長を知ろう！

こどもの足の成長

Point!

- こどもの足の成長をＸ線像とともに解説した.
- こどもの足は成人と異なり，足根骨の多くは軟骨でできている.
- こどもの足は成人と異なり，中足骨には成長線(骨端線)がある.
- こどもの足は成人と異なり，足部靱帯が柔らかい.
- こどもの足の成長は足長，足囲の増加に加えて支持性を高めながら少しずつ成人足に近づいていく.

はじめに

「こどもの足は単純に大人の足が小さくなったものではない」「こどもの足は柔らかくて弱いので大事に育てなければならない」などとよくいわれる．小さいものが大きくなるだけではなく，各部のバランスが変わりながら大きくなり，柔らかいものが硬く変化していくことを暗に示したものといえる．これらはこどもの足の健康や病気を考えるうえで大変に重要なことで，さらに年齢ごとに異なる正常状態を意識することが，まさにその第一歩といえる．本稿では特に小児足の本質ともいえる「成長」について解説する．

成人と異なるこどもの足の特徴

こどもの足は生下時には既に5本の足のゆび(趾)があり，柔らかいがしっかりした足底，厚みのある中足部，やや細い踵を持つ後足部を呈している．大人の足と相似形にみえるので，そのまま大きくなるだけと思われがちである．しかし，こどもの足には成人と異なる特徴があり，1)足根骨の多くは軟骨でできている，2)中足骨には成長線(骨端線)がある，3)足部靱帯が柔らかい，ことが挙げられる．こどもの足の成長は足長，足囲の増加[1)2)]に加えて，この特徴が変化し支持性を高めながら少しずつ成人足に近づいていく[3)4)]ことといえる．

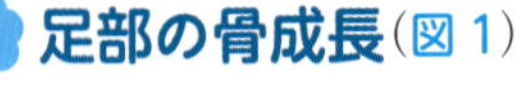

1 足部の骨成長(図1)

1) 足根骨の骨化時期

こどもの足部X線像は年齢により変化することが特徴である．足根骨の骨化出現時期は距骨(在胎26〜28週)と踵骨(在胎24〜36週)，立方骨(在胎40週)，その後，楔状骨(1〜2歳)，遅れて舟状骨(2〜3歳)とされる[5)6)].

出生直後には骨化している足根骨が少なく，X線像では骨がないようにみえる．しかし，骨がないのではなく軟骨性の足根骨は既に存在し，もしも直接観察が可能だとしたら，成人と同様の骨形態を既に備えている．距骨下関節は踵骨の直上に距骨が載る構造のため軟骨性であっても安定するが，楔状骨と立方骨からなる中足部はショパール関節とリスフラン関節に挟まれるため軟骨性では剪断力に対する安定性に欠ける(図2-a〜c).

足根骨のなかでは踵骨だけが骨端線を持ち長軸成長が生じる．骨端線閉鎖時期は12〜22歳とされる(図2-d〜f).

2) 足根骨の骨成長

1歳を過ぎると足根骨の骨化は出揃うが，小円形の骨化核のみであり，それぞれの骨の固有の形態の輪郭には至らない．間隙に存在するまだ骨化に至らない軟骨性の足根骨は，骨に比べれば歪みやすいが，始歩時期の10 kg程度の荷重であれば十分に耐えられる（図 1-a，2-a）．

4歳頃には距骨の背底像でくびれが出現，舟状骨はまだまだ小さいが，楔状骨と立方骨の骨化は進行する．幼稚園など屋外の生活が増える年齢で，足根骨の間隙は広く骨性の安定性はまだ十分ではないが15 kg程度の荷重には耐えられる（図 1-b，2-b）．

6歳では距骨，踵骨，立方骨の骨化が充実し，外縁が直線的になり表層まで骨化が進行したものと推測される．比較すると舟状骨や楔状骨はまだ形態の輪郭は不明で間隙もまだ広い．就学時期にあたり外側柱が先んじて骨化し支持性が高まり，20 kg程度の体重での活動を支えている（図 1-c，2-c）．

7歳になると舟状骨，楔状骨も骨化し，足根骨の固有の形態がわかるまで輪郭が現れ，内側柱，外側柱の構造が安定しつつある．しかし，まだショパール関節，リスフラン関節の間隙は広く，関節にあたる軟骨下骨の骨化は未完成で足部の可塑性は残った状態といえる（図 1-d，2-d）．

10歳，11歳，12歳の経過では足根骨間の軟骨下骨の骨化が進行した結果，間隙が減じていくことがわかる．12歳で足根骨はほぼ成人同様となり，50 kg程度の運動負荷に耐えられる足部となったことがわかる（図 1-e～g，2-e～g）．

3) 中足骨・趾節骨の骨成長

こどもの中足骨には成長線（骨端線）があり，第1中足骨は近位に，第2～5中足骨は遠位に骨端が存在する．出生直後には中足骨の骨端はみられないが（図 1-a），1歳過ぎに骨端核が出現して骨端線が明瞭となる（図 1-b）．骨端線の閉鎖時期は14～21歳とされ，比較的長期間にわたり長軸成長が続く．趾節骨（基節骨，中節骨，末節骨）にも骨端線があり長軸成長による足趾長の増大が生じる．骨端線閉鎖時期は18歳とされる．

足長に対する足根骨長の割合（距骨～舟状骨/距骨～第2趾）は1～6歳まで足根骨骨化核の増大により30％から35％まで増加するが，7歳以降は前足部の長軸成長により35％から30％まで減少し中足部～後足部とのバランスが変化する（図 1）．

足部全体の成長は，1）足長は中足骨の骨成長により増大するが，2）それに比して足根骨の長軸成長は少ないため，3）後足部～中足部長に対して前足部長は相対的に増加していく．

4) 靱帯と筋腱の成長

こどもの足では靱帯や筋腱の強度にも変化がみられる．

足底腱膜は成人では荷重自体でアーチ構造を引き締めるトラス機構や，踏み返し時に緊張してアーチ構造を保つwindlass機構などへの関与が知られている．幼児期には足底腱膜の強度も十分でないため，これらのメカニズムは十分には働かない．この時期の足底の皮下組織は厚みがあるが，むしろこれらが軟骨性のアーチ構造を支えているものと推測される．大人と比べると骨性のアーチがみえにくいため，独特の外観から扁平足と誤診されることが多い．医療的には外観で判断することなく，立位でのX線像により骨性のアーチ構造が存在するかどうかで診断するべきであろう（図 2）．

足部を動かす筋群の多くは下腿に筋腹を持ち，足部自体には長い腱のみが存在する外在筋である．アキレス腱となる下腿三頭筋など強い筋力を，腱で介在して足部骨の停止部に伝達する．骨端の存在する小児期は全般に腱停止部は強度が低く，外傷においても腱断裂より腱停止部の剥離骨折が生じやすい．

まとめ

出生時，後足部～中足部は軟骨性であるが，中心の骨化核から骨化が始まり，先に関節のない骨

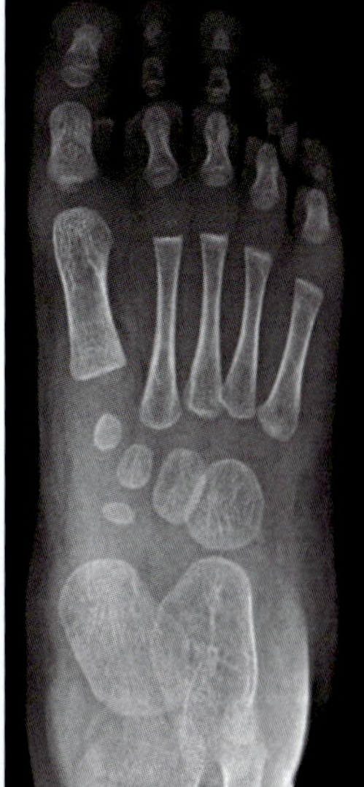
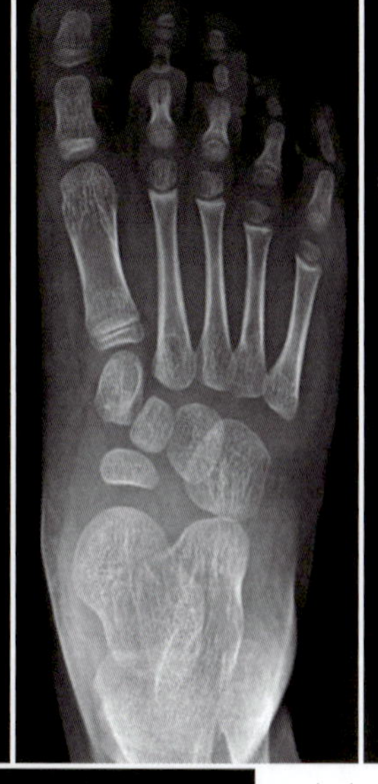
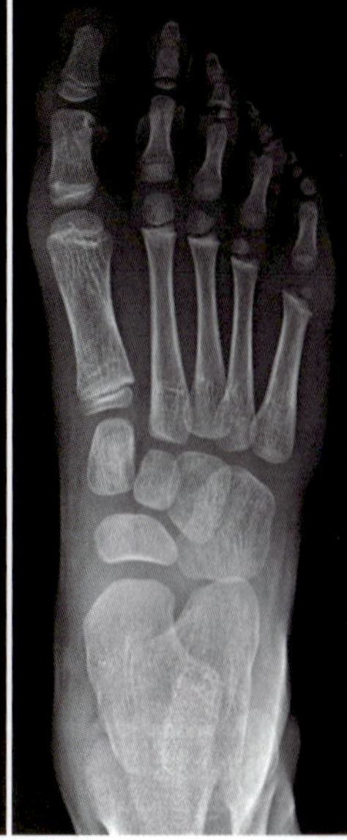
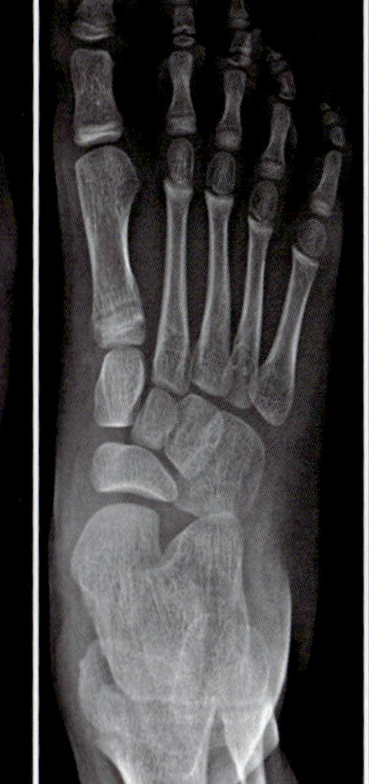
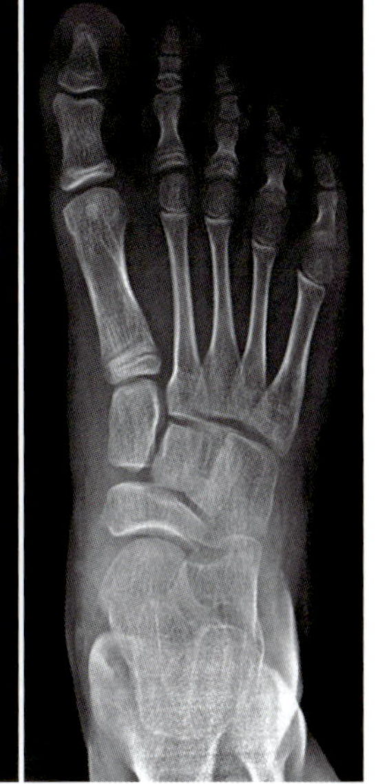
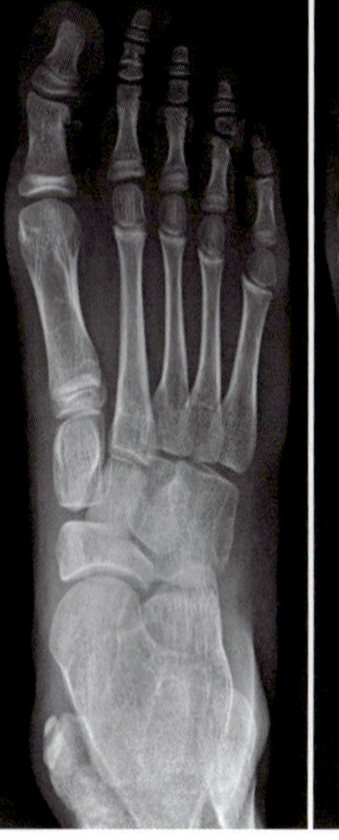
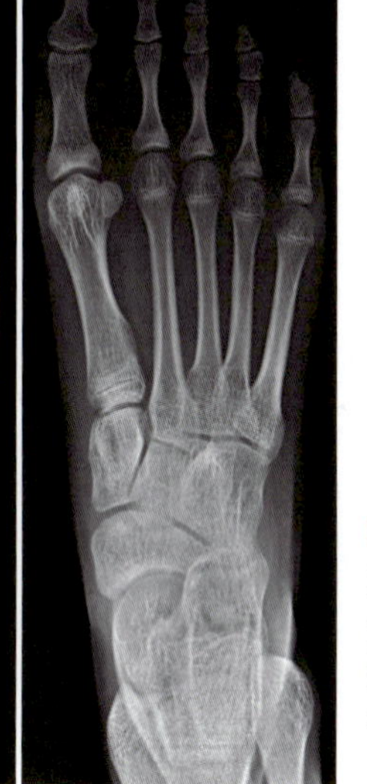

a|b|c|d|e
f|g

図 1
立位足部背底像

順番にa：1歳，b：4歳，c：6歳，d：7歳，e：10歳，f：11歳，g：12歳
足長に対する足根骨長の割合はそれぞれ，a：30%，b：33%，c：35%，d：35%，e：35%，f：33%，g：30%

面の外縁まで骨化が進行，関節面は遅れて軟骨下骨まで骨化し，足根骨の配列ができあがる．幼児期の軟骨性の足根骨は可塑性があり，成育環境や荷重バランスの個人差などに適応しやすい．学童以降は増加する体重や運動からの負荷に耐えられる骨性の足根骨への成長変化が合理的といえる．

前足部は中足骨と趾節骨の骨端線で長軸成長し，足長の増大が得られる．足部全体をみると，足長は中足骨の骨成長により増大するが，それに比して足根骨の長軸成長は少ないため，後足部～中足部長に対して前足部長は相対的に増加していく．すなわちこどもの足は大人の足と相似形ではなく，縦アーチの頂点(距骨頭)の位置は成長に伴って相対的に後方に移動することになる．

足囲および踵の大きさは足根骨の成長により増大する．一方，足底の皮下組織は幼児期が最も豊かで，年齢とともに減少するため，足囲は単純には増加しない．また幼児期には厚い皮下組織のためアーチ構造はわかりにくいが，骨性のアーチ構造は保たれており，扁平足とは異なる生理的な状態である．

（落合達宏）

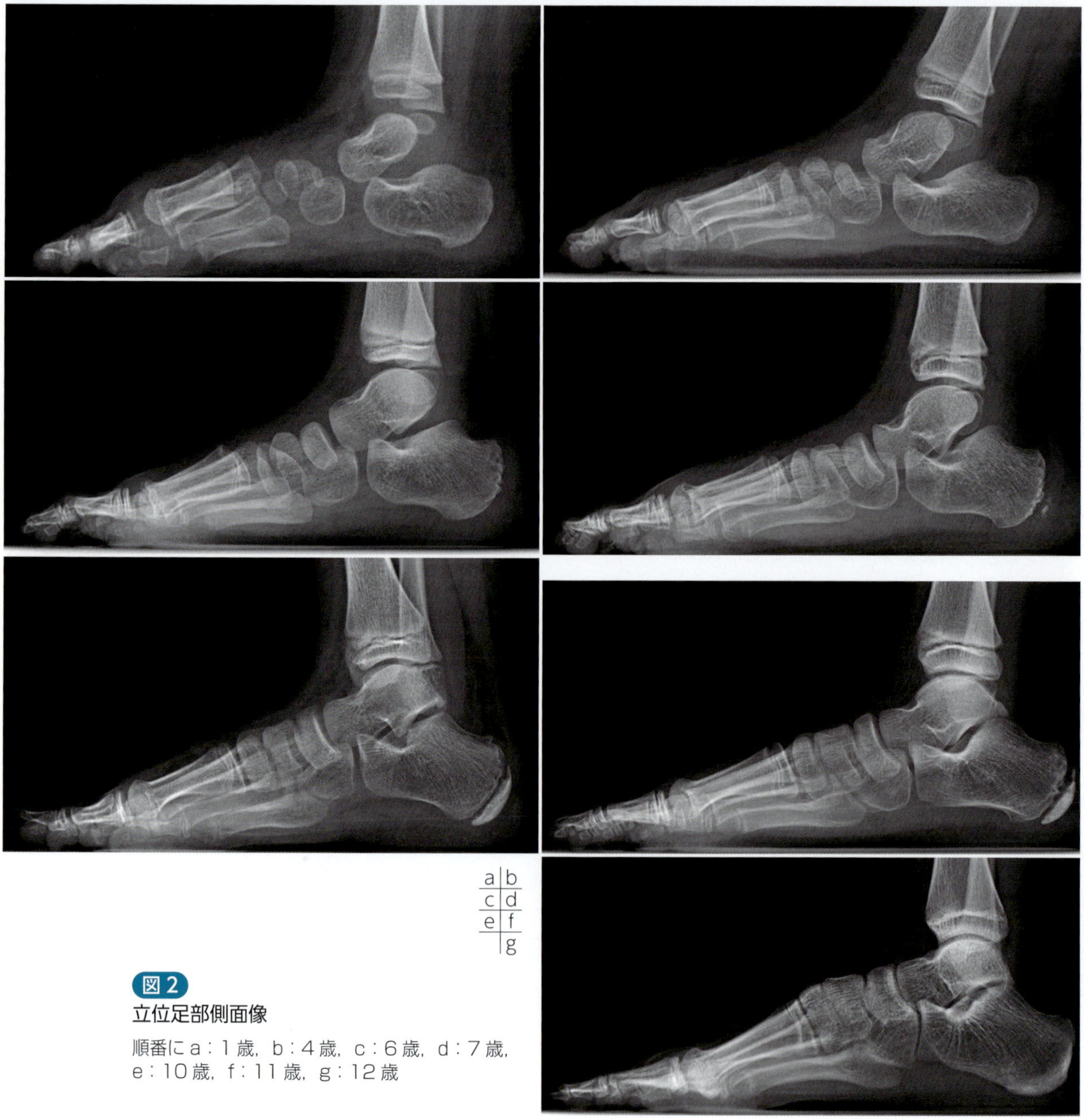

図2
立位足部側面像
順番にa：1歳，b：4歳，c：6歳，d：7歳，e：10歳，f：11歳，g：12歳

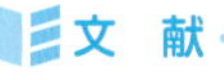

文 献

1) 荒木智子ほか：幼児における足部形態．日成長会誌．13：3-10，2007.
2) 弓岡まみほか：小学生の足部と足趾の年代差と性差．保健医療学雑誌．14：87-92，2023.
3) Staheli LT：Foot. Fundamentals of pediatric orthopedics. 5th ed. Staheli LT, ed. 157-184, Wolters Kluwer, Philadelphia, 2016.
4) Shapiro F：Developmental disorders of the foot and ankle. Pediatric orthopedic deformities, Volume 2. Shapiro F, ed. 665-797, Springer, Switzerland, 2019.
5) Herring JA：Growth and Development. Tachdjian's Pediatric Orthopaedics. 6th ed. Herring JA, ed. 3-21, Elsevier, Netherlands, 2020.
6) Christman RA：Radiology of the pediatric foot and ankle. The pediatric foot and ankle. Butterworth ML, ed. 43-75, Springer, Switzerland, 2020.

成長に伴うこどもの足のアーチ形成

Point!

- 新生児～2歳の足骨格の中央部分は軟骨で構成されており，足根骨は踵骨と距骨のみである．
- 足には内側縦アーチ，外側縦アーチ，横アーチの3つのアーチ構造がある．
- 骨格のアーチ構造と windlass 機構によって歩行の運動効率を高めている．
- 1～2歳児の足は扁平足のようにみえるが，骨格構造ができてくるまで脂肪などの軟部組織がアーチを支えている．
- 6～7歳では足の骨が全数出現しアーチも形成され，歩行の主動作筋も発達してくるため成人型歩行となる．

こどもの年齢分類

こどもの年齢的な分類は様々あり，法律ではその施策目的によって異なる．児童福祉法では18歳未満を児童といい，その内訳は1歳未満を乳児，1歳～小学校入学前までを幼児，小学校～18歳までを少年としている．法的な年齢区分に加えて，社会的，経済的な情報を勘案すると次の区分が汎用的と考えられる．

新生児期：生後28日まで
乳児期：1歳未満
幼児期：6歳未満
学童期：13歳未満（小学生）
思春期：18歳未満（中高生）
青年期：18歳以上（成人）

足の骨格

片足には種子骨を除くと26個の骨があり，両足で52個となる．全身には約200個の骨があるため，個数では1/4を占めている．したがって足は小さな骨の集合体であることがわかる．

足には多くの小関節が存在するが，機能的には次の3つの関節が重要である．横足根（ショパール）関節と足根中足（リスフラン）関節は足のアーチを構成する．中足趾節（MTP）関節は歩行の蹴り出し時に推進力を発揮する（図1）．

上述のこどもの社会的年齢区分と，足の成長における年齢区分の考え方は多少異なる．新生児～2歳の足骨格の中央部分は軟骨で構成されており，X線で観察すると足根骨は踵骨と距骨のみだが，中足骨と足趾骨は全数が確認できる．3～5歳になると内側楔状骨と立方骨が確認でき，6～7歳では足根骨のうち舟状骨と内側/外側楔状骨が確認され，骨の全数が揃い，中足骨や趾骨の骨端部が出現してくる．さらに8～10歳では骨端部も大きく成長して，次第に関節を構成するための骨形態になる．その後，12歳以上になると数年で骨完成となる[1)]（図2～4）．

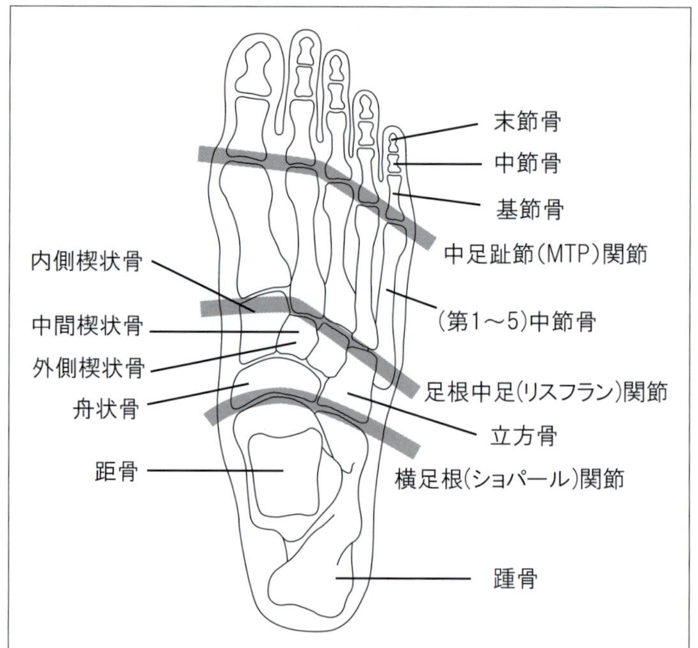

図1 足骨格(右背面図)

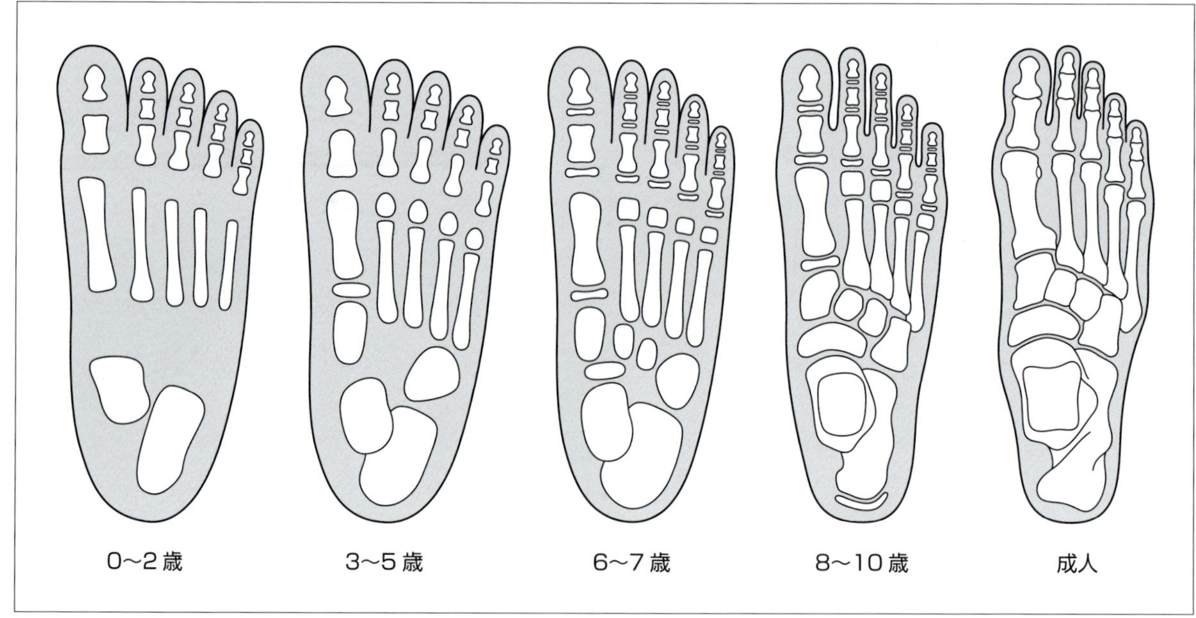

図2 足骨格の成長(背側)

足の機能

足長と足囲(MTP関節の周囲径)は身長の15%，片足の重量は体重の1.5%，足底面は体表面積の1%程度であるが，実際に荷重される面積は0.75%(両足で1.5%)となり，2つの足で全体重を支えるため大きな負担がかかっている[1)2)]．

足の機能は全体重を支え，立位を保持することである．このためには荷重負荷に対する足自体の構造的強度が必要である．静止立位であっても重

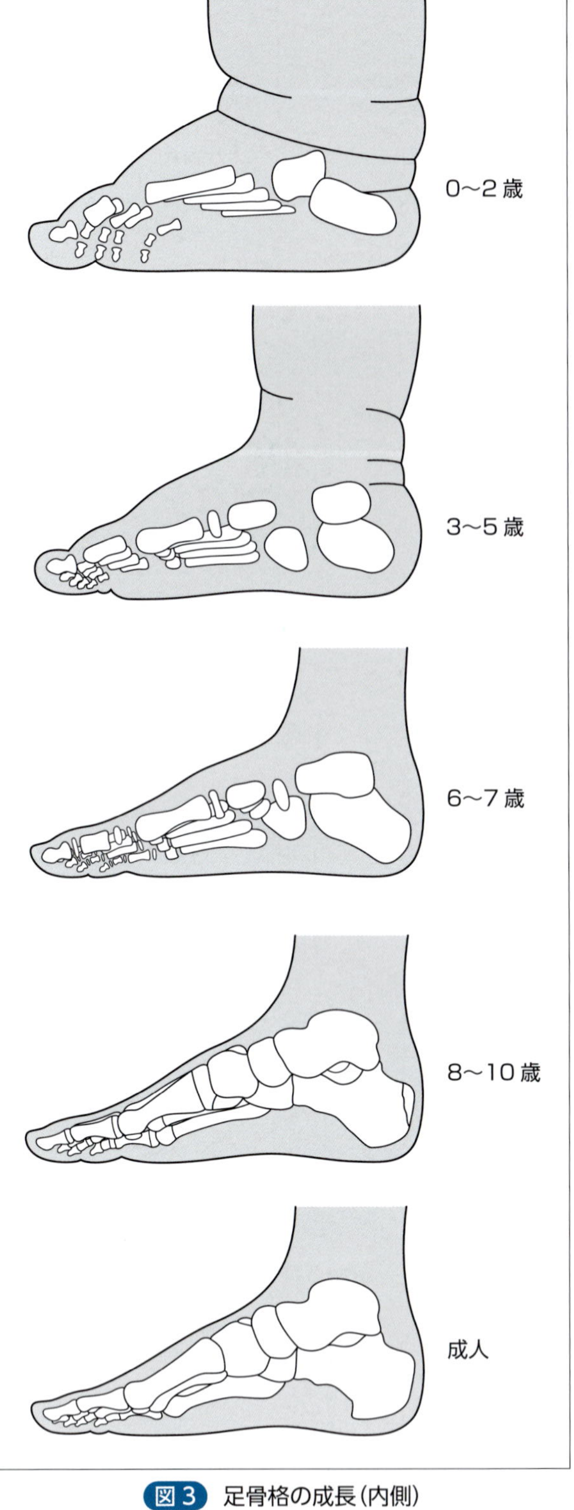

図3 足骨格の成長（内側）

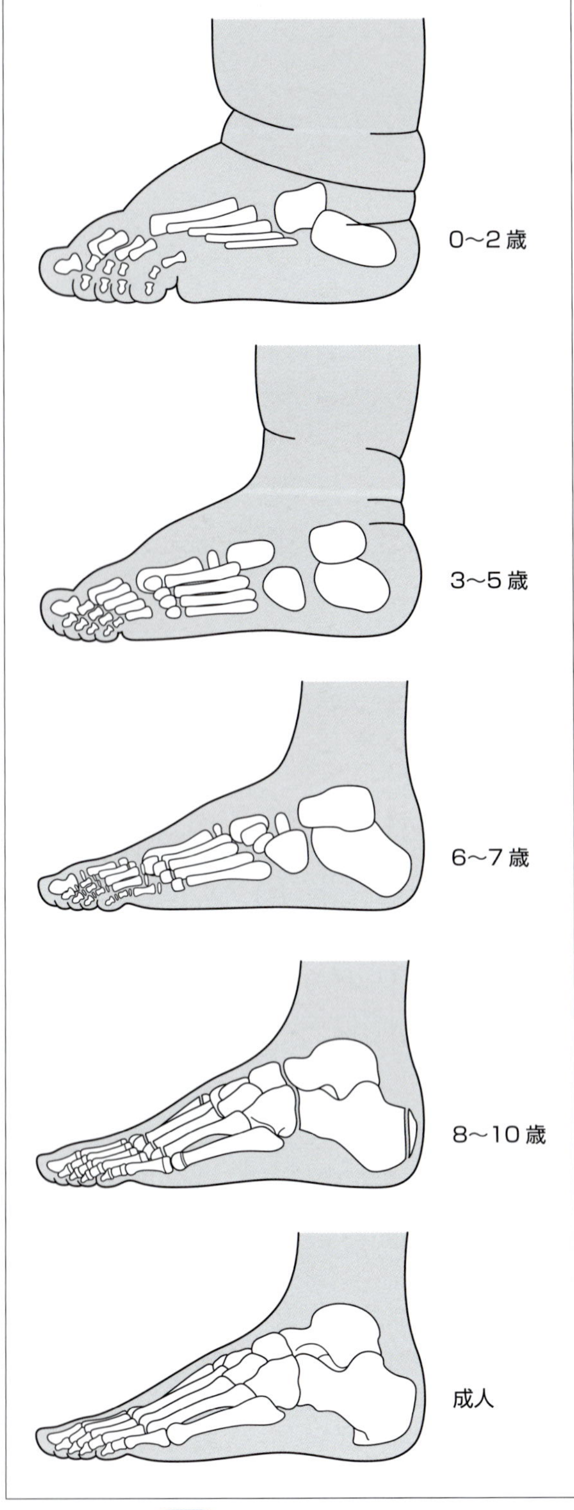

図4 足骨格の成長（外側）

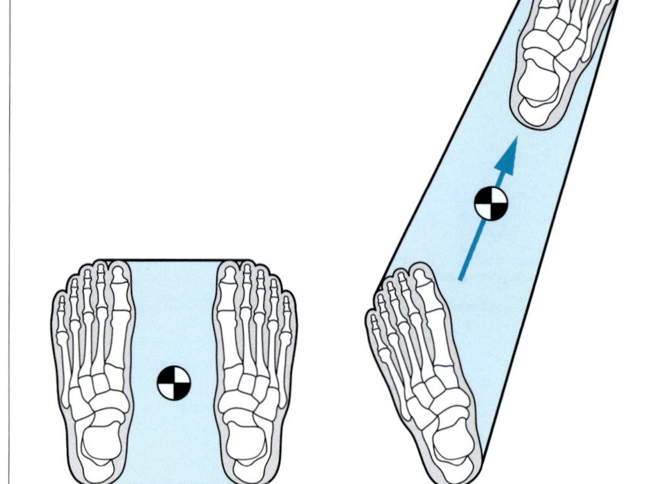

図5 支持基底面と重心の移動

a：重心は両足の間
b：重心は立脚足から遊脚足へ

心が動揺するため床面に投影した重心点が変動する．このため両足の間隔を広げて立ち，支持基底面を拡大することで対応している（図5-a）．立位姿勢を保持するためには骨と骨を連結する靱帯だけではなく，数多くの筋が関与してアライメントを保持している．

もう1つの足の機能は移動，すなわち歩行や走行である．静止立位時において鉛直方向に投影された重心点は両足の間に落ちるが，一歩踏み出そうとするとき，踏み出した側の遊脚足は地面から離れるため立脚足に重心が移動し，次に遊脚足を振り出し地面に接地したときに重心が立脚足から遊脚足へと素早く移動して接地し，立脚足が地面を離れる．これを繰り返して歩行が行われるが，これらは下肢の各関節の滑らかな連携運動によって達成される（図5-b）．

足のアーチの構造

足は3つのアーチ構造を持つ（図6）．内側縦アーチ，外側縦アーチ，横アーチである．内側縦アーチは内側足放線（足部内側骨列）でつくられ，距骨・舟状骨・3つの楔状骨・第1～3中足骨から構成される．外側縦アーチは外側足放線（足部外側骨列）でつくられ，踵骨・立方骨・第4～5中足骨から構成される．横アーチは2つあり，足根中足（リスフラン）関節を構成する骨でつくられる近位横アーチと第1～5中足骨骨頭でつくられる遠位横アーチがある．近位横アーチは荷重されても低下しないことから「真の横アーチ」と呼ばれるが，臨床的に問題となるのは荷重によって低下し

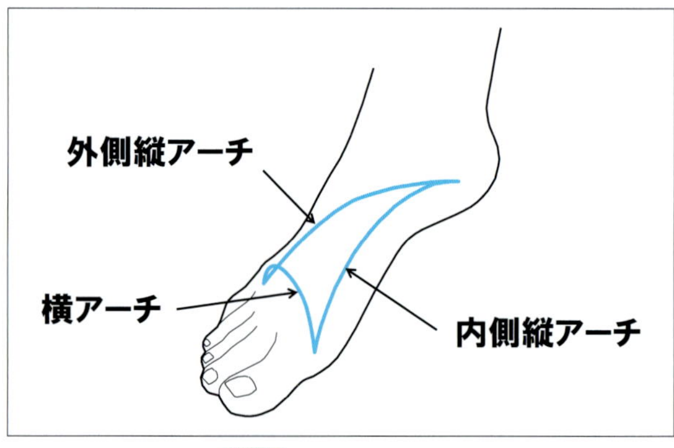

図6 足の3アーチ

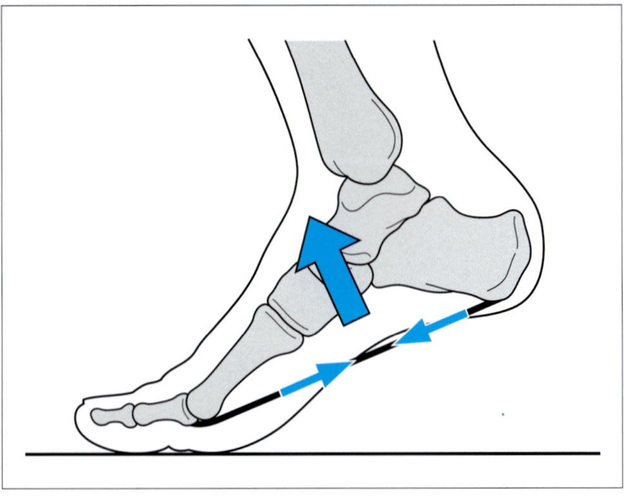

図7 Windlass 機構

てしまう遠位横アーチである．したがって本稿では横アーチとして遠位横アーチを対象とする．

足のアーチの機能

類人猿の中で足にアーチ構造を持つものはなく，ヒトだけの特徴である．ヒトに最も近いとされるチンパンジーの足は樹上生活に適した形態をしており，母趾は手のように外転した位置にある．一方，ヒトの母趾は他の足趾と並列配置になっており，MTP 関節の屈曲伸展運動により二足歩行の蹴り出し時に推進力を地面へ伝達する働きを持つ．類人猿が歩行するとき，股関節と膝関節を屈曲し接地時の衝撃を吸収して前方への重心移動を行う．これに対してヒトが二足歩行を獲得する過程において，早く移動するために歩幅を大きくする必要性から下肢が長くなり，股関節と膝関節を伸展させて歩幅を確保するように変化したと考えられている．

このとき衝撃を吸収するために足底腱膜による windlass 機構を獲得した．足底腱膜は踵骨底部から各基節骨底部までを結ぶ強靭な組織である．歩行中の立脚中期（足底が地面に着き，足の真上を身体が通過するタイミング）に片足へ全体重が負荷されるとき，骨格でつくられる内外側の縦アーチが低下し足底腱膜の粘弾性によって衝撃を吸収する．直後に下腿三頭筋によって踵骨が牽引され，足関節は底屈しながら下腿軸が前傾するため MTP 関節が伸展される．すると足底腱膜の機能長が短縮するため，縦アーチが挙上し骨の連結強度が高まり，足は 1 つの剛体のようになって下腿三頭筋や長母趾屈筋などの推進力を無駄なく地面へ伝達することができる．もし足の剛性が低いまま蹴り出しをすると，足自体が柔らかいため推進力のロスを生じてしまう．したがって骨格のアーチ構造と windlass 機構によって歩行の運動効率を高めているのである（図 7）．

こどもの足のアーチと歩行運動

一般に土踏まずといわれるアーチは骨格とそれをつなぐ靱帯や筋腱により構成されるが，こどもはこれらが未完成で構造的な強度が弱い．

1～2 歳児の足を観察するとアーチがなく扁平足のようにみえるが，体重負荷に耐える骨格構造ができてくるまで，脂肪などの軟部組織がアーチを支えている．まだ踵骨が小さく下腿三頭筋による足関節の底屈で推進運動ができないため，この時期の歩行運動パターンは踵接地からではなく全足接地である．四肢は近位から機能的に発達するため，膝関節や足関節の連携動作よりも先に股関節の屈伸による歩行運動から始まる．最初は立位，そして側方バランスが良好になってから前進するようになる．肩を外転させ，両肘を曲げるようにしてバランスをとり，次第に両腕が下がってくるとバランスよく歩行できることを示している．2歳を過ぎると走れるようになる（図2〜4）．

3〜5歳になり骨格構造の構築と反比例して軟部組織が減退し，アーチが観察されるようになる．3歳になると片足立ちができるようになり，バランスよく歩行や走行ができる．この時期には股関節の屈伸運動に加えて膝関節や足関節もスムーズに連携される．移動速度を速くするためには歩幅を拡大する必要があり，踵接地からの歩行運動パターンが定着する．幼稚園年長（5歳）にもなるとwindlass機構による蹴り出しを観察することができ，足のアーチ機能が発達してきたことを示している．足の骨格を内側から観察すると，5歳ぐらいまではアーチを形成する骨自体がない（軟骨状態）ため，幼稚園までにアーチの有無や程度について過度に心配する必要はない（図2〜4）．

6〜7歳では足の骨が全数出現しアーチも形成され，歩行や走行の主動作筋も発達してくるため成人型歩行となる[1]．

足のプロポーションと靴

年代により足のプロポーションはかなり変化している．足の縦（足長）と横（足幅）の比率を観察すると，年長になるにしたがって細長くなっていく．さらに足のボリュームを足囲で考えると次第に細くなる．また前後比で観察すると，踵幅に対するMTP関節の幅（足幅）は年齢にしたがって大きくなる．

これらの特徴を反映して靴が作られている．こども靴の足長サイズは13〜23 cmまであるが，大人（女子）用の靴サイズは22〜25 cmと，22〜23 cmの領域が重複している．しかしこどもと大人の足のプロポーションが異なるため，同じサイズであっても靴の形は異なる設計になっている．

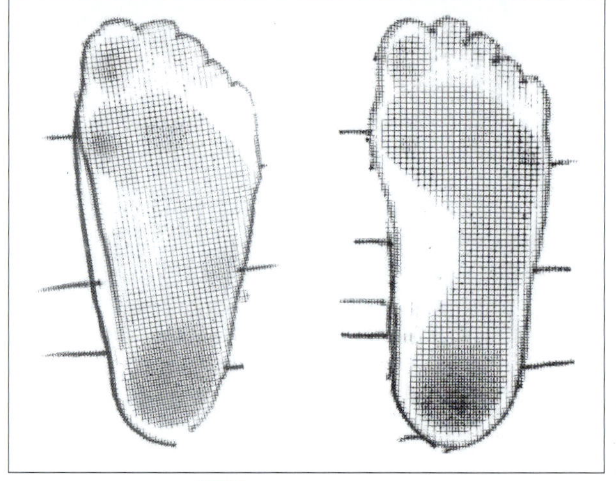

図8 フットプリント
同じ年代でもアーチ形成は異なる．

最後に

同じ年齢でもこどもの1年は大人の1年と異なり，成長の程度に差が出やすい（図8）．見た目のアーチと骨格のアーチは年代により異なるため，成長段階における標準的な足形態を把握しておくとよい．大人の小型版となる8歳以降にアーチが観察されなければ，念のため小児整形外科を受診することを勧める．なお13歳以上（中学生）では，基本的に大人の足と同じ考え方でよいと考えられる．

（阿部　薫）

文献

1）阿部　薫：子どもの足の解剖，Visual Dermatol. 19(6)：618-621，2020．

2）阿部　薫ほか：足底接地面積と足底全面接触面積の比較―体表面積に対する比率の検討―，日整形靴技協誌．3：17-20，2018．

I章　まず，こどもの足の成長を知ろう！

こどものロコモ

Point!

- こどもを取り巻く環境は大きく変化しており，こどもの一部には運動器の機能低下が認められ，「こどもロコモ」といわれる．
- 2016年の学校保険安全法施行規則の改正により，児童生徒の定期健康診断の検査項目に「脊柱及び胸郭」に加えて「四肢の状態」を評価することとなった．
- しゃがみ込み動作は下肢の柔軟性を確認するだけでなく，下肢機能の全体的なスクリーニングに有用なチェック法であり，学校定期健康診断を通して我々整形外科医はこどもの健全な運動器の発達や発育に積極的に関わっていく必要がある．

はじめに

近年，こどもを取り巻く社会的背景は少子化や核家族化，都市化や情報化そして国際化など急激な環境の変化を受け，子育てをする親の価値観や生活様式も多様化している．その結果，こどものスポーツや外遊びをする時間・空間・仲間が減少している一方で，専門的な指導環境下でスポーツを定期的に行うこどももおり，運動習慣の二極化が顕著化していることが指摘されている．さらに，肥満に対する過度の意識から本来骨量を十分に蓄えなければならないこどもの時期からダイエットを行い，その誤った生活習慣が改善されないまま成人してしまうことが危惧されている．スポーツ庁が公表している体力・運動能力調査では，各種目合計点数と週の総運動時間は小・中学生ともに過去20年ほど著しい変化は認めてなかったが，コロナ禍に入り急激な低下傾向を示しており（図1），まだ回復傾向は認めておらず，将来的なロコモティブシンドローム（運動器症候群：ロコモ）やメタボリックシンドローム（内臓脂肪症候群：メタボ）の増加が懸念される．

ロコモとは骨や関節，筋肉など「運動器」の障害のために移動機能が低下している状態で，高齢者においては加齢によるバランス能力の低下や筋力低下，骨粗鬆症や変形性関節症など骨関節の疾患が主な要因であるが，こどもでも前述のような背景から運動器の働きが低下しており，この状態を「こどもロコモ」という[1)]．小児期からの運動習慣や生活習慣は，その後の運動器の発達や維持に密接に関わっており，小児期からの運動器疾患を理解し，学童期運動器検診やこどもロコモ予防を実施することは非常に重要である．

運動器検診に関して，1994年に旧文部省は文部省体育局長通知として「脊柱及び胸郭の検査の際には併せて骨・関節の異常及び四肢の状態にも注意すること」と明記した．しかし，学校における定期健康診断において脊柱側弯症検診は従来から実施されてきたが，四肢の検診は多くの学校では実施されていないのが現状であった．そこで「学校における運動器検診体制の整備・充実モデル事業」が開始され，宮崎県では2007年度より「学校における運動器検診体制の整備・充実モデル事業」を実施してきた[2)]．全国各地域での活動により，こどもたちにおける運動器疾患の被患率や運動器検診の重要性が明らかとなり，2016年度より

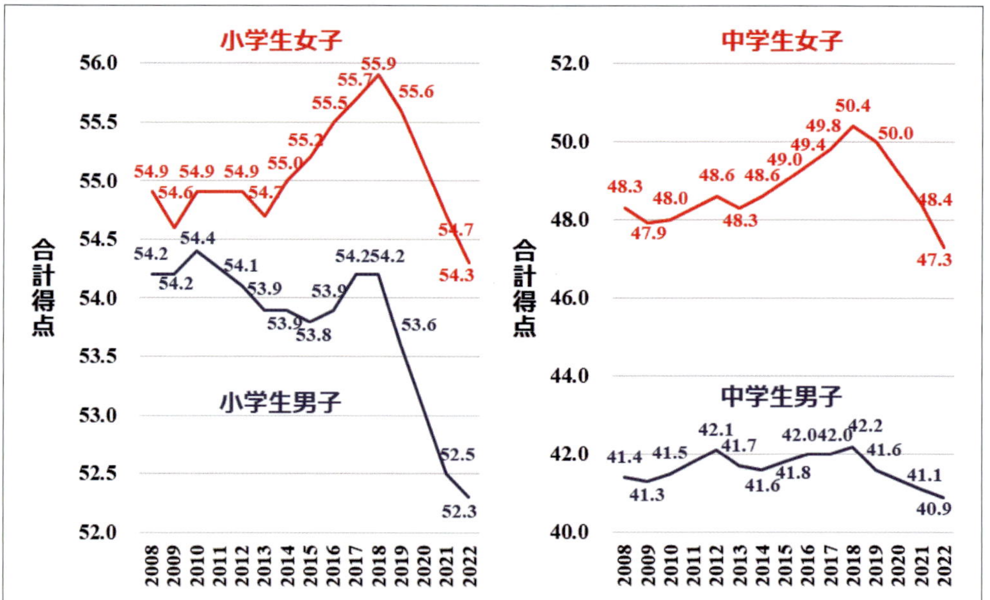

図1 令和4年度全国体力・運動能力テストの合計点結果

(「令和4年度全国体力・運動能力，運動習慣等調査結果」スポーツ庁 2022.12.23 より作図)

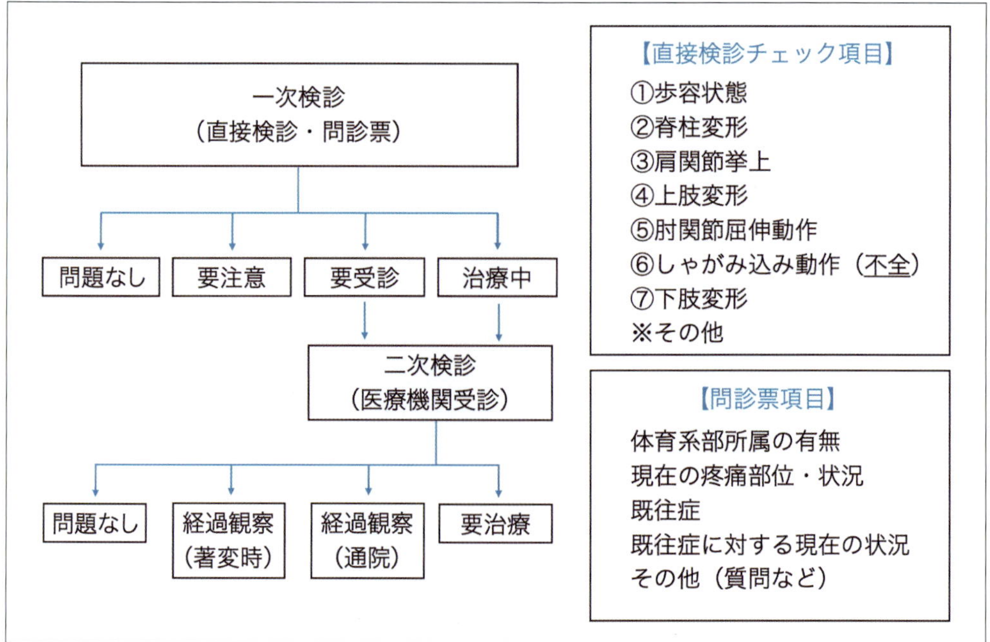

図2 運動器検診実施方法(宮崎方式)

学校定期健康診断の一環として運動器検診が開始された．

本稿ではこどものロコモの現状について，また宮崎県内の小・中学校における運動器検診の取り組みと運動器疾患の被患率を紹介し，運動器学校検診の現状を報告する．

検診の実際：2007～2015年度[3)～8)]

2007年度から運動器検診を開始した宮崎方式の特徴は，対象者全員にアンケート調査および直接運動器検診を実施し，その結果から二次検診と

表1 運動器一次検診

年度	2007	2008	2009	2010	2011	2012	2013	2014	2015
総数	1,564名	2,179名	3,908名	4,450名	6,841名	9,267名	8,654名	8,922名	8,659名
追跡調査群		13名	181名	227名	369名	529名	290名	166名	81名
学校数	5校	16校	26校	35校	67校	87校	86校	90校	88校
小学校	3校	12校	13校	19校	38校	53校	55校	59校	57校
中学校	2校	4校	13校	16校	29校	34校	31校	31校	31校
対象	1,564名	2,166名	3,727名	4,223名	6,472名	8,738名	8,364名	8,756名	8,578名
小学生	671	1,215	1,426	1,849	3,016	4,507	4,863	5,035	5,031
中学生	893	951	2,301	2,374	3,456	4,231	3,501	3,721	3,547
チェック項目異常	18名	103名	302名	597名	929名	1123名	1540名	1456名	1573名
	1.2%	4.8%	8.1%	14.1%	14.4%	12.9%	18.4%	16.6%	18.3%
疼痛（問診）	428名	193名	361名	408名	585名	819名	766名	819名	725名
	27%	9%	10%	10%	9%	9%	9%	9%	8%
一次検診結果									
要受診	25.7%	7.8%	10.6%	13.4%	11.7%	9.1%	13.6%	12.8%	13.0%
治療中	—	4.6%	5.1%	3.3%	2.9%	3.0%	1.9%	1.9%	2.3%
要注意	1.8%	4.3%	6.9%	8.6%	15.6%	18.9%	18.1%	14.3%	14.3%
問題なし	70.0%	81.0%	74.5%	72.4%	67.7%	67.0%	64.1%	68.9%	68.0%
判定不可	2.5%	2.3%	2.9%	2.2%	2.1%	1.9%	2.3%	2.1%	2.4%

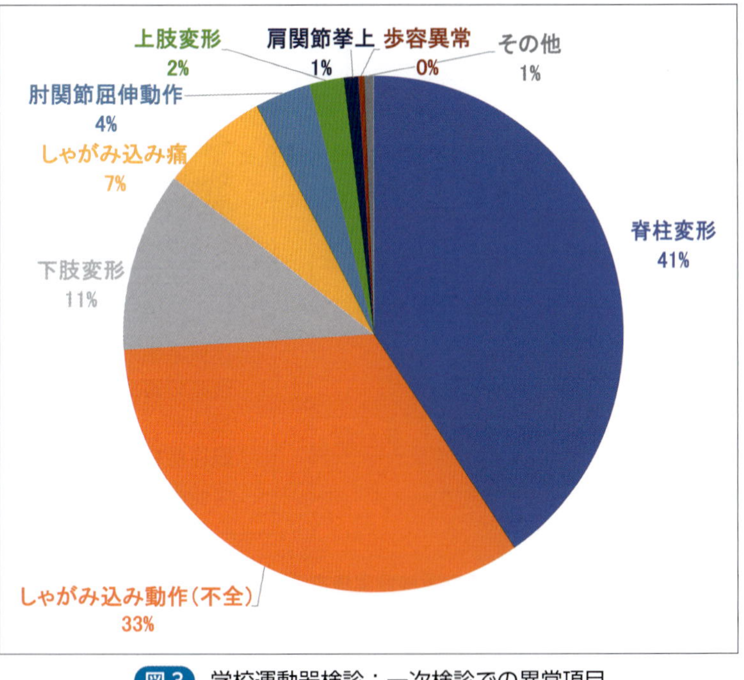

図3 学校運動器検診：一次検診での異常項目

表2 運動器二次検診

	2007	2008	2009	2010	2011	2012	2013	2014	2015
対象	1,564名	2,166名	3,727名	4,223名	6,472名	8,738名	8,364名	8,756名	8,578名
二次検診	402名	268名	585名	705名	945名	1,053名	1,292名	1,284名	1,313名
対象者	25.7%	12.4%	15.7%	16.7%	14.6%	12.1%	15.4%	14.7%	15.3%
二次検診	56名	83名	148名	279名	339名	400名	714名	667名	629名
受診者	13.9%	31.0%	25.3%	39.6%	35.9%	38.0%	55.3%	51.9%	47.9%
受診歴									
受診医	32.3%	36.4%	16.1%	14.6%	14.1%	17.8%	12.1%	13.2%	11.9%
他医	1.5%	9.1%	5.0%	3.1%	2.6%	1.3%	2.2%	1.2%	1.3%
なし	64.6%	51.5%	75.2%	69.0%	70.3%	73.8%	85.6%	85.6%	80.6%
二次検診結果									
要治療	5.4%	12.1%	9.3%	6.2%	4.9%	8.0%	4.2%	2.7%	3.7%
経過観察(通院)	35.7%	26.3%	27.3%	18.6%	29.7%	34.3%	33.6%	30.1%	32.8%
経過観察(著変時)	17.9%	27.3%	19.9%	29.1%	21.2%	26.8%	16.0%	24.0%	24.8%
問題なし	41.1%	29.3%	40.4%	35.9%	36.6%	30.0%	40.2%	37.8%	38.8%
推定被患率	15.7%	8.3%	9.4%	9.3%	9.0%	8.5%	8.5%	8.5%	9.6%

なる医療機関への受診を判断している点である．一次検診は，学校医または整形外科医が実施した．アンケート調査では，①運動部所属の有無・運動時間，②現在の疼痛部位・その状況や，③既往症・その状態などを聴取した．運動器チェック項目を図2に示す．検診体制が確立した2007〜2015年度の9年間に宮崎県で運動器検診を実施した小学生27,613名，中学生24,975名の合計52,588名を対象とした．2016年度は，学校定期健康診断として宮崎県内の小・中・高等学校において約11万人に実施された．

1 一次検診

一次検診はそれぞれの学校で実施し，全児童・生徒に対し直接検診と問診票を用いて判定した．直接検診は①歩容状態，②脊柱変形，③肩関節挙上・外転外旋，④上肢変形，⑤肘関節屈伸動作，⑥しゃがみ込み動作(不全)，⑦下肢変形の7項目とした．一次検診判定は「治療中」「要受診」「要注意」「問題なし」「判定不可／その他」の5段階で評価し，「治療中」と「要受診」判定者を二次検診対象者とした．

2 二次検診

二次検診対象者には医療機関受診を勧め，二次検診終了調査表を回収した．一次検診および二次検診の結果より以下の方法で推定被患率を算出した．

二次検診対象者/全対象者×二次検診判例者「要治療」「経過観察」/二次検診受診者×100(%)

3 学校定期健康診断

一次検診は全児童・生徒に保健調査票(問診票)と学校医の直接検診を行い，二次検診は専門の医療機関であった．一次検診での直接検診は①脊柱側弯，②腰，③上肢，④片脚立ち，⑤しゃがみ込み，⑥下肢，⑦その他，の7項目であった．

結　果

9年間で約54,000名を検診した．一次検診でチェック項目異常を約10〜20%に認め，疼痛を訴える小児が約10%であった(表1)．チェック項目異常を認めた児童・生徒の約75%は脊柱変形としゃがみ込み動作不全であった(図3)．二次検診対象者となる要受診・治療中の児童・生徒を約10〜15%に認め，当該部位について医療機関への受診歴がない(運動器検診を契機に初めて医療機関を受診した)割合は50〜85%であった．運動器疾患の推定被患率は10%弱であった(表2)．

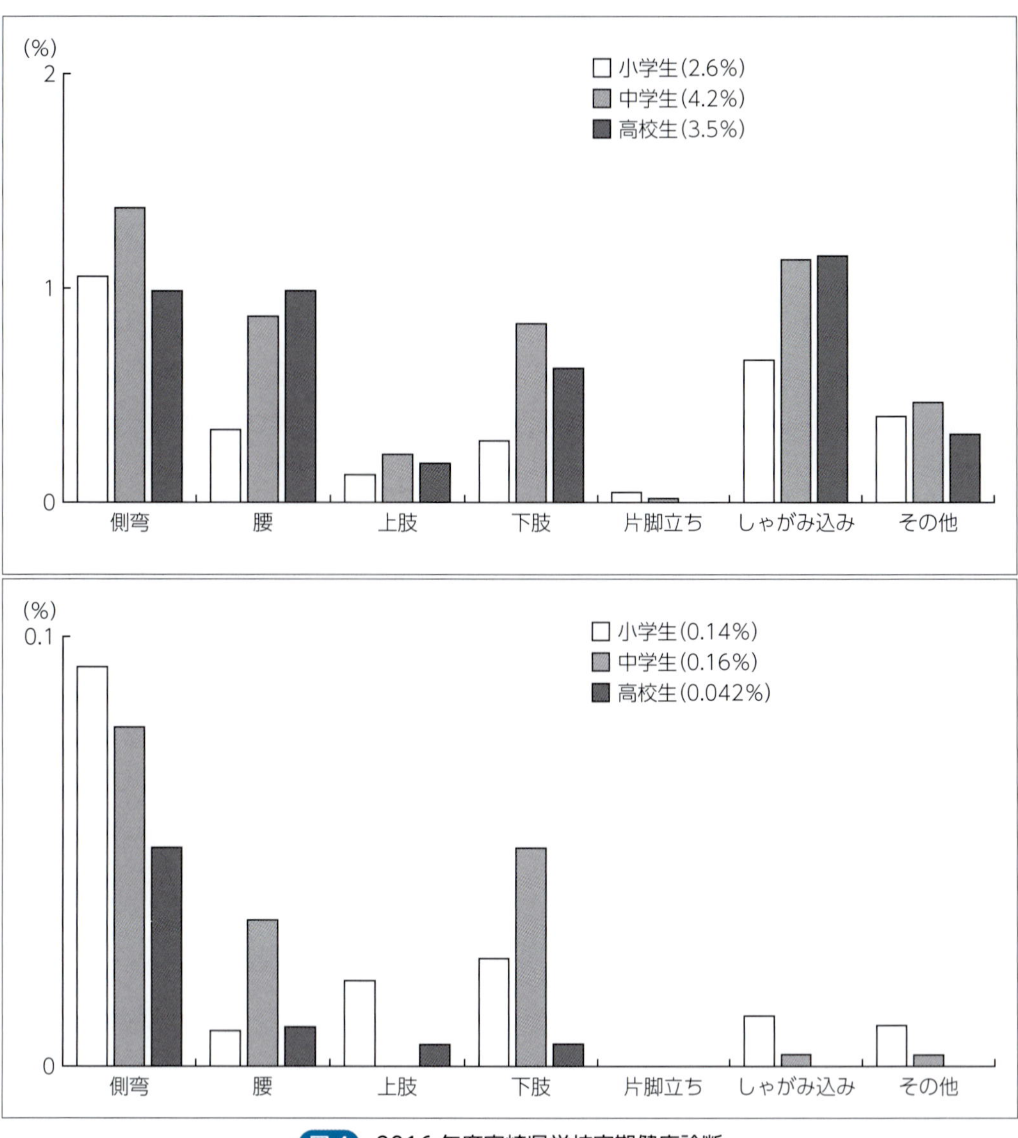

図4 2016年度宮崎県学校定期健康診断

a：学校医が専門医受診を勧めた項目
b：専門機関で「学業に支障がある」と認められた項目

新たに学校定期健康診断として開始された2016年度に宮崎県で専門医受診を勧められた児童・生徒は中学生が最も多く，全体では約4%であった．また二次検診として専門機関で「学業に支障がある」と認められた児童・生徒は0.042〜0.16%であった(図4)．

考 察

筆者らが9年間で施行した検診の推定被患率は10%弱であったが2016年の学校保健安全法施行規則の一部改正以後の「学校保健統計調査報告書」によると「脊柱・胸郭・四肢の状態」で異常を指摘されるのは1〜2%で(図5)，運動器検診の結果とは大きな差がある．その原因として①学校定期健康診断では二次検診の受診率が考慮されていないこと，また②学校医が整形外科専門医ではないことが多く，二次検診の要受診者が適切に選別されていない可能性が考えられる．特に①については運動器疾患の被患率を正確に把握するために，

(%)

区分		裸眼視力1.0未満の者	眼の疾病・異常	耳疾患	鼻・副鼻腔疾患	むし歯（う歯）	せき柱・胸郭・四肢の状態（注2）	アトピー性皮膚炎	ぜん息	心電図異常（注1）	蛋白検出の者
幼稚園	平成24年度	27.52	1.83	2.60	3.50	42.86	(0.18)	2.88	2.33	…	0.58
	29	24.48	1.60	2.25	2.86	35.45	0.16	2.09	1.80	…	0.97
	30	26.68	1.55	2.31	2.91	35.10	0.23	2.04	1.56	…	1.03
	令和元	26.06	1.92	2.57	3.21	31.16	0.16	2.31	1.83	…	1.02
	2	27.90	1.36	1.97	2.38	30.34	0.35	1.90	1.64	…	1.00
	3	24.81	1.48	2.00	2.96	26.49	0.17	1.75	1.48	…	0.66
	4	24.95	1.27	2.36	3.03	24.93	0.24	1.62	1.11	…	0.87
小学校	平成24年度	30.68	5.44	5.39	12.19	55.76	(0.36)	3.25	4.22	2.30	0.75
	29	32.46	5.68	6.24	12.84	47.06	1.16	3.26	3.87	2.39	0.87
	30	34.10	5.70	6.47	13.04	45.30	1.14	3.40	3.51	2.40	0.80
	令和元	34.57	5.60	6.32	11.81	44.82	1.13	3.33	3.37	2.42	1.03
	2	37.52	4.78	6.14	11.02	40.21	0.94	3.18	3.31	2.52	0.93
	3	36.87	5.13	6.76	11.87	39.04	0.79	3.20	3.27	2.50	0.87
	4	37.88	5.28	6.60	11.44	37.02	0.84	3.14	2.85	2.55	0.98
中学校	平成24年度	54.38	4.67	3.62	11.39	45.67	(0.80)	2.47	2.95	3.32	2.50
	29	56.33	5.66	4.48	11.27	37.32	2.41	2.66	2.71	3.40	3.18
	30	56.04	4.87	4.72	10.99	35.41	2.40	2.85	2.71	3.27	2.91
	令和元	57.47	5.38	4.71	12.10	34.00	2.12	2.87	2.60	3.27	3.35
	2	58.29	4.66	5.01	10.21	32.16	1.65	2.86	2.59	3.33	3.25
	3	60.66	4.84	4.89	10.06	30.38	1.72	2.95	2.31	3.07	2.80
	4	61.23	4.95	4.76	10.70	28.24	1.54	2.96	2.23	3.15	2.90
高等学校	平成24年度	64.47	3.70	1.88	8.63	57.60	(0.62)	2.07	1.91	3.02	2.67
	29	62.30	3.54	2.59	8.61	47.30	1.49	2.27	1.91	3.27	3.52
	30	67.23	3.94	2.45	9.85	45.36	1.40	2.58	1.78	3.34	2.94
	令和元	67.64	3.69	2.87	9.92	43.68	1.69	2.44	1.79	3.27	3.40
	2	63.17	3.56	2.47	6.88	41.66	1.19	2.44	1.75	3.30	3.19
	3	70.81	3.35	2.51	8.81	39.77	1.22	2.58	1.70	3.16	2.80
	4	71.56	3.58	2.25	8.51	38.30	1.12	2.68	1.71	3.03	2.83

注1：「心電図異常」については、6歳、12歳及び15歳のみ調査を実施している。
注2：「せき柱・胸郭・四肢の状態」については平成27年度までは「せき柱・胸郭」のみを調査。

：過去最大（令和元年度までの値の比較）
：過去最小（令和元年度までの値の比較）

図5 令和４年度学校保健統計：主な疾病・異常などの推移

（「令和４年度学校保健統計」文部科学省 2023.11.28 より）

今後も二次検診の受診率を向上させることが必要不可欠である．

また下肢の障害に注目すると，我々が施行した検診では一次検診を受けた児童・生徒の約20%に何らかの異常を認め，そのうち1/3はしゃがみ込み動作不全であった．その原因を細かくみると，もちろん四肢のタイトネスや肥満が多いが，大腿や下腿の筋肉痛や股関節・膝関節などの関節痛などにより，しゃがみ込みができない生徒も多く，しゃがみ込み動作は単に下肢の柔軟性を確認するだけではなく，下肢機能の全体的なスクリーニングに有用なチェック法と考えられた．さらに宮崎県で2016年度に施行された学校定期健康診断では，「しゃがみ込み」は「側弯」など他の項目と比較して，小・中・高校の全体を通して専門医受診を勧めた児童・生徒数は多いものの，専門機関では「学業に支障がある」と認められる生徒は少なかった．しゃがみ込み動作不全は，下肢の器質的な障害よりも機能的な障害が原因である可能性が示唆され，その予防には生活習慣や四肢のコンディショニングへの介入が有効と思われた．

令和４年度学校保健統計を参照すると，コロナ禍になって肥満度は男女ともに小・中・高校生で増加傾向を示し，痩身度は男女ともに中・高校生のみ増加傾向で幼児と小学生では減少傾向であった．令和4年度全国体力・運動能力テストの合計点も男女ともにコロナ禍になって低下傾向を示しており，未だ改善は認めない．こどもを取り巻く環境がコロナ禍で大きく変化し，全体的には運動量が低下し肥満傾向になっており，今後ポストコロナになって身体機能や肥満度などがどのように変化していくのかが非常に注目される．学校定期健康診断はスクリーニングであり，特別な疾患を探すことを目的としてはいない．我々整形外科医の役割は学校定期健康診断の目的を十分に理解し，二次検診に児童・生徒や保護者が受診した際は，単に障害部位の確認に終始するのではなく，児童・生徒の生活習慣の詳細を聴取し，健全な運動器の発達や発育の重要性を説明していくことが求められる．

終わりに

現代のこどもたちは生活環境の変化から運動過多・過少の二極化現象を認め，児童・生徒の健全な運動器の発達・発育が阻害されつつある．運動器検診を実施することで運動器の形態異常や機能不全の早期発見と運動器疾患の予防が可能となり，将来のロコモ予防につながると考える．

（黒木修司）

文　献

1) 新井貞男：こどもロコモ～運動器検診でのスクリーニングと対応のポイント．医事新報．4994：18，2020．

2)「運動器の10年」日本委員会編：平成18年度「学校における運動器検診体制の整備・充実モデル事業」報告書．2007．

3) 山本惠太郎ほか：学校における運動器検診モデル事業の成果と課題―宮崎県．臨スポーツ医．26：171-181，2009．

4) 帖佐悦男ほか：学校健診における運動器検診の普及に向けて：宮崎方式：なぜ子供の頃からロコモティブシンドローム予防が必要か・課題とその対策．日臨スポーツ医会誌．21：574-580，2013．

5) 帖佐悦男：ロコモ対策：学童期からの取り組み―なぜ子供の頃からロコモティブシンドローム（ロコモ）予防が必要か．Jpn J Rehabil Med．51：113-119，2014．

6) 帖佐悦男：子どもの体の変化に，どう対応すべきか？養護教諭通信．10：6-8，2015．

7) 帖佐悦男：児童生徒の運動器に関する健康診断の改正を受けて―子どもたちの運動器を理解する―．健康教室．67(2)：15-19，2016．

8) Yamaguchi N, et al：Screening for musculoskeletal problems in Japanese schoolchildren：a cross-sectional study nested in a cohort. Public Health. 139：189-197, 2016.

Column

こどもの足は未完成　こども靴はこんなに怖い

私は，40 年余りにわたり，靴産業や靴市場を専門に取材・執筆活動をしています．その間，靴の世界は様々に変化し，それを実体験してきました．

今は，外反母趾という言葉は一般消費者を含め，ほとんどの人が知っているでしょう．しかし 1980 年代初めは，靴を仕事としていても知っている人は限られていました．

そんな頃，母親になりました．初めて手にした，こどもの靴は，後輩が贈ってくれたアメリカ製のベビー靴でした．

デザインは，真っ白な革の編み上げブーティ．底も，革です．カワイイ！

さて，1 歳が近づき，つかまり立ちをするようになりました．履かせてみよう！

ひもを緩めて足を入れようとしました．でも本人は履く気がないし，入れることができない．ひもを緩めて，緩めて履き口を全開にして，やっと履かせることができました．

カワイイけど，なんて履かせづらいんだろう！

それに気になることもありました．ぷくぷくした柔らかい足に，こんな硬い靴を履かせて大丈夫なのだろうか….一方，日本のデパートのこども靴売場で売っているのは，みんな柔らかい靴です．硬い靴，柔らかい靴，どっちがいいんだろう．

●赤ちゃんの足は 2/3 が軟骨

答えが出ないまま数年後，2 人目を出産しました．その頃，靴業界は，足の健康に配慮した靴が，ブームの様相．コンフォートシューズや健康靴という言葉が生まれ，またシューフィッターが人気になっていました．

そのシューフィッターの養成に取り組む団体から，こども靴に関する講演の案内が届きました．

講師は，イギリス人の靴コンサルタント．イギリス国内では良質なこども靴で知られる世界的靴メーカーで長年靴の研究に携わっていた方でした．

さて，講師が登壇．そして，第一声．

「生まれたばかりの赤ちゃんの足には，骨がありません．2/3 が軟骨です」

えっっっー?! ?! ?! ?! ?!

続けて，映写したスライド(図 1)を指し示して，

「これは，生後 3 日目の足のレントゲン写真です．白く写っているのが，骨．ボーッと見えているのは，軟骨です．軟骨が徐々に骨に変わっていく．これが，足の成長です．そしてそのスピードは，非常にゆっくり．足が完成するのは，18 歳頃です」

頭を後ろからガーンと殴られたような思いでした．

ぷくぷくなのは，未完成な中身を脂肪が守っているから．柔らかい靴ではダメ．しっかりした硬い靴で守ってあげないと，成長中の骨にゆがみが生じるなど悪影響が出てしまうかもしれない．

なぜ，こんな大事なことを，誰も教えてくれないんだ！

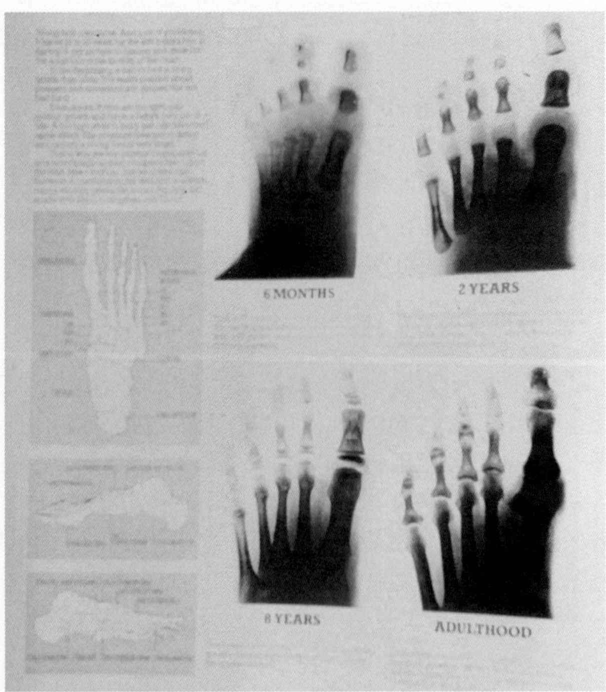
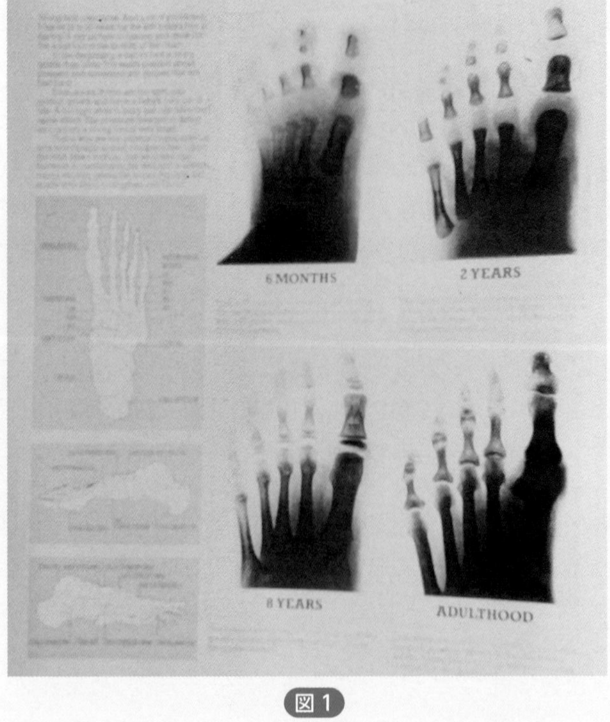

図 1
イギリス人の靴コンサルタントの講師が実際に映写した，
指部の成長を解説するスライドを写真に撮ったもの．

●知らせること，知ることが第一歩

骨の成長だけでなく，足の長さや幅がどのように大きくなるかなど，さらに足の健康について親とこどもの双方に教育が必要であること．そして講師であるイギリス人の靴コンサルタントは，かつて勤務していた大手メーカーが，出産を控えた母親に配布していたという足の成長について記した印刷物，また，小学生に足に関心を持ち理解してもらうために提供している教材を，スライドでみせてくれました．

その講演から 1 年も経たない頃，当時，NHK で放送されていた「世界の先生」という番組で，足と靴についての授業を行っているドイツの先生（図 2）を紹介していました．

日本には，妊娠した人を対象とした母親学級があります．しかし，ここで教えてくれるのは，妊娠中の生活と出産がメイン．赤ちゃんの足について教えるなど考えてもいないでしょう．

出産後は，母子健康手帳に基づいて赤ちゃんの健診が行われていますが，足に関連したことでは，3～4 か月健診時の股関節の開き，つまり股関節脱臼のチェックがあるだけです．

近年，足育ということがいわれるようになり，親が足育教室に参加，また，こどもを対象としたものでは，小学校などで特別授業といったかたちで教える例が出てきていますが，まだまだ一般的ではありません．

Füße und Schuhe 146

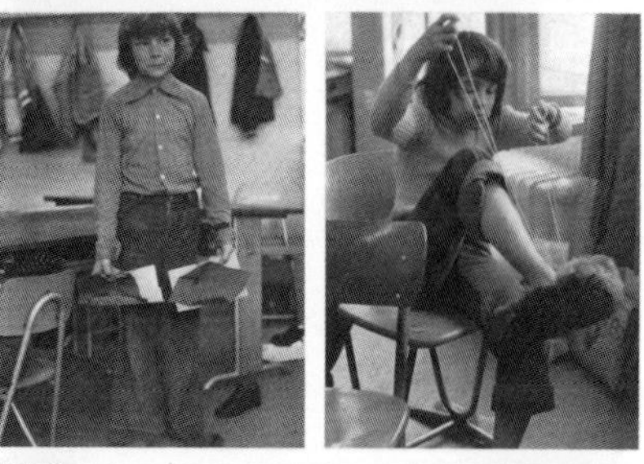

Bei solchen Aufgaben verschiebt sich meistens sehr rasch das Bild, das man von der Begabungsverteilung in der Klasse hat. Kinder, die beim überwiegend verbalen Unterricht kaum auffallen, unbeteiligt und einfallslos wirken, sind bei praktischen Aufgaben plötzlich sehr tatkräftig und rasch bei der Sache und finden Lösungen, mit denen ich nicht gerechnet habe. Und wenn sie neben ihrer Arbeit oder nachher darüber reden, sind sie auch nicht wortkarg oder ausdrucksarm.

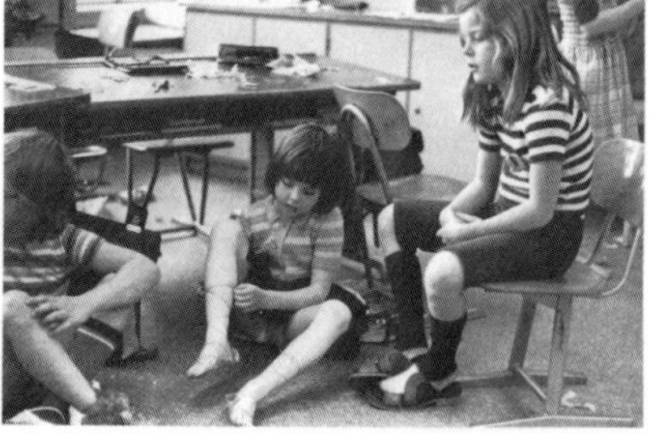

Aus der Geschichte der Schuhe

Die ältesten Schuhe waren ganz einfach: In warmen Gegenden band man sich Sohlen unter die Füsse. In kalten Gegenden umkleidete man sie mit Pelzwerk oder mit Fellen.

Auf alten Bildern aus Ägypten sehen wir, dass die Menschen dort damals Sandalen trugen. Durch Funde aus der Zeit, in der die Römer auch in Germanien waren, wissen wir, dass sie Sandalen oder Stiefel aus Leder trugen. Auf der Saalburg kann man im Museum römische Soldatenschuhe sehen, deren Sohlen reich mit Nägeln versehen sind. So nutzten sie sich beim Marschieren nicht so rasch ab.

Im 13. Jahrhundert wurden die Schuhe länger und spitzer. Im 14. und 15. Jahrhundert trug man Schnabelschuhe aus Leder und darunter Holzsandalen mit Stegen. Später, im 16. Jahrhundert, wurden breite, flache Schuhe mit kurzem Vorderblatt getragen. Man nannte sie Kuhmäuler.

Bald gab es auch Schuhe mit Absätzen, die mit der Zeit immer höher wurden. Um 18oo trug man wieder flache, absatzlose Schuhe. Aber einige Zeit später waren wieder Schuhe mit Absätzen beliebter.

Heute werden die Einzelteile des Schuhs nicht mehr nur durch Nähte oder Nägel zusammengefügt, man klebt oder schweisst sie häufig zusammen.

Eine geplatzte Naht kann man wieder nähen. Nägel, die sich gelöst haben, kann man ersetzen. Schuhe, die geklebt oder geschweisst wurden, kann man oft nicht mehr reparieren, wenn sie entzweigegangen sind. Man muss sie wegwerfen.

Heute werden fast alle Schuhe in der Fabrik gemacht. Die meisten Schuster sind keine Schuhmacher mehr. Sie machen nur Reparaturen.

Im Brockhaus steht der Satz "Die Unterscheidung von rechtem und linkem Schuh setzte sich durch". Das bedeutet, dass früher beide Schuhe gleich waren und es einerlei war, auf welchen Fuss man sie zog. Gegen Ende des 19. Jahrhunderts wurden Gummischuhe erfunden. Man tauchte Stoff in flüssiges Gummi, liess es fest werden und hatte damit ein wasserdichtes Material. Die Schuhe daraus nannte man Galoschen, man zog sie über die anderen Schuhe.

Früher wurden alle Schuhe vom Schuhmacher mit der Hand genäht. Seit 179o versuchte man, Schuhe mit der Maschine zu nähen und bald auch, sie mit der Maschine zu nageln.

図２

ドイツ人教師の授業．自分で考えた靴を自分で作っている様子を紹介したページ
(Andresen U：Das zweite Schuljahr. Beltz, 1990. 146 より)

こどもの足は未完成で生まれる，と知ったとき．それを多くの人に，知らせたいと思いました．それが実り，『子供靴はこんなに怖い』(宙出版，1996)を出版することができました．

知らせること，知ることが第一歩です．

こどもの足が未完成であることを知っていれば，どんな靴が適切かを考え，靴を育児器にすることができます．知っていないと，可愛さや経済性を優先させ，足の成長に悪い影響を与える，怖い靴を選んでしまうかもしれないのですから．

(大谷知子)

Ⅱ
章

こどもの足の疾患を知ろう！

＜整形外科・スポーツ領域＞

Ⅱ章　こどもの足の疾患を知ろう！

●整形外科・スポーツ領域

扁平足

疾患の概要

● 足には趾骨，中足骨，距骨，踵骨，舟状骨，楔状骨，立方骨など様々な骨が存在し，互いに関節を形成するとともに，これを関節包や靱帯が補強している．これら軟部組織の作用と骨自体の形状などから，足部は内側縦アーチ，外側縦アーチおよび横アーチの３種のアーチからなるドーム状の形態をとっている（図 1）．このアーチ構造が立位バランスや歩行時の推進力形成において重要な役割を果たしており，足部の縦アーチが低下あるいは消失した状態が扁平足である．

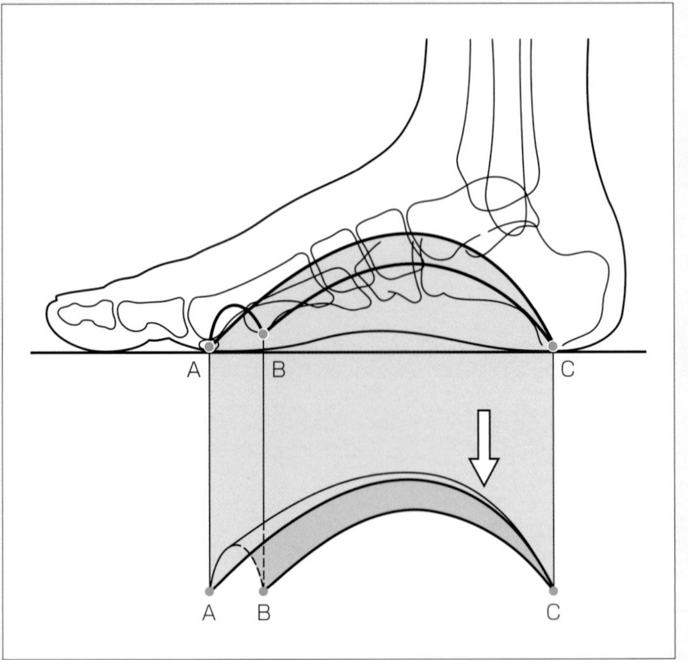

図 1　足部アーチ

足部アーチには内側縦アーチ（A-C），外側縦アーチ（B-C），横アーチ（A-B）があり，このうち縦アーチの低下した状態が扁平足である．

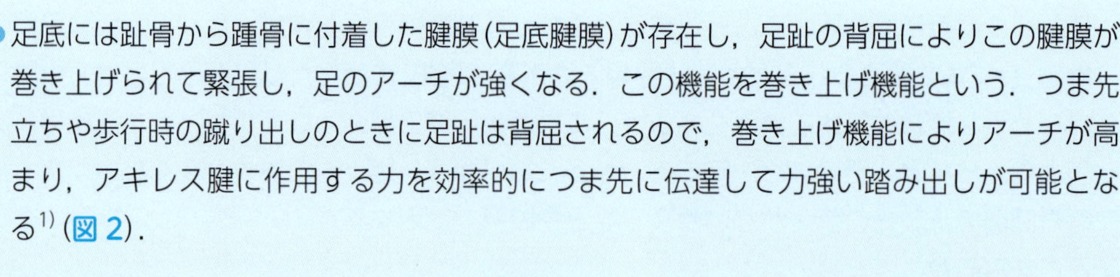

●足底には趾骨から踵骨に付着した腱膜(足底腱膜)が存在し，足趾の背屈によりこの腱膜が巻き上げられて緊張し，足のアーチが強くなる．この機能を巻き上げ機能という．つま先立ちや歩行時の蹴り出しのときに足趾は背屈されるので，巻き上げ機能によりアーチが高まり，アキレス腱に作用する力を効率的につま先に伝達して力強い踏み出しが可能となる[1)] (図 2).

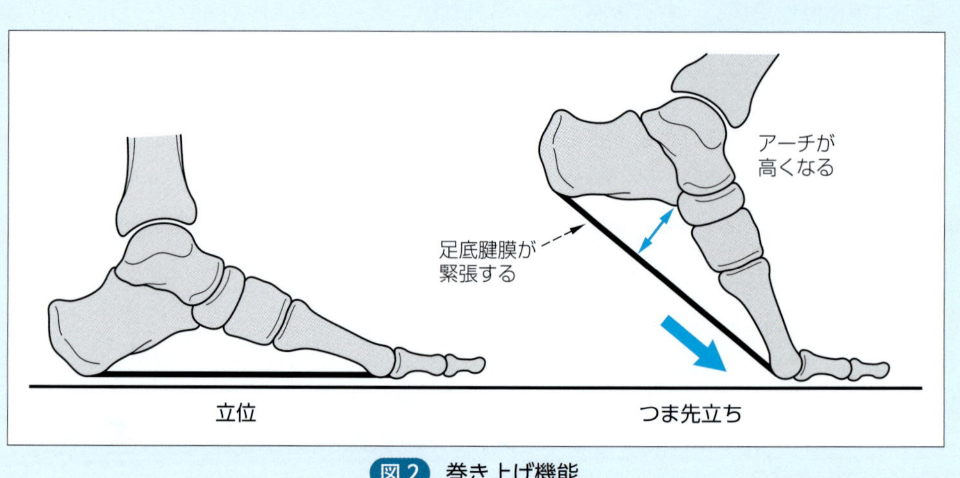

図 2　巻き上げ機能

(文献 1 より引用改変)

問・視・触診のコツ

● まず何をきくか

足部アーチの低下に伴い立位での足の変形や歩き方の異常を認め，体幹の安定性が低下するために易転倒性を認めることがある．また，長時間の歩行を嫌がったり，下腿や足部の疼痛(夜間痛を訴えることが多く，翌朝には痛みは消失)を訴えたり，扁平足とは直接関係なさそうな症状を呈する場合もあるが，これは歩行時の推進力低下がもたらす筋疲労が原因と考えられる．そのため，転ぶことが多くないか？　抱っこの要求が多くないか？　夜間短時間の下肢痛の訴えがないか？　などを問診で聴取する．

● どこをみるか

変形は荷重時に出現し，非荷重時にはみられないため，診察は必ず立位で行う．立位荷重により足部縦アーチが低下あるいは消失し，後方からみると踵骨は外反位となるため外反扁平足ともいう．また，足底腱膜が足趾の背屈により巻き上げられて緊張しアーチが高まるため，つま先立ちを行うと本変形は消失する(図 3)．

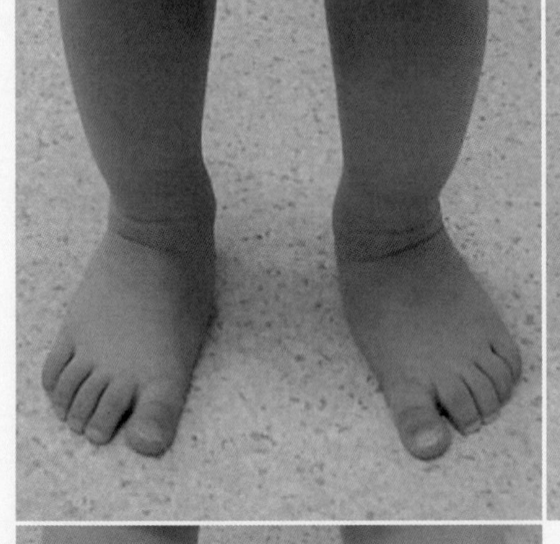
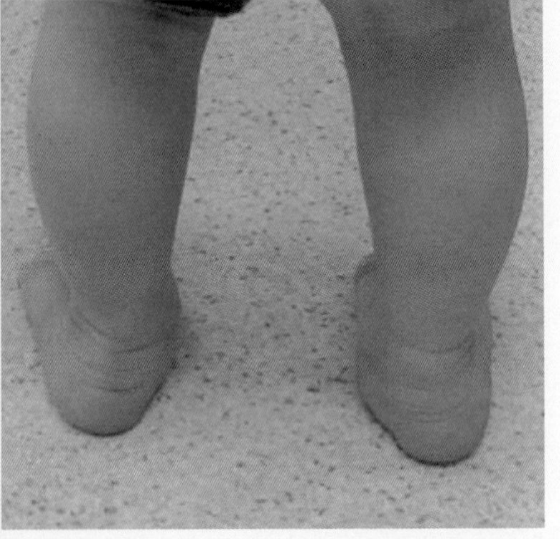
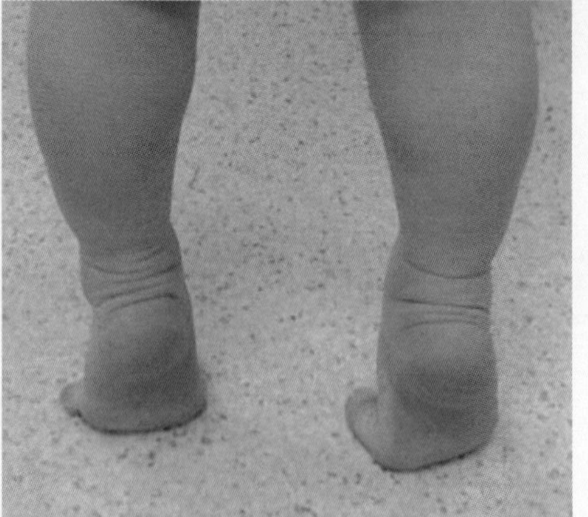

a|b
c|

図 3
扁平足

a：立位荷重時で縦アーチは低下あるいは消失する．
b：後方からみると踵骨は外反位となる．
c：つま先立ち時では踵骨の外反は消失し，足部縦アーチも出現する．

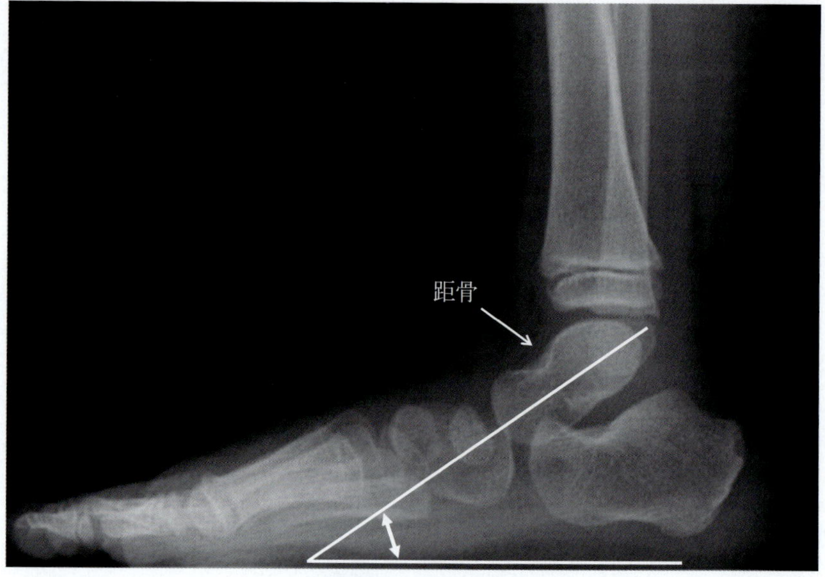

図4 距骨底屈角

はじめに

扁平足とは足部縦アーチが低下もしくは消失した状態である．小児期に認める扁平足には，明らかな原因を有さない静力学的扁平足と，関節靱帯弛緩性を伴うもの，神経筋疾患に伴うもの，先天性要因によるものなどがある．本稿では歩行開始後に一般的によくみられる静力学的扁平足について記載する．

臨床症状

足部アーチの低下に伴い立位での足部変形や歩容異常を認め，体幹安定性が低下するために易転倒性を認めることがある．また，下腿や足部の疼痛（夜間痛を訴えることが多く，翌朝には痛みが消失）など一見扁平足とは直接関係なさそうな症状を呈する場合もある．これは歩行時の推進力が低下した結果生じる筋疲労などが原因と考えられている．

画像診断

通常，幼児期は足底脂肪が多く，骨格としてのアーチはあっても外見上アーチが消失しているかの如くみえることがあるので注意を要す．そのため，足部X線撮影は本症の診断および程度を評価するうえで有用な方法である．本変形が荷重時にみられることから，撮影は必ず立位で行うことが重要である．

足部X線側面像では，距骨頭部は踵骨前方での支えが減ずるため距骨自体が底屈位をとり，距骨の長軸と水平面とのなす角（距骨底屈角）は大きくなる（図4）．

運動療法

つま先立ち訓練，踵立ち歩行訓練，足部外側で柔らかいクッションの上を歩く外側荷重歩行訓練，固定したタオルを足趾で摘む訓練などで足部の内在筋と外在筋の筋力強化を行う（図5）．アキレス腱の短縮を認めるものにはアキレス腱ストレッチの指導も必要である[2]．

装具療法

装具療法の有効性に関して未だ統一した見解は得られていない．Bleck ら[3]は装具治療の有効性を報告しており，距骨底屈角が45°以上のものはUCBL（University of California Biomechanics

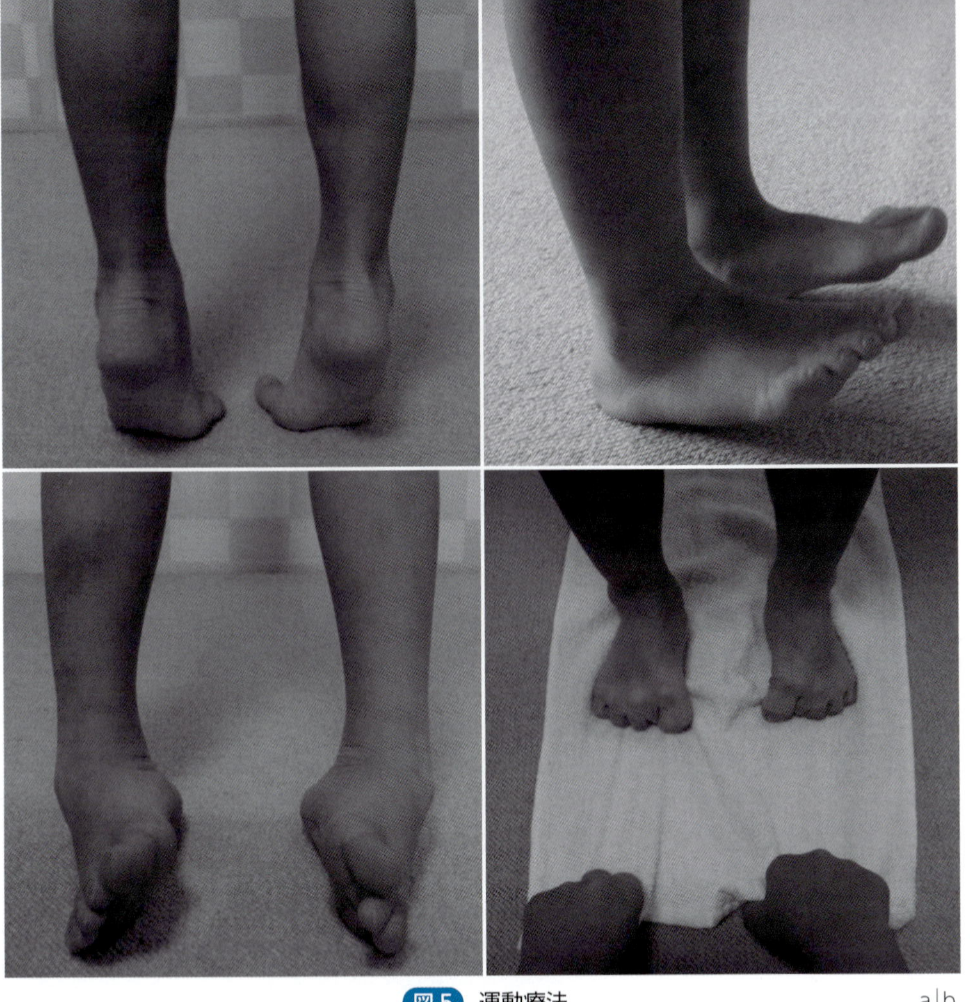

図5 運動療法

a：つま先立ち訓練
b：踵立ち歩行訓練
c：外側荷重歩行訓練
d：足趾でタオルを摘む訓練

Laboratory)型足底挿板を，35～45°程度のものはアーチサポートを処方するとしている．一方，Wenger ら[4)]は，扁平足は成長とともに自然矯正され，装具や靴による治療例と無治療例との間に差はなかったと述べている．また，Mereday ら[5)]や Sullivan[6)]は，装具治療は足部骨格の永続的矯正能はないが，除痛や歩容の改善には非常に効果的であるとしている．実際，装具療法の扁平足矯正効果に関する明確なエビデンスはないが，装具装着により易転倒性や下肢痛などの症状は改善されることが多く，我々も装具療法は有用と考えている．

1 アーチサポート

縦アーチ保持パッドと横アーチに対する中足骨パッドからなり，通常インソールとして靴に装着して使用する．

2 UCBL 型足底挿板

アーチサポート部と踵骨を中間位に保持する深い踵部を有する足部装具であり，外反位にある踵骨を中間位に保持することによって関節安定性を

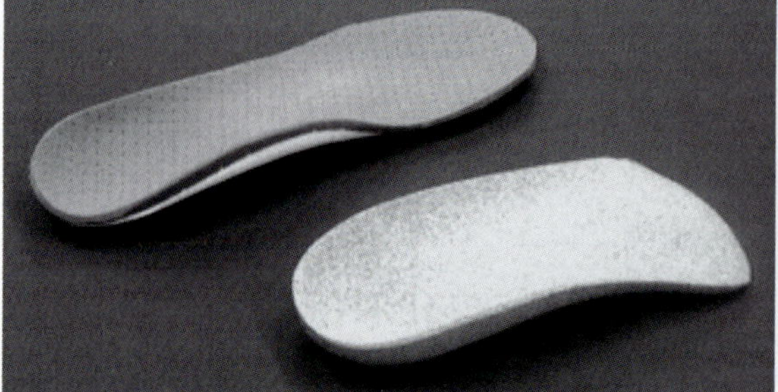
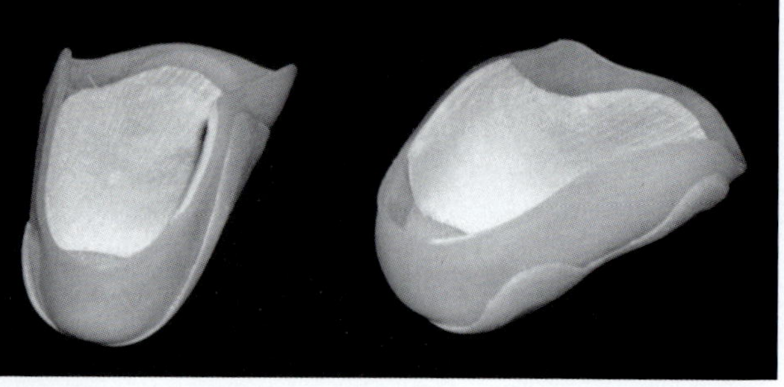

a|b

図6 装具療法
a：アーチサポート
b：UCBL 型足底挿板

保持する効果がある[7]．アーチサポートと同様に靴に装着して使用するが，固定ベルトをつけると室内での装着も可能となる(図6)．

終わりに

扁平足では足部アーチの低下に伴い，体幹安定性が低下するために易転倒性を認めることがあり，歩行時の推進力が低下した結果生じる筋疲労による下肢痛を訴える場合もある．成長に伴い自然矯正されることが多いが，成長終了後に扁平足が遺残しても機能的に問題とはならない．装具療法が必須というわけではないが，装具装着により易転倒性や下肢痛などの症状改善が期待できることから，その効果を家族に説明したうえで治療を行えば満足度は高いものと思われる．

（若林健二郎，河　命守）

文　献

1) Donatelli RA：Normal biomechanics of the foot and ankle. J Orthop Sports Phys Ther. 7(3)：91-95, 1985.
2) 若林健二郎ほか：【足の疾患―私の外来診療のコツ―】小児外反扁平足．MB Orthop．20(11)：11-17，2007.
3) Bleck EE, et al：Conservative management of pes valgus with planter flexed talus, flexible. Clin Orthop Relat Res. 122：85-94, 1977.
4) Wenger DR, et al：Corrective shoes and inserts as treatment for flexible flatfoot in infants and children. J Bone Joint Surg Am. 71(6)：800-810, 1989.
5) Mereday C, et al：Evaluation of the University of California Biomechanics Laboratory shoe insert in "flexible" pes planus. Clin Orthop Relat Res. 82：45-58, 1972.
6) Sullivan JA：Pediatric flatfoot：evaluation and management. J Am Acad Orthop Surg. 7(1)：44-53, 1999.
7) Henderson WH, et al：UC-BL shoe insert：casting and fabrication. University of California Berkeley Laboratory Technical Report. 53：215-235, 1967.

Ⅱ章　こどもの足の疾患を知ろう！

●整形外科・スポーツ領域

外反母趾

疾患の概要

- 成長期に発症する外反母趾は若年性外反母趾と称され，成人の外反母趾とは区別する必要がある．
- 女児に多く，遺伝的素因の影響が大きい．母親に同様の変形を認めることが多い．
- 全身関節弛緩や可撓性扁平足が影響する場合がある．
- 疼痛が主訴であることは少なく，家族が変形を心配し受診することが多い．
- 第 1 中足楔状（MTC）関節の内側傾斜に伴い，第 1 中足骨が内転しやすい．中足趾（MTP）関節の適合性は良好であることが多い（図 1）．
- 趾節間（IP）関節で外反する趾節間外反母趾という病態もある（図 2）．

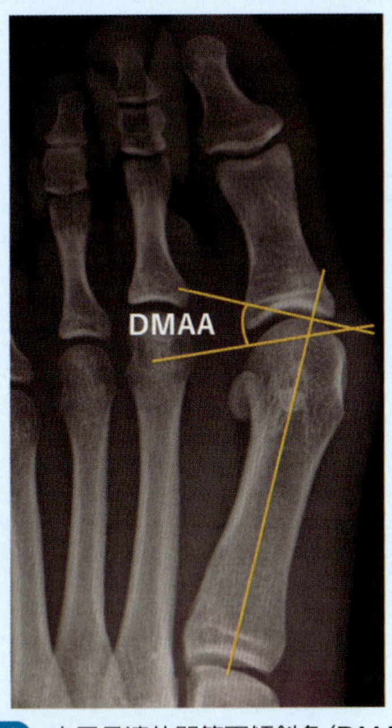

図 1　中足骨遠位関節面傾斜角（DMAA）
外反母趾変形を認めるが，MTP 関節の適合性は良好．DMAA は 20° と大きい．

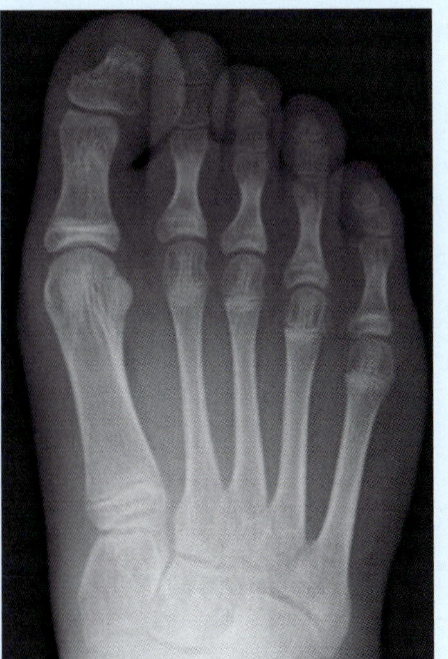
図 2　趾節間外反母趾

問・視・触診のコツ

まず何をきくか

年少であるほど疼痛を有することは少なく，家族が変形に気づき受診することが多い．そのため，まず問診では自覚症状の有無を聞き，疼痛があればその出現時期や部位を確認する．家族歴，特に母親に外反母趾がないかどうか，日常履いている靴の種類についても問診する．

どこをみるか

視診では荷重位と非荷重位での足部の変形の状態を観察する．荷重により外反扁平足が顕著となり，外反母趾変形が悪化する場合は，関節弛緩や可撓性扁平足の影響を考える（図3）．胼胝がないかどうかも確認する．

どのように触診をするか

触診では圧痛部位の有無の確認や関節弛緩性の評価を行う．全身の関節弛緩性を評価する方法としては，Carter の 5 徴が一般的である．その他，診察時の注意点として，生下時からの外反母趾変形や母趾の短趾症がみられる場合は，進行性骨化性線維異形成症の除外をする必要があり，疑わしければ専門医に紹介する．

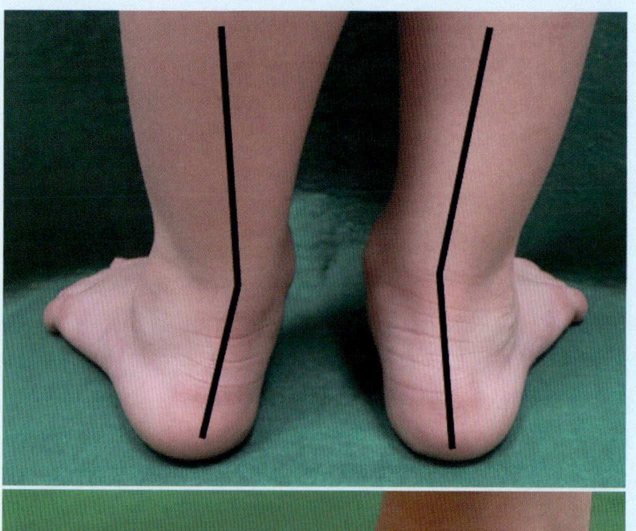
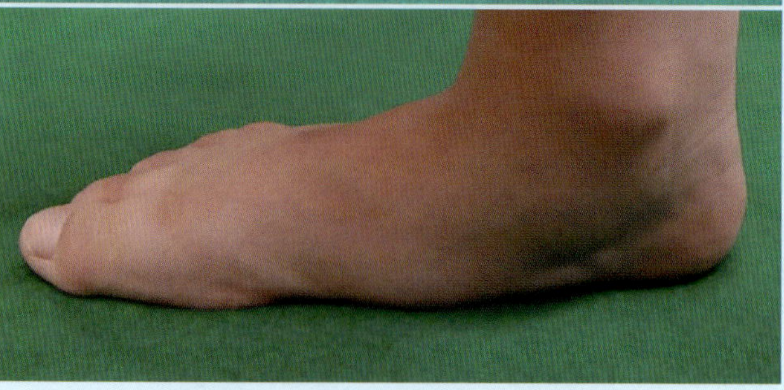

a/b

図3　外反扁平足に伴う外反母趾

a：荷重により後足部が外反
b：母趾は回内，外反

はじめに

成長期に発症する外反母趾は若年性外反母趾(juvenile hallux valgus)と称され，成人の外反母趾とは区別されることが多い．診断や保存治療の方法には共通する部分が多いが，症状の出かたやX線学的特徴には異なる部分がある．また手術治療の適応や方法については，その特徴を理解したうえで慎重に判断する必要がある．外反母趾の一般的な病態や診断とともに，若年性外反母趾の特徴や治療について述べる．

病　態

外反母趾とは母趾中足趾(MTP)関節で母趾が外反した変形で，ガイドラインでは外反母趾角(HV角)20°以上を外反母趾と定義している[1)]．外反母趾は様々な要因が組み合わさって発症するが，それらは外的要因と内的要因に大別される．外的要因としては靴の問題が最も大きい．特にハイヒールなどのつま先の幅が狭く踵の高い靴を履くことが悪影響を与えており，発生頻度が圧倒的に女性に高い一因と考えられる．内的要因としては，遺伝的素因，全身の関節弛緩性，足の解剖学的特徴が挙げられる．外反母趾を生じやすい足の特徴として，第1中足骨内反，扁平足，エジプト型足趾(母趾が第2趾よりも長い)などが挙げられる[2)]．

外反母趾の疼痛は内側へ突出した第1中足骨頭部の疼痛が主体で，靴で圧迫され滑液包炎や関節包の肥厚を生じる．疼痛が強い場合には，背側趾神経の絞扼を生じていることがある．母趾MTP関節内側底部や第2趾底側に胼胝を生じるとこれらも疼痛の原因となる．変形進行のメカニズムには，母趾中足骨頭には筋腱の付着がなく，母趾MTP関節は背側の支持機構が弱いことが関係している．外反母趾変形が進行すると，基節骨に停止する母趾外転筋は底側に回り込み，すべての筋腱が変形増悪に働くため変形は不可逆となる[2)]．

以上は一般的な外反母趾の病態だが，若年性外反母趾の特徴としては，女児に多く，遺伝的素因の影響が大きいことが挙げられる．多くの患者の母親に同様の変形を認める．解剖学的特徴として，第1中足楔状(MTC)関節が内側に傾斜していることが多く，それに伴い第1中足骨が内転しやすい[3)]．関節弛緩や可撓性扁平足との関連も指摘されているが，その関連について否定的な報告もある．Kalenらは若年性外反母趾患者ではX線像で扁平足を示す頻度が正常より8〜24倍高かったと報告している[4)]．一方で，KilmartinらはHV角と扁平足の指標との相関は得られなかったと報告している[5)]．

通常の外反母趾と異なり，母趾趾節間(IP)関節で外反しているものを趾節間外反母趾という(図2)．変形の原因として，先天的および後天的な要因が考えられている[6)]．後者としては，成長期における圧迫や外力，外傷が挙げられる．小児期に変形そのものによる症状を自覚することは少ないが，変形の程度が大きいと母趾が第2趾に接触することにより疼痛や皮膚障害を生じることがある．

診　断

成人の外反母趾では疼痛を主訴に受診することがほとんどだが，若年性外反母趾では年少であるほど疼痛を有することは少なく，家族が変形に気づき受診することが多い．まず問診で自覚症状の有無，疼痛があればその出現時期や部位，家族歴，特に母親に外反母趾がないかどうか，日常履いている靴の種類などを確認する．特に日本の学校では上靴が使用されることが多く，受診時とは異なる靴を長時間着用していることが多いため問診が重要である．

身体所見として荷重位と非荷重位での足部の状態を観察する．荷重により外反扁平足が顕著となり，外反母趾変形が悪化する場合は，関節弛緩や可撓性扁平足の影響を考える(図3)．全身の関節弛緩性を評価する方法としては，Carter法が一般的である．母指，手指，肘，膝，足関節を評価する方法で，5項目中3項目以上の陽性で関節弛緩ありと判断する．胼胝や圧痛部位がないかどうかも視診，触診で確認する．

画像診断には，荷重位足部背底X線像が最も重要で，外反母趾の重症度の指標となる角度を計測する(図4)．荷重位足部側面X線像は扁平足の評価に用いる．種子骨軸位像は，種子骨の外側偏位の程度，つまり母趾の回内の程度を評価するのに用いられるが，種子骨が骨化していない年少児での有用性は低い．背底像で計測する，重症度の指標となる角度として，HV角，中足骨間角(M1M2角)がある．HV角は母趾基節骨軸と第1中足骨軸のなす角で9～15°が正常，M1M2角は第1，2中足骨軸のなす角で6～9°が正常である．ガイドラインでは外反母趾の重症度分類として，HV角が20～30°を軽度，30～40°を中等度，40°以上を重度と定めている[1]．HV角とM1M2角は強い相関を示す．第1中足骨軸に対する中足骨頭関節面の傾きを表す中足骨遠位関節面傾斜角(DMAA)の正常値は10°未満だが，若年性外反母趾ではその値が大きくなることが知られている．DMAAが大きいことは，第1中足骨遠位関節面が内反していることを示し，外反母趾変形があってもMTP関節の適合性はよいことを表す(図1)．したがって，手術を行う場合にはこの角度に注意が必要である．

生下時から外反母趾変形や母趾の短趾症がみられる際に，鑑別しなければならない疾患として進行性骨化性線維異形成症(fibrodysplasia ossificans progressiva：FOP)がある．全身の筋や線維組織が進行性に骨化する非常に稀な疾患で，外傷や外科的侵襲も骨化の誘因となる．有効な治療法は確立しておらず，関節拘縮や体幹の変形により加齢とともに機能障害が進み，呼吸障害や栄養障害が生命予後を悪化させる．不適切な医療行為により骨化が進行するため早期診断が重要となる．先天性の母趾形態異常が特徴的な所見であり，小児の足に関わる医療者は知っておくべき疾患である．

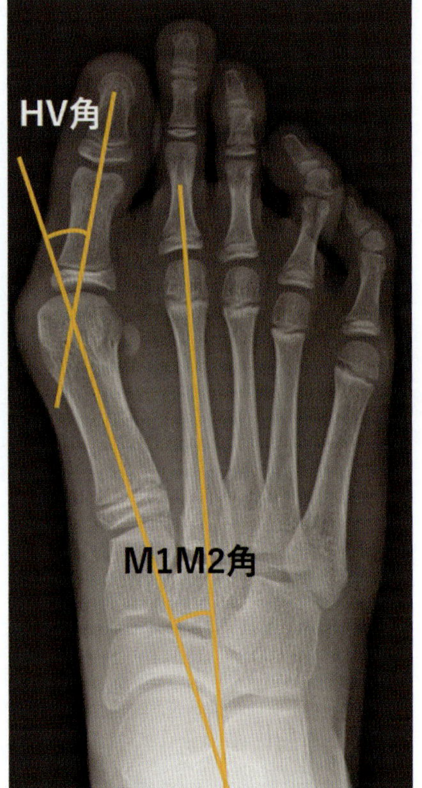

図4　X線学的計測角

治　療

まずは靴の指導と足趾の運動療法の指導を行う．靴はtoe boxにゆとりがあり，中足部を紐やバンドでしっかりと固定できるものを選ぶように指導する．学校指定の靴により疼痛や変形の悪化が生じる場合は，足底装具によって工夫をするか，それが難しければ指定靴以外の使用も検討する．母趾外転筋運動は母趾を自動内反させる運動で，軽度の外反母趾に対して変形矯正効果，中等度の外反母趾に対して進行予防効果が期待できる有用な運動療法である[7]．具体的には足趾をMTP関節で伸展させた状態で開くように指示する．その状態で数秒維持させ，十分に弛緩させる．この運動を1日合計150～200回を目標に行うように指導する[8]．

装具療法では除痛効果が期待できる．足底挿板は荷重分散や除圧による効果があり，特にインソールは靴に入れるだけで使用できるため継続し

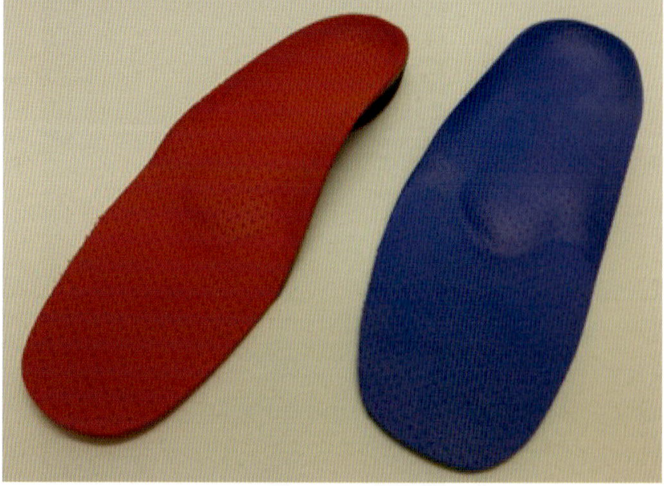

図5 インソール

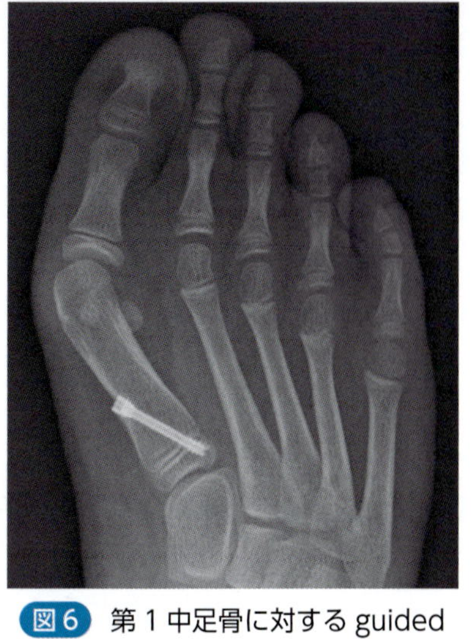

図6 第1中足骨に対するguided growth法

やすい(図5). 変形矯正を目的とした装具にも除痛効果があるが，着用を中止すると変形矯正効果は低下する. また不適切な装具により症状が悪化することもあり，処方後も経過観察が必要である. 特に若年性外反母趾は前述のようにMTP関節の適合性がよいことが多く，矯正装具によって関節の不適合をつくり疼痛が悪化する可能性があるため注意が必要である.

保存治療を行っても疼痛が改善しない場合は手術治療を検討する. 外反母趾の術式は150種類以上ある. 最も一般的な術式は第1中足骨骨切り術であり，HV角が30°以下の場合は遠位骨切り術，HV角が40°以上の場合は外側軟部組織解離術を併用した近位または骨幹部骨切り術が適応される. ただし第1中足骨の成長軟骨板は近位にあるため，骨端線閉鎖前の若年者の場合は遠位骨切り術が適応となる. その場合も矯正によってMTP関節の不適合をつくらないように注意が必要である. 近年では小児の外反母趾に対して，guided growth法による低侵襲な手術も行われている[9]. Guided growth法とは骨端線での成長をスクリューやプレートで抑制することにより変形を矯正する方法である. 中足骨骨端線の外側にスクリューを挿入することにより，中足骨外側の成長が抑制され矯正が期待できる(図6).

（米田　梓）

文献

1) 日本整形外科学会ほか監. 日本整形外科学会診療ガイドライン委員会ほか編：外反母趾診療ガイドライン2022改訂第3版. 南江堂，2022.

2) 田中康仁ほか：外反母趾. 図説 足の臨床 改訂4版. 田中康仁ほか編. 130-140，メジカルビュー社，2023.

3) Riccio AI : Hallux Valgus. Tachdjian's Pediatric Orthopaedics 6th ed. Herring JA ed. 768-775, Elsevier, 2022.

4) Kalen V, et al : Relationship between adolescent bunions and flatfeet. Foot Ankle. 8 : 331-336, 1988.

5) Kilmartin TE, et al : The significance of pes planus in juvenile hallux valgus. Foot Ankle. 13 : 53-56, 1992.

6) 正岡　悟ほか：見かけの外反母趾(趾節間外反母趾)について―母趾基節骨非対称性梯形形成のX線学的検討―. 靴医学. 7：74-78，1994.

7) 佐本憲宏ほか：外反母趾に対する母趾内反運動訓練の効果：表面筋電図を用いた検討. 日足の外科会誌. 21：12-16，2000.

8) 佐本憲宏：外反母趾に対する運動療法(母趾外転筋運動訓練). MB Med Reha. 254：129-136, 2020.

9) Schlickewei C, et al : Temporary screw epiphyseodesis of the first metatarsal for correction of juvenile hallux valgus. J Child Orthop. 12 : 375-382, 2018.

Ⅱ章　こどもの足の疾患を知ろう！

●整形外科・スポーツ領域

内反小趾，マレットトウ，ハンマートウ，カーリートウ

疾患の概要

- こどもの足趾変形で最も多いのはカーリートウ(curly toe，重なり趾)である.
- その他，代表的な変形に内反小趾(varus fifth toe)，マレットトウ(mallet toe)，およびハンマートウ(hammer toe)がある.
- 内反小趾は第 5 趾が第 4 趾の上方に重なっている変形である.
- マレットトウは足趾遠位趾節骨間(DIP)関節の屈曲変形である.
- ハンマートウは足趾近位趾節骨間(PIP)関節の屈曲変形である.
- カーリートウは足趾の屈曲内反変形である.

問・視・触診のコツ

- **まず何をきくか**
  こどもの足趾変形は親，親戚，産婦人科医，小児科医，あるいは保育園や幼稚園の先生が気づいて発見される.
- **どこをみるか**
  足趾変形の方向により多くは診断が可能であり，視診が重要である.
- **どのように触診をするか**
  触診では関節拘縮の有無や肢位により角度が変化するかどうかも重要である.

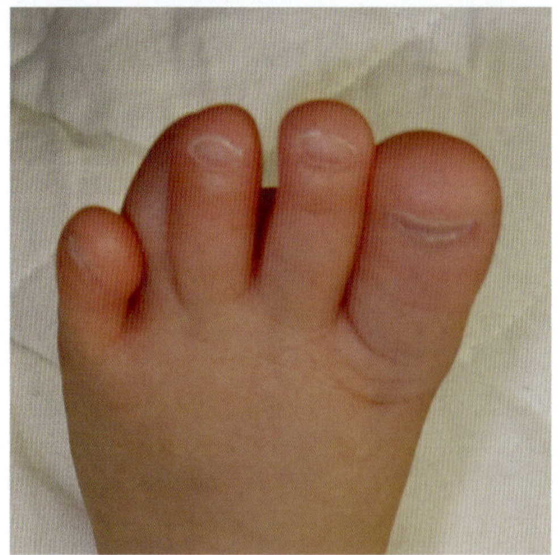

図1 内反小趾とカーリートウ(2か月，女児)

左第5趾が伸展内転し第4趾の上に重なっており，内反小趾である．第4趾は屈曲内反し，第3趾の下に重なっており，カーリートウである．

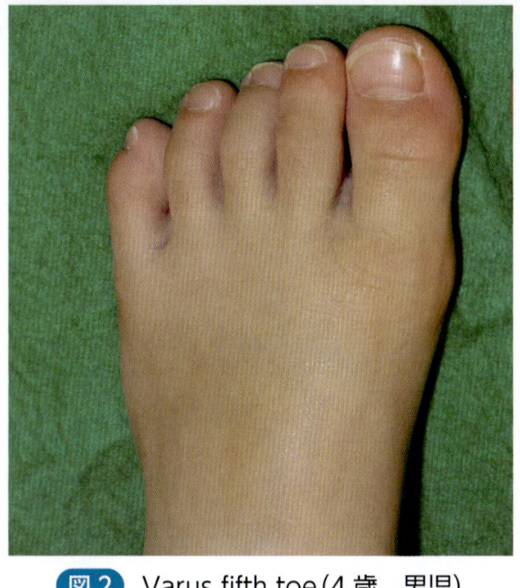

図2 Varus fifth toe(4歳，男児)

左第5趾が内反しているが，第4趾の上に重なってはいない．

内反小趾

この変形は先天性であり，第5趾が伸展内転し第4趾の上に重なり，オーバーラップしている変形である(図1)．Varus fifth toeあるいはoverlapping(over-riding) fifth toeとして報告されている変形であり[1)~4)]，varus fifth toeは第5趾の内反(図2)を表す用語であるが，overlapping fifth toeは第5趾が第4趾にオーバーラップする変形である．内反小趾の場合，多くはオーバーラップしている変形(図1)のことをいう．片側性と両側性の頻度は様々である．第5趾は回旋し爪が腓骨側(外側)を向きやすい傾向がある．

症状としては靴を履いたときに痛みを生じたり，横幅の狭い靴を長く履いていると第5趾に発赤を生じたりする．

中足趾間(MTP)関節で伸展し，第4趾背側に第5趾が乗り上げており，自動屈曲が障害されている．MTP関節背側の関節包が拘縮をきたしており，長趾伸筋(EDL)の拘縮も関連がある．

ストレッチ，テーピング，装具などの保存療法は無効であるといわれており，変形を矯正するには手術が必要である．比較的稀な疾患であり，変形を認め治療を希望された場合には専門医への紹介を勧める．

マレットトウ

マレットは指(マレットフィンガー)のほうがよくみられ，外傷性に手指伸筋腱が末節骨停止部で断裂したり，末節骨に裂離骨折が生じたりして遠位趾節骨間(DIP)関節が屈曲した変形である．マレットトウは外傷性ではなく先天性が一般的である(図3)．DIPが屈曲した状態で[5)]，長趾屈筋(FDL)の先天的な短縮で生じるといわれている．近位趾節骨間(PIP)関節も屈曲している場合はカーリートウとの鑑別が必要である．マレットトウは回旋変形がなく，カーリートウは回旋変形がある．

原因は様々で，足趾の長さ不均衡，靴，外傷，または骨折による場合もあるが[6)]，不明な場合も多い．炎症性関節炎に随伴して生じる場合がある．デルタ趾節骨により生じる場合もあるが，回旋し隣接趾と重なる場合にはカーリートウになる．マレットトウは女性に多い特徴がある[7)]．

第2趾に多く，2趾列が長いことが誘因となるが，2，3，4趾の頻度が同じという報告もある[7)]．母趾にはマレットトウの用語を用いない．単独趾に生じることが多いが，複数趾にみられる場合もある．爪に変形がみられる場合もある．ハンマートウに比べ頻度は低く，ハンマートウの1/10程度

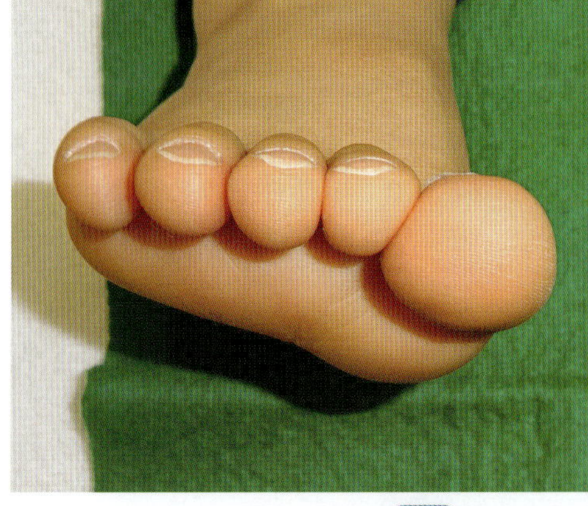
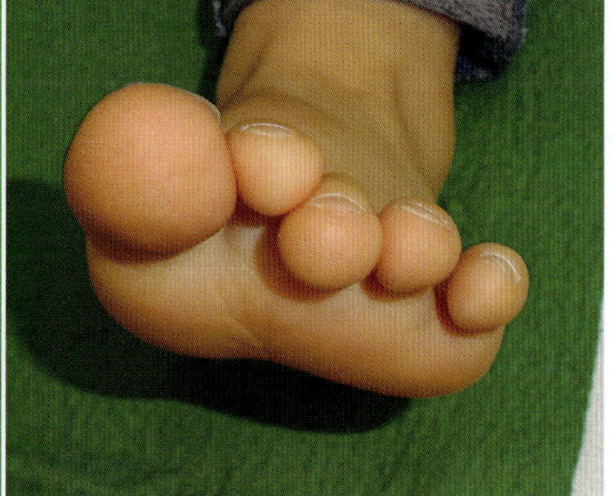

a|b

図3 マレットトウ(3歳，男児)

右第３趾(a)に比べて左第３趾(b)はDIP関節で屈曲しており，マレットトウである．回旋変形はなく，カーリートウと鑑別できる．

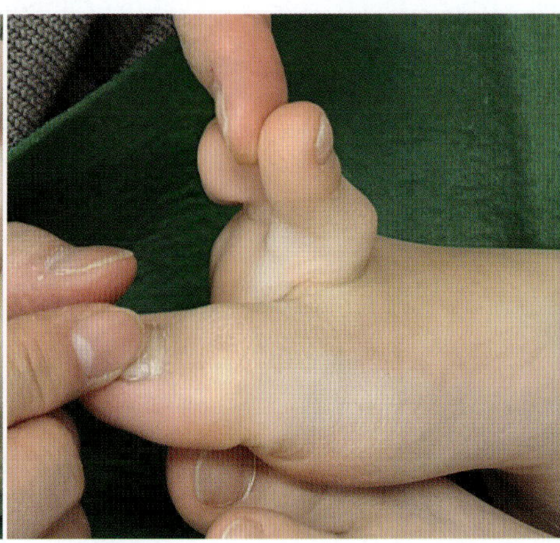
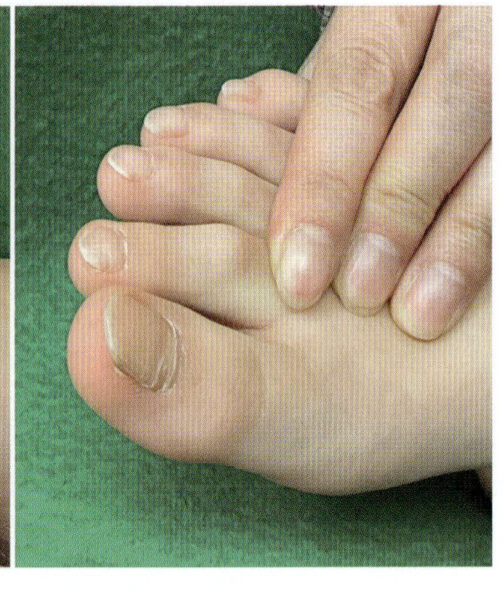
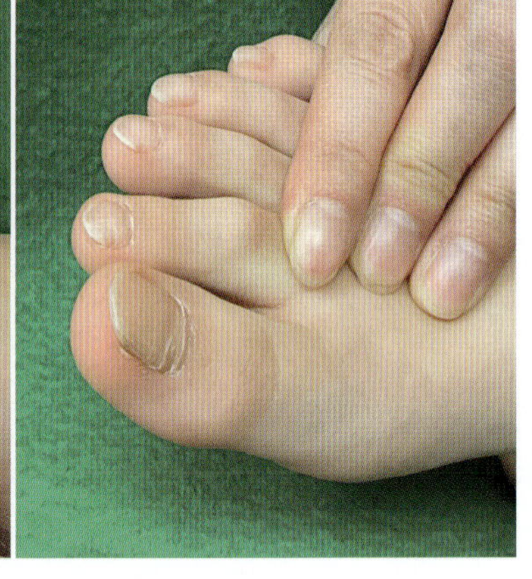
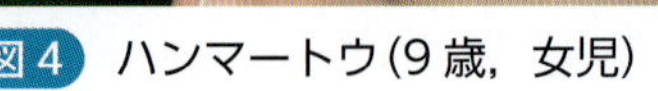

a|b|c

図4 ハンマートウ(9歳，女児)

右第２趾はPIP関節で屈曲している(a)．MTP関節の伸展でPIP関節の屈曲は増悪し(b)，MTP関節の屈曲でPIP関節の屈曲は改善する(c)．内在筋拘縮の所見である．

である[7]．

靴が発症の要因になっている場合があり，小さい靴や先の尖った靴を避ける必要がある．

マレットトウは一般的には強固な変形であるが，若年者では可動性が保たれている場合があり，変形が軽度であればストレッチや装具療法を行い，FDLのタイトネスを緩めると改善することがあるが，変形が高度の場合には手術が必要である．

ハンマートウ

この変形は足趾のPIP関節が屈曲している状態であり，足部の変形の中では最もありふれた変形である(図4)．DIP関節は伸展位か軽度屈曲位で，MTP関節の多くは過伸展している．カーリートウと違い，回旋変形は目立たない．PIP関節の屈曲変形を単純性ハンマートウ，MTP関節の過伸展変形が加わると複合性ハンマートウと呼ぶ場合もある[8]．MTP関節の過伸展変形が合併した場合，クロートウ(claw toe)との鑑別が必要である[6]．クロートウはMTP関節が過伸展し，PIP関節とDIP関節は屈曲している．ハンマートウは単独趾にみられたり，複数趾にみられたりするが，クロートウの多くは複数趾にみられ，神経筋疾患に合併することが多い．ハンマートウは女性に多くみられる[8]．

第2趾によくみられるが，第3，4趾にもみられる．隣接趾より長い足趾にみられやすい傾向がある．

内在筋が弱く，外在筋が強いことが要因で生じる．そのためPIP関節が屈曲し，MTP関節が伸展しやすくなる．

この変形は先天性あるいは後天性で生じる．Charcot-Marie-Tooth病，Friedreich運動失調症，脳性麻痺，骨髄異形成症，多発性硬化症，および変性椎間板症に随伴する場合がある．後天性の原因として糖尿病，炎症性関節症，関節リウマチ，足に合わない靴やハイヒール，内在筋不均衡，外反母趾，長い中足骨，あるいは掌蹠膿疱症などが挙げられる．また，脛骨骨折などの外傷後，神経筋障害，下腿や足のコンパートメント症候群により生じる場合もある．

足趾の変形の程度は様々であり，静的なもの，動的なもの，柔軟なもの，または強固なものなど色々なタイプがある．関節リウマチなど他の疾患に併発することもある．

ハンマートウの発生率は2〜20%といわれており，多くは50〜70歳台でみられ，小児では稀である[8]．男女比は1：4〜5で女性に多い[8]．

身体所見は視診でPIP関節の屈曲とMTP関節の伸展を荷重位と非荷重位で確認する．MTP関節の屈曲によりPIP関節の屈曲が改善する場合は内在筋拘縮があると判断できる（図3）．MTP関節の屈曲によりPIP関節の屈曲が改善せず，他動的にも屈曲が改善しない場合はPIP関節拘縮と判断する．

画像検査として単純X線は正面像，側面像，斜位像で骨形態の異常を確認するが，荷重位と非荷重位の比較も行う．

第2趾に多く，第2中足骨が長いことが多い．若年者では症状がないことが多く，変形を気にする場合には治療を行うが，それ以外は放置しても構わない．比較的年長になってから胼胝の痛みで治療を希望することが多く，ストレッチ，テーピング，装具療法ではうまく矯正できないことが多いため手術を要す．テーピングや装具療法では皮膚の潰瘍形成にも注意が必要である．

カーリートウ

この変形は足趾の屈曲内反変形である．先天性足趾変形の中で最も多くみられ，保存療法が有効な変形である．

隣の足趾にカール（巻く）して重なることからカーリートウ，重なり趾とも呼ばれ，上方に重なればoverlapping toe，下方に重なればunderlapping toeと呼ばれる[9]．重なり趾の93%がunderlapping toeで，overlapping toeは7%である[10]．Overlapping toeは内反小趾との鑑別が必要である．

カーリートウ116患者を調べたところ[10]，男児53例，女児63例でやや女児に多い結果であったが，性差はないといわれ，平均2.7（0.1〜17）歳で病院を受診していた．罹患側は右9.6%，左13.9%，両側77.4%で，多くは両側性であった[10]．新生児を前向きに調査していくと，罹患趾は第5趾が94%で最も頻度が高い[11]といわれているが，病院を受診する患者は第3趾と第4趾が高い[10]．第5趾は内反している場合（図2）が多いが，あまり気にされる方はおらず，第3趾や第4趾が内反したり，隣接趾に重なったりすると気にして病院を受診することが多いようである．

カーリートウはPIP関節で屈曲し，内転内反してDIP関節部が隣接趾に潜り込むようになる．FDLまたは短趾屈筋（FDB）の先天的なタイトネスが原因であり，腱の短縮が強いと変形も強くなる．

重症度の指標は身体所見としては爪の重なり程度で判断し，単純X線像では軟部陰影や趾節骨の重なりで判断する[10,12]．肉眼で軟部陰影だけ隣接趾に重なり，爪がすべてみえるものをgrade 1（軽症），爪が隣接趾に重なるものをgrade 2（中等症），爪がすべて重なってみえないものをgrade 3（重症）と判断する（図5）．単純X線像では軟部が

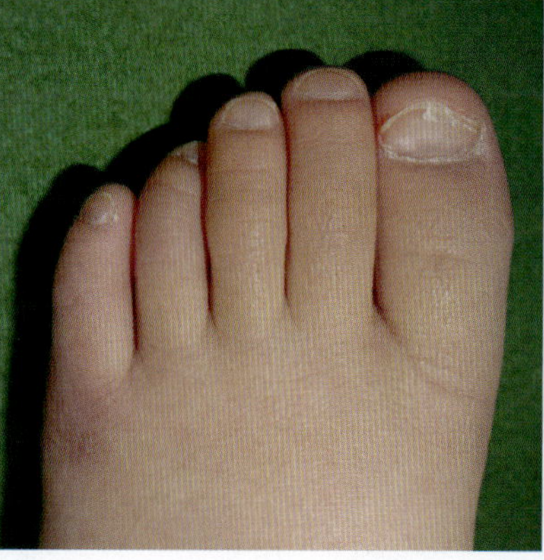
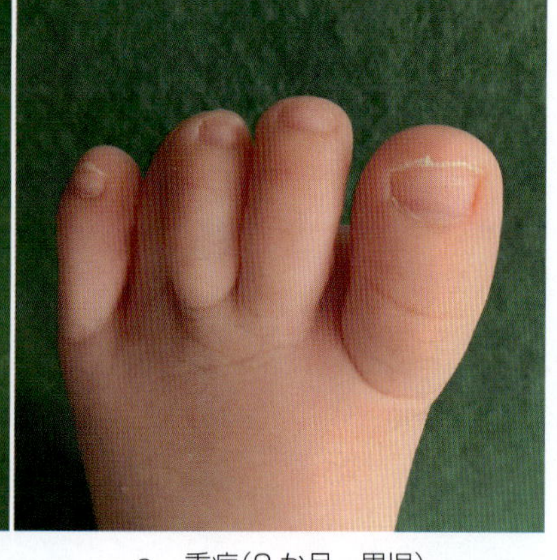

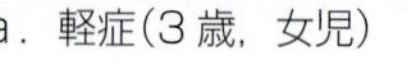
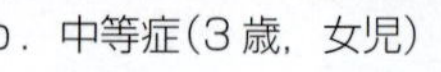
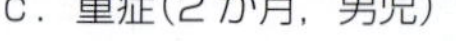

a．軽症(3歳，女児)　b．中等症(3歳，女児)　c．重症(2か月，男児)

図5　カーリートウの外観重症度

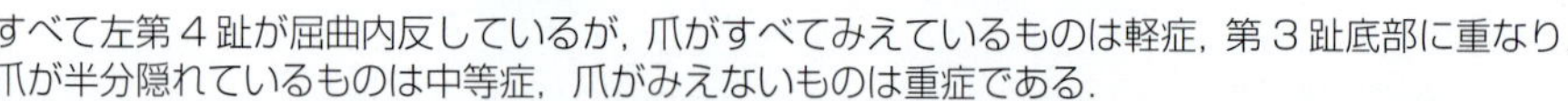

すべて左第４趾が屈曲内反しているが，爪がすべてみえているものは軽症，第３趾底部に重なり，爪が半分隠れているものは中等症，爪がみえないものは重症である．

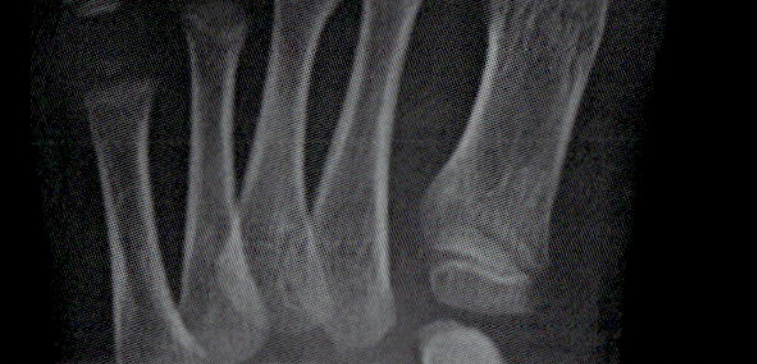
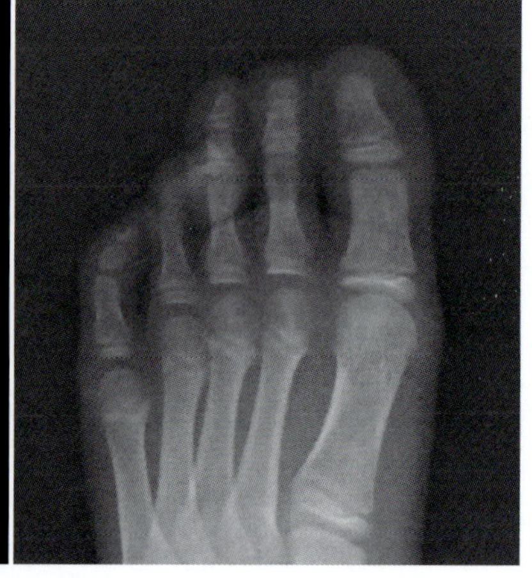

a．軽症(5歳，女児)　b．中等症(6歳，男児)　c．重症(10歳，男児)

図6　カーリートウの単純Ｘ線重症度

単純Ｘ線像で左第４趾が第３趾に重なってみられる．第４趾の軟部陰影が隣接趾の軟部陰影と重なっているものを type 1(軽症)，軟部陰影が隣接趾の趾節骨と重なっているものを type 2(中等症)，趾節骨が隣接趾の趾節骨に重なっているものを type 3(重症)と分類している．

隣接趾の軟部と重なっているものを type 1(軽症)，軟部が隣接趾の趾節骨と重なっているものを type 2(中等症)，趾節骨が隣接趾の趾節骨に重なっているものを type 3(重症)判断する(図6)．これら身体所見と単純Ｘ線像との重症度を比較すると，相関した結果が得られた[10]．肉眼写真をカルテに残せない場合でも，単純Ｘ線像の記録を残しておくと，重症度を後に共有することが可能である．

治療に関して，保存療法は賛否両論あるが，早期に治療を導入することにより改善する可能性がある．そのなかでもテーピング療法[11)13)]は有用であり，装具[12]も有効である(図7)．しかし，テーピングや装具療法を続けられない場合も多く，その場合にはストレッチ[14]で様子をみてもよいと思われる．

手術は患児や家族からの強い希望がなければする必要はない．この変形は外観だけの問題であり，歩行や走行に影響はなく，痛みが生じることもない．同側下肢の手術が必要となった場合に併

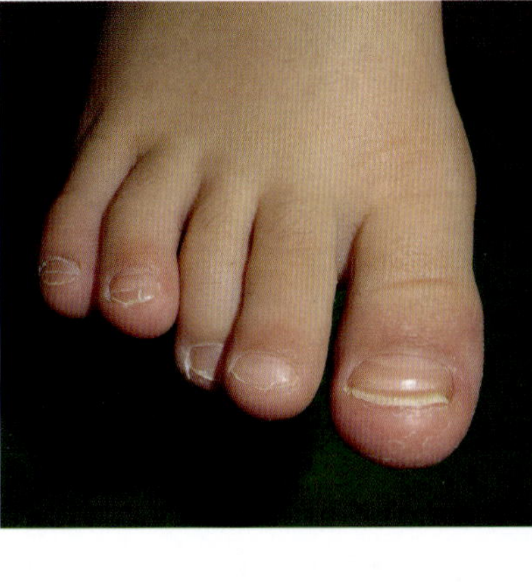
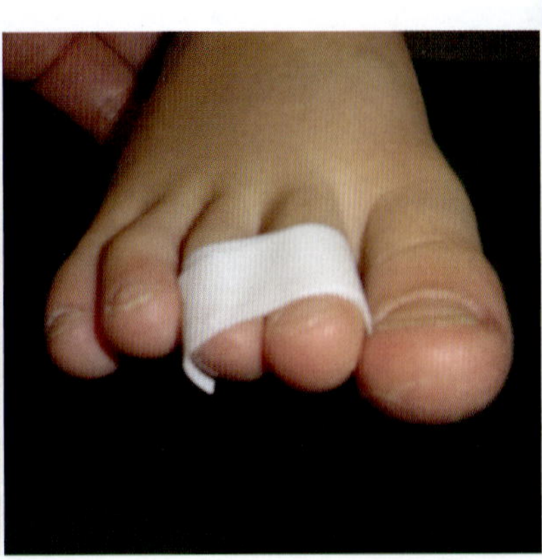
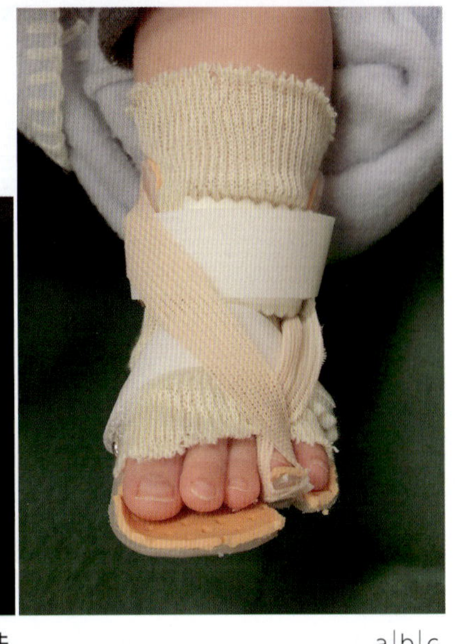

図7 カーリートウに対する保存療法 a|b|c

a，b：テーピング療法(3歳，男児)．右第3趾のカーリートウに対して第3趾を持ち上げて第2趾とテーピング固定している．
c：装具療法(3か月，男児，図5-cの症例)．左第4趾のカーリートウ(図5-c)に対して第4趾を上方に持ち上げる装具を作製し装着している．

せて手術を行い，変形矯正するのはよいであろう．

（佐竹寛史）

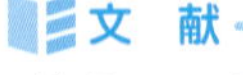

文　献

1) Scrase WH：The treatment of dorsal adduction deformities of the fifth toe. J Bone Joint Surg Br. 36：146, 1954.
2) Leonard MH, et al：Syndactylization to maintain correction of overlapping 5th toe. Clin Orthop Relat Res. 43：241-243, 1965.
3) Cockin J：Butler's operation for an over-riding fifth toe. J Bone Joint Surg Br. 50：78-81, 1968.
4) Morris EW, et al：Varus fifth toe. J Bone Joint Surg Br. 64：99-100, 1982.
5) Myerson MS, et al：The pathological anatomy of claw and hammer toes. J Bone Joint Surg Am. 71：45-49, 1989.
6) Dang DY, et al：Mallet toes, hammertoes, neuromas, and metatarsophalangeal joint instability：40 years of development in forefoot surgery. Indian J Orthop. 54：3-13, 2020.
7) Coughlin MJ：Operative repair of the mallet toe deformity. Foot Ankle Int. 16：109-116, 1995.
8) Coughlin, MJ：Lesser toe deformities. Mann's Surgery of the Foot and Ankle 9th ed. Coughlin MJ, et al, ed. 322-424. Elsevier Saunders, Philadelphia, 2014.
9) Talusan PG, et al：Fifth toe deformities：overlapping and underlapping toe. Foot Ankle Spec. 6：145-149, 2013.
10) Satake H, et al：Assessment of the severity of curly toe. J Orthop Sci. 27：1278-1282, 2022.
11) Smith WG, et al：Prospective study of a noninvasive treatment for two common congenital toe abnormalities(curly/varus/underlapping toes and overlapping toes). Paediatr Child Health. 12：755-759, 2007.
12) 佐竹寛史ほか：重なり趾変形の特徴．東日整災外会誌．29：437-441，2017.
13) Turner PL：Strapping of curly toes in children. Aust N Z J Surg. 57：467-470, 1987.
14) Trethowan WH：The treatment of hammer-toe, Part 1-general considerations：conservative measures prophylaxis. Lancet. 1：1257-1258, 1925.

Ⅱ章　こどもの足の疾患を知ろう！

●整形外科・スポーツ領域

浮きゆび

疾患の概要

- 両足立位時に足趾が接地していないものを浮きゆび，と定義する．筆者は外来診療において新規患者全員のフットプリント採取を行っている．浮きゆびはこどもばかりでなく，大人でも数多く存在しており，浮きゆび自体が独立した疾患とは考えにくいと思われる．ピドスコープやフットプリンターは一般診療においてはほとんど使用されることはなく，そのため浮きゆびがどの程度存在するかははっきりとはしていない．外反扁平足や凹足などの足部変形に伴った浮きゆび，足関節外側靱帯損傷後の患者などで足関節が不安定なため重心位置が後方にあることによる浮きゆびなど，ある一定の原因がわかっている場合もあれば，特に足部変形や足部の怪我などが全くない人でも浮きゆびは存在している．
- 足関節機能の低下により転倒の危険があるなど大人の場合にはいわれているが，こどもに関しては，はっきりとした原因はわかっていない．成長過程で骨や筋肉がまだ完成されていないことなども考えられ，成長過程でも変化していく可能性がある．運動習慣が少なくなっていることや，靴が合わないことなどもその一因ともいわれている．

問・視・触診のコツ

まず何をきくか

転びやすいか，長く歩くと疲れやすいかなど，足部の機能に問題があるかなどをチェックすることが大事だと思われる．

どこをみるか

視診では足部形態に関してみる必要がある．外反扁平足などの足部変形，ハンマートウなどの足趾変形のチェックは必要である．普段履いている靴のチェックも大事である．足サイズに対して靴サイズが合っているか，これは靴の中敷きを外して実際に足に合わせてみれば一目瞭然である．もし靴の中敷きが外れない靴を使っているようであれば，取り替えを指示すべきである．靴サイズは各メーカーによってバラバラであることは珍しくない．サイズ表示を鵜呑みにしないことは大変重要なことだと考えられる．靴は踵を潰して履いていないか，靴底の削れはどうか，靴の履き方は適切かなどは必ずチェックすべきである．また診断に際してはフットプリンターやピドスコープがビジュアルで理解しやすいため，それらを使って診断すべきである．フットプリンターを使用する場合，被検者は前方を注視するようにして採取するように必ず一定の方法で行う必要がある．採取中に下を向いたりすると重心位置が変化して，本来浮きゆびである足趾が接地してしまうことは多々ある．それを考えるとピドスコープのほうがデータ採取には簡便で判断の間違いが少ないと思われる．

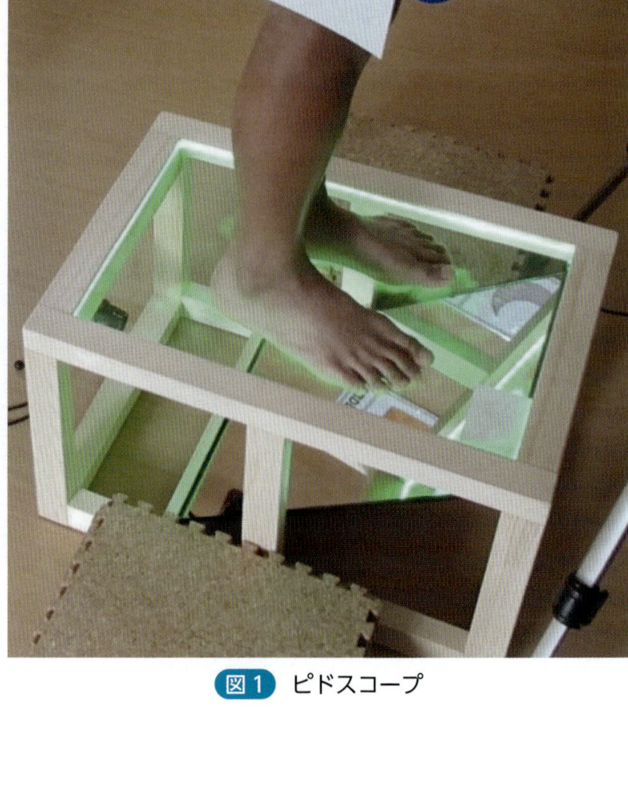
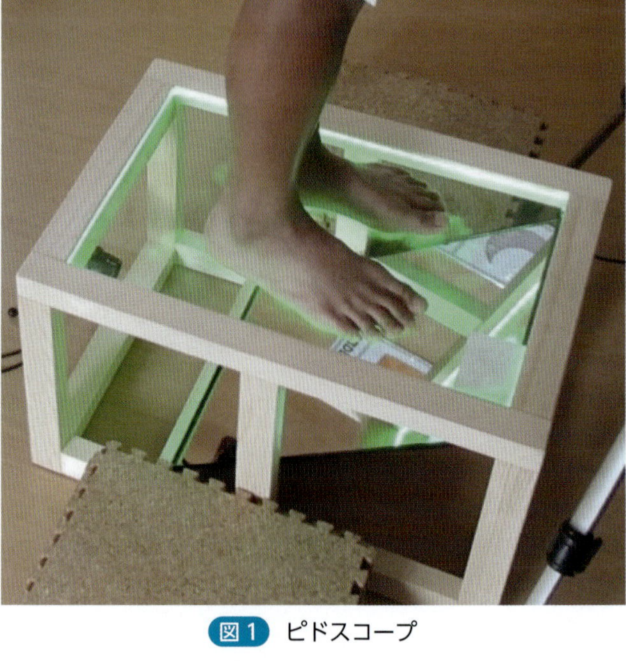

図1 ピドスコープ

はじめに

浮きゆびはこどもを含め大人でも非常に多くみられる現象であり，これが1つの独立した障害として取り上げられるべきものかは疑問である．成人の報告では，浮きゆびによって重心が移動した際，身体を支える力が低下し，立位姿勢の安定性(静止立位安定性)も低下することで，転倒しやすくなったり，歩幅や歩行速度などにも影響を及ぼしたりする，とされている．しかしこどもの浮きゆびが身体に及ぼす影響については明らかではない．

定義および診断(確認)方法

両足立位時に足趾が接地していないものを浮きゆび，と定義する．診断(確認)する方法としては，ピドスコープやフットプリンターを用いて行うのが一般的であるが，目視でも確認は可能である．目視の場合，浮きが確実か否か，何本浮いているかなどの判断が難しいため，ピドスコープやフットプリンターなどの機器を使用した方法が確実だと思われる．筆者は通常診療においてはフットプリンターを使用しているが，調査対象が多い場合にはより簡便なピドスコープを用いて確認をしている(図1)．この他に報告されている方法として，足底圧と重心位置などが計測できる機器によるものがある．この場合，圧センサーの感受性の設定によって違いが生じやすく，ピドスコープやフットプリンターによる方法に比べて，浮きゆびの検出率が格段と高い傾向にある．それぞれの報告によって検出率に差が出ていることから，比較するためには同じ方法によるもので比べる必要が出てくる．図2は11歳女児の浮きゆびを検出したものである．図2-aは立位時の足部である．図2-bはフットプリントで5趾のみの浮きがみられ，図2-cの足底圧を検出するフットビューという機器によるものでは，第3，4，5趾の浮きと第2趾の不完全な接地がみられる．図2-dのピドスコープによるものでは，フットプリントと同様に第5趾の浮きを認める．

浮きゆびありと診断する際，10趾中1趾でもみられればカウントする場合と，浮きゆびスコア[1)]としてカウントする場合がある．浮きゆびスコア

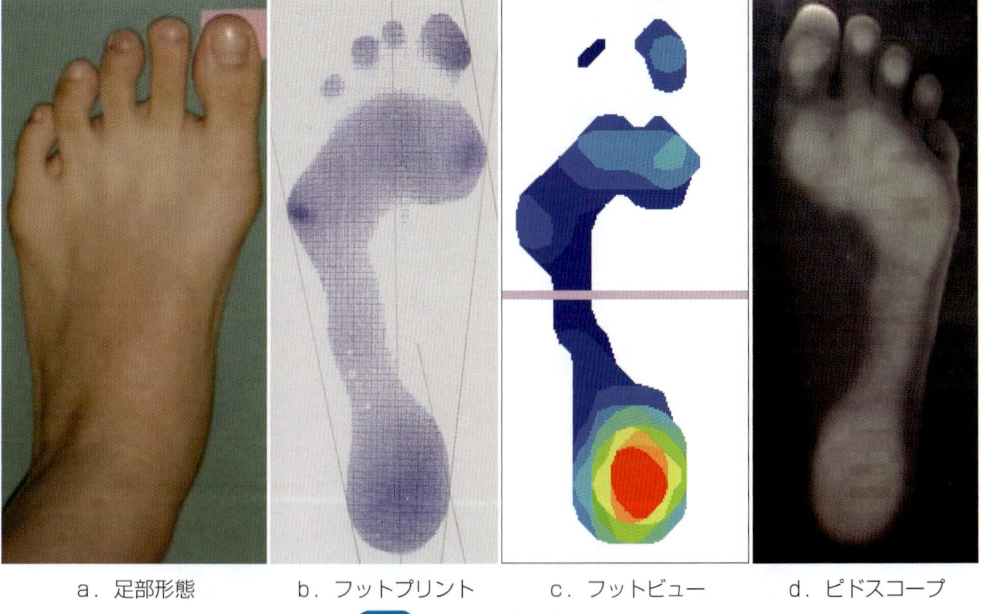

図2 浮きゆびの検出方法

とは1つのゆびにつき完全接地2点，不完全接地1点，接地なし0点とし，両足趾で20点満点とし，18点以上を正常，11～17点を不完全接地，10点以下を浮きゆびと定義することもある．

こどもたちの浮きゆび

原田らは1980年と2000年に，5歳児の足裏プリント計測から年代による差を報告している[2)3)]．1980年には1本の浮きがほとんどで，多くても2本の浮きしか観察されず，214名中約6%ほどしか観察されなかったが，2000年には1本から4本観察され102名中約50%と激増したと報告している．

筆者は1999年より小学生や幼稚園児の浮きゆびの観察を，フットプリンターやピドスコープによって行ってきた．当初はこどもたちの外反母趾や扁平足などの足アーチ形成を視覚的に判断する目的で観察し始めたが(図3)，外反母趾や扁平足以上に，浮きゆびのこどもたちが数多く存在することに気づき，以来浮きゆびの観察を行ってきた．以下に今まで行ってきた計測データを示す．

小学校5，6年生男児59名，女児35名の94名188足をフットプリントによって観察した[4)]．結果は，完全に浮いている足趾と不完全な接地をしている足趾を含めると第5趾が最も多く以下4，3，2趾と続き，最も多い第5趾の浮きは71%であった．男女差，左右差はなかった．

幼稚園児，男児94名，女児99名の193名386足のピドスコープによる観察でも，小学生同様に第5趾の浮きが最も多く279足(72.3%)，第4趾112足(29.0%)，第3趾70足(18.1%)，第2趾99足(25.6%)となっていた[5)]．

小学校1～6年生まで男児107名214足，女児87名174足の計194名388足の観察を行った．このときはフットプリント，フットビュー，ピドスコープの3種類によって観察した．フットビューは前述したように浮きゆびの検出率がフットプリント，ピドスコープよりも多くなるため重心位置の計測のみとした．浮きゆびは5趾から2趾まで観察され，特に第5趾に多く74%にみられた[6)]．

2019年末に小学校1～6年生までのフットサルクラブ所属の男児74名148足の計測を，ピドスコープによって行った．浮きゆびは5趾から母趾まで観察され，この場合も第5趾に最も多く63趾(42.6%)に観察された．浮きゆびスコアで分類すると10点以下は6名(8.1%)で，18点以上の完全接地は22名(29.7%)であった．不完全接地を浮きゆびに含めると70%となり，以前の報告とほぼ一致して7割方のこどもたちに浮きゆびがみられるという結果であった．

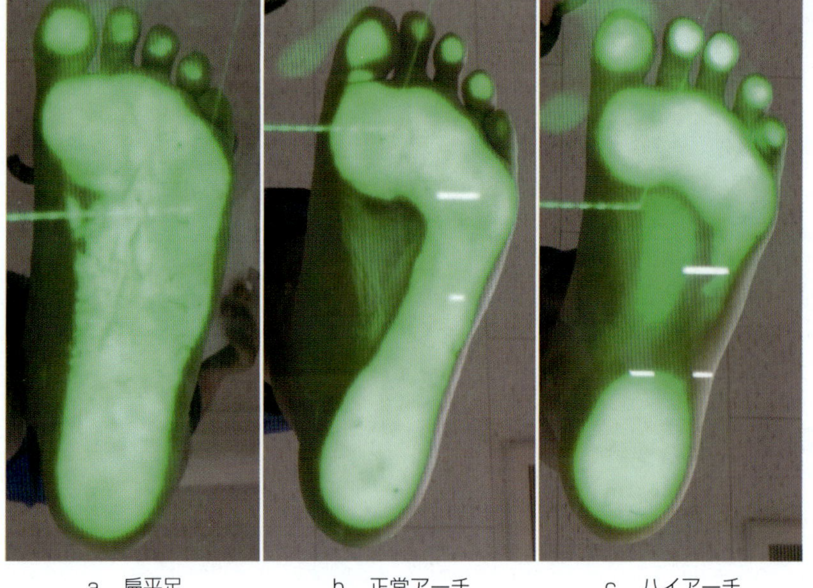

a．扁平足　b．正常アーチ　c．ハイアーチ

図3 アーチ形状

Fujimaki ら[7)]は 396 名の 8 歳児の浮きゆびを win-pod という平衡機能測定装置を用いて検討している．この装置は前述したフットビューに似た足底圧と足底圧中心の移動面積が測定できるもので男児，女児合わせて 96.7%が浮きゆびであったと報告している．図 2-c のように足底圧から検出する場合，足趾の接地は検出されない場合がフットプリントやピドスコープに比べて高いためにこのような結果になったと考えられる．

治療に関して

1900 年代に比べて浮きゆびが増加してきた原因として，こどもたちの運動能力の低下がその一因ではないかという指摘がある．そのため足の発達を促す意味から歩行量や運動量を増やすこと，趾の動きを妨げないような足に適した靴の配慮がより一層必要であると考えられる．大人の場合でも足趾を使いやすくする環境を作ると浮きゆびがなくなることも経験しており，足を使いやすくする環境作りで，靴を含めた適切な足の発育を促すことが，治療に繋がると考えられる．

（内田俊彦）

文 献

1) 福山勝彦ほか：浮き趾評価の信頼性と浮き趾の抽出法について．理療科．27(4)：497-502，2012.
2) 原田碩三ほか：幼児の足について．靴医学．5：46-52，1991.
3) 原田碩三：幼児の 1980 年と 2000 年の足について．靴医学．15：14-18，2001.
4) 内田俊彦ほか：小学校 5，6 年生の足型計測．靴医学．15：19-23，2001.
5) 内田俊彦ほか：幼稚園児の足型計測．靴医学．16：96-99，2002.
6) 永山理恵ほか：小学生の足型計測（第 2 報）．靴医学．19(2)：117-120，2005.
7) Fujimaki T, et al：Prevalence of floating toe and its relationship with static postural stability in children. PLoS One. 16(3)：e0246010, 2021.

●整形外科・スポーツ領域

ねんざ・ねんざ後遺症

疾患の概要

ねんざ≒靱帯損傷

足首のねんざのほとんどは，靱帯(骨と骨をつなぐすじ)の損傷である．足首を内側に捻るために(図 1)，外側の靱帯が切れる．おざなりにされがちだが，約 2 割で症状が長期間残る．

受診のタイミング

足首が腫れている，または足を引きずるくらいのねんざでは必ず受診する．

ねんざの治療

初回の受傷時にきちんと治療をすることが大事である．治療を途中でやめたり，スポーツ復帰を急ぎすぎたりしたために後遺症が残ることは少なくない．硬めのサポーターによる固定や足首の筋力訓練，バランス訓練などのリハビリテーションをする．

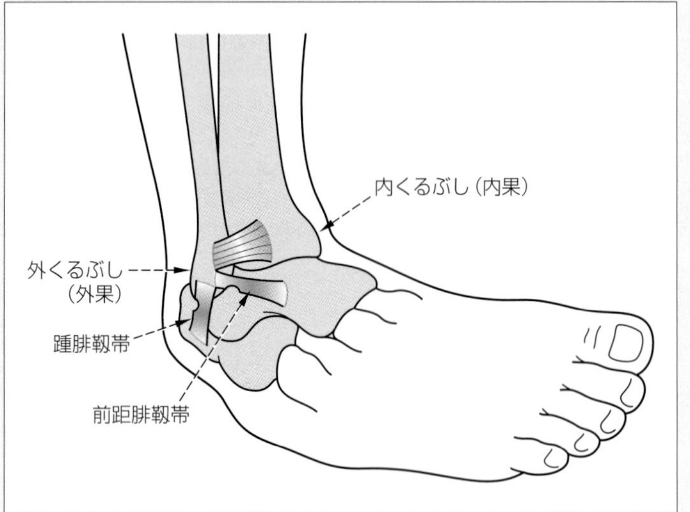

図 1　足首の外側の靱帯

主に前距腓靱帯と踵腓靱帯をいためる．

小児のねんざ

小児(小学生以下)のねんざの約6割で，靱帯が骨に付着する部分で小さい骨折(剥離骨折)が起こる．痛みや腫れが軽くても，X線検査をするほうが無難である．治療は大人のねんざと同じだが，骨折を癒合させるために長期間ギプスをすることもある．

ねんざ後遺症

ねんざの後に靱帯がゆるんでしまうと，ねんざを繰り返したり，痛みや不安定感が続いたりする後遺症が残る．足首の軟骨や骨がいたんだり，将来的に軟骨がすり減ったりする危険性が高くなる．治療は，リハビリテーションやサポーター，テーピングで足首を安定させる．それでもよくならず，スポーツや生活に差し支えるときは靱帯を縫う手術をすることがある．

スポーツ選手は

学生時代にスポーツに打ち込める期間は短い．ねんざを繰り返してたびたび休んだり，大事な試合の前に受傷したりしないよう，正しい診断と治療を受ける．競技種目やレベル，大会の日程を考慮し，医師と相談のうえ治療スケジュールを決める．

問・視・触診のコツ

● まず何をきくか

受傷の状況をよく聞くことで，診断や重症度を予測できる．

- 足首を捻った方向：内側に捻った/外側に捻った/実は捻っていない
- 受傷エネルギー：低エネルギー（歩行中に捻った，段差でつまずいたなど）/高エネルギー（高い所から転落した，サッカー中に相手選手に乗られたなど）

以下は，治療方針を決めるために必須である．

- 過去のねんざ歴：初めての受傷/以前にねんざをしたことがある/癖になっている
- スポーツ活動：種目/競技レベル/大会の予定

● どこをみるか

- 歩けるかどうか：体重をかけて歩けないときは，中～重症のねんざと考えてよい．医療機関を受診する．
- 腫れの部位：足首を内側に捻ったときは外側が，外側に捻ったときは内側が腫れることが多い．
- 小児のねんざ：腫れが目立たないことが多い．足を軽く引きずったり，ケンケンで歩いたりしていれば，骨折のチェックのために受診する．

● どのように触診をするか

- Ottawa ankle rules：ねんざの診断の前に，大きな骨折がないかチェックする．図 2 の 4 か所に圧痛があるときは X 線を撮る．

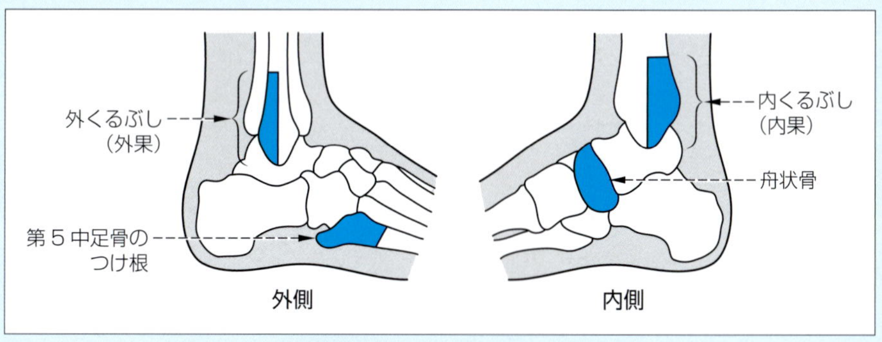

図 2　Ottawa ankle rules

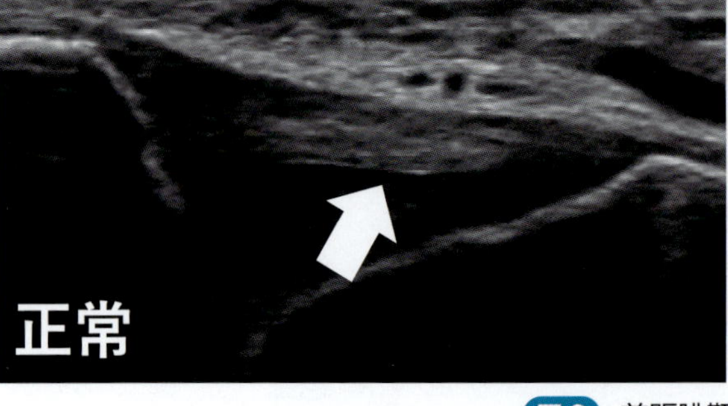

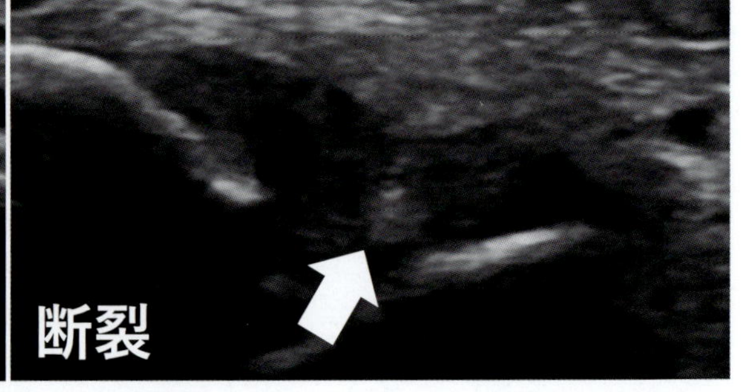

図3 前距腓靱帯の超音波検査

足首のねんざ

1 足首の「ねんざ」とは

足首のねんざのほとんどは，足関節の骨と骨を結ぶすじ，つまり靱帯の損傷である．足首が腫れたり，足を引きずるようなねんざでは，約20％で痛みやねんざを繰り返したりといった症状が残る．さらに，中年以降に軟骨がすり減る変形性足関節症を引き起こす．また，小児（本稿では，小学生以下とする）のねんざは，中学生以上のねんざとは違う特徴があるため注意する．

ねんざはありふれた怪我のため，軽く考えがちである．しかし，後遺症のために体育を長期間休んだり，大事なスポーツ大会を欠場したりすることをなくすために，特に初回の受傷時に正しい診断と治療を受けることが大事である．

2 足首の靱帯の構造

ねんざの80％は足首を内側に捻り，外側の前距腓靱帯と踵腓靱帯をいためる（図1）．

中学生以上のねんざ

1 受診のタイミング

足首が多少でも腫れたり，足を引きずったりするようであれば，受診する．以前にねんざをしたことがある場合は，意外に腫れが少ないことがあるが，繰り返しているときは受診したほうがよい．

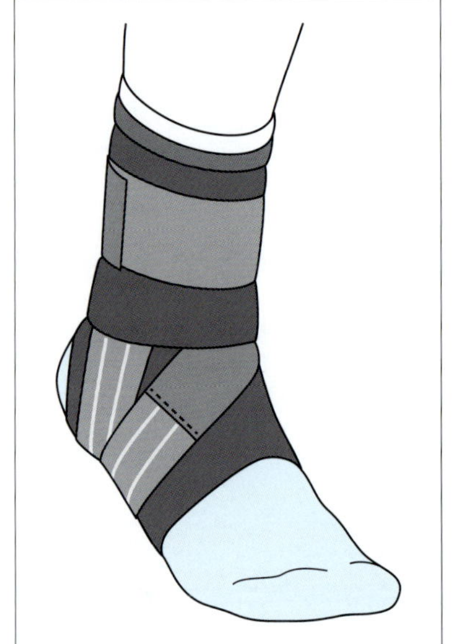

図4 バンドや支柱がついたサポーター

2 検　査

骨折がないことを確認するためにX線を撮ることが多い．超音波（エコー）検査では断裂した靱帯をみることができる（図3）．

3 治　療

湿布と簡単なサポーターをするだけで，少し歩けるようになったらすぐにスポーツ復帰，という対処は，ねんざ後遺症の基である．

1）固定（サポーター，ギプス）

バンドや支柱がついた，しっかりとしたサポーター（図4）をつけて，痛みに応じて歩行やリハビリテーションを始める．簡易なものでは不十分である．サポーターは，少なくとも6週間は終日着用する．痛みや腫れが強いときは，はじめの10日

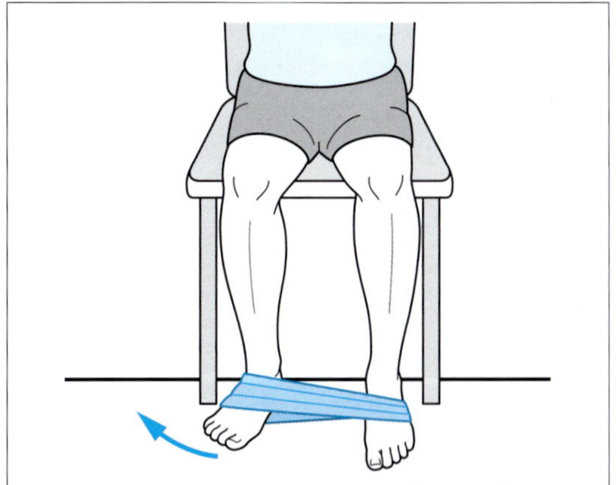

図5 ゴムバンドを使った足首の筋力訓練

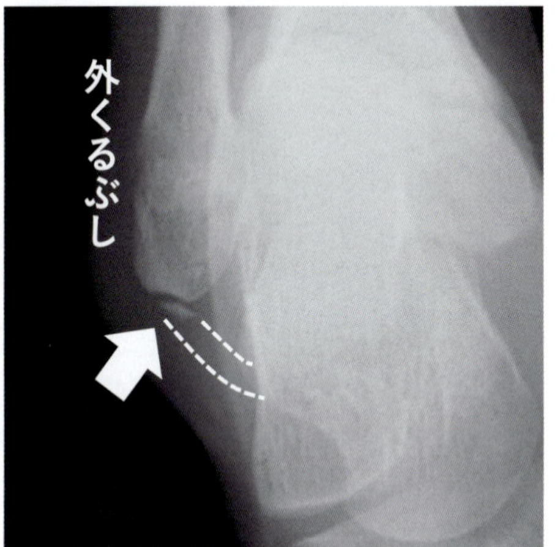

図7 前距腓靱帯(点線．X線には写らない)の剥離骨折(右足，矢印)のX線

間程度ギプス固定をすることがある．長期間のギプスは治りを遅くする．

2) リハビリテーション

スポーツ選手であれば，理学療法士によるリハビリテーションを受けたほうがよい．足首の筋力訓練(図5)や，バランス訓練(図6)を行う．

3) 手　術

損傷した靱帯は，きちんと上記の治療をすれば(少なくともある程度は)治る．そのため，重度の靱帯損傷でもすぐに手術をすることはほとんどない．

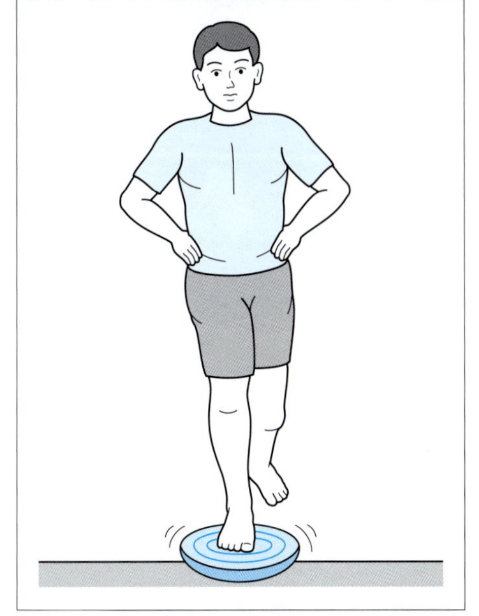

図6 バランスディスクを使ったバランス訓練

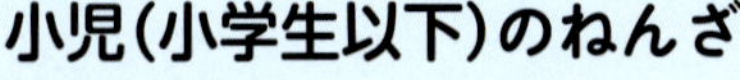

小児(小学生以下)のねんざ

1 大人のねんざとの違い

小児のねんざは大人のねんざと異なる．細かく検査すると，靱帯が骨に付く部位での小さい骨折(剥離骨折)が約60%で起きている．小児は骨が柔らかいため，靱帯が切れるのではなく靱帯の付着部で骨ごと剥がれるように受傷するためである．

2 受診のタイミング

剥離骨折があっても，痛みや腫れは軽いことがある．足を引きずったり，ケンケンで歩いていたりしていれば，受診する．

3 検　査

剥離骨折を診断するためのX線法で撮影すると，通常の撮影法ではわからない小さい骨折が診断できる(図7)．超音波検査でも診断できる．

4 治　療

骨片が小さいときは，通常の靱帯損傷と同じようにサポーターなどで足首を固定する．骨折が癒

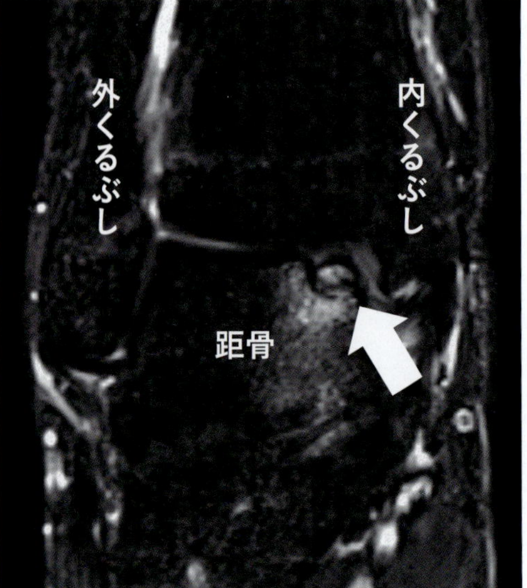

図8　距骨骨軟骨損傷の MRI（右足，矢印）

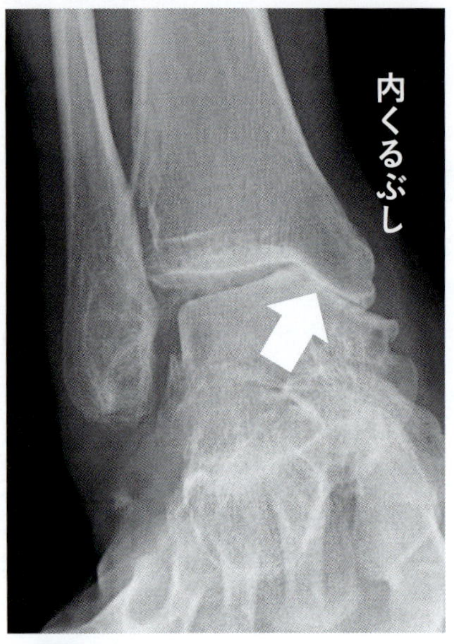

図9　変形性足関節症の X 線（右足）

軟骨がすり減って内くるぶしで骨同士がぶつかっている（矢印）．

合しないことも少なくないが，問題にならないことも多いため，心配しすぎないほうがよい．骨片が大きいときは，骨を癒合させるために 4 週間程度ギプスをすることがある．

ねんざ後遺症

1 ねんざ後遺症とは

前に述べたように，ねんざの後は症状が残ることは少なくない．次のような原因がある．

1）癖になる（慢性足関節不安定症）

スポーツやちょっとした段差で繰り返し足を捻ってしまう．足首がゆるく不安定な感じ，踏ん張ったときにがくっとズレる感じ，痛みや腫れなどが症状のこともある．

2）骨や軟骨がいたむ（距骨骨軟骨損傷）

足首の中にある距骨の骨と軟骨がいたむ（図 8）．1 回のねんざで損傷することもあれば，ねんざを繰り返すうちに徐々にいたんでくることもある．

3）変形性足関節症

足首が不安定な状態が長く続くと，早ければ 30〜40 歳代で足首の軟骨全体がすり減ることがある（図 9）．

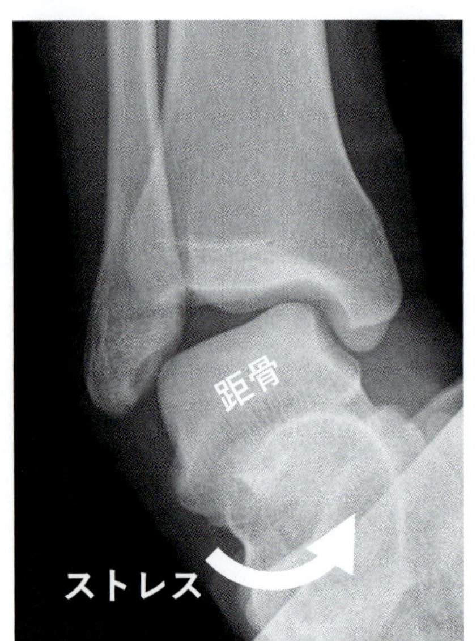

図10　足首を内側に捻るストレス（矢印）をかけた X 線（右足）

靱帯がゆるいため，距骨が傾いてしまう．

2 受診のタイミング

慢性足関節不安定症の症状があるときや，初回のねんざの後に痛みが続くときは，放置せずに受診する．

❸ 検　査

MRIでは靱帯のいたみの程度，関節の炎症や距骨骨軟骨損傷などがわかる．ストレスX線では，足首のゆるさを検査する（図10）．

❹ 治　療

1) リハビリテーション

慢性足関節不安定症は，靱帯がしっかりと治らなかったために足首がゆるいことだけでなく，足首の周りの筋力が弱くバランス能力が悪くなっていることも原因である．前述の筋力，バランス訓練を根気よく行う．

2) サポーター，テーピング

再発予防のために，スポーツ時に着用する．テーピングは，理学療法士やトレーナーなどに教わるほうがよい．

3) 手　術

リハビリテーションやサポーターなどの効果がなく，スポーツや日常生活に支障があるときは，靱帯を縫合する手術を行うことがある．

（山口智志）

●整形外科・スポーツ領域

外脛骨障害

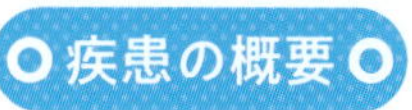

疾患の概要

- 外脛骨は足舟状骨の後内側に位置する副骨であり，線維性または線維軟骨性に舟状骨と結合している[1)].
- 「外脛骨」の発生頻度は報告によって異なるが，15％前後である[2)〜4)].
- ねんざなどの外傷を契機に後脛骨筋腱を介し，線維軟骨部に牽引，剪断などの力がかかることで有痛性となる[5)].

─ 問・視・触診のコツ ─

この疾患を疑う場合，

- **まず何をきくか**

いつから痛いのか，ねんざや over use など何か誘因があったのか，スポーツ活動中に生じたのか，また今後もスポーツを続けたいのか，などを聞く．

- **どこをみるか**

疼痛が舟状骨後内側部にあるのか，また同部に腫脹や胼胝（図 1），圧痛があるのかを確認する．

- **どのように触診をするか**

舟状骨後内側部の圧痛を確認する．皮膚上から type Ⅱの線維軟骨部が陥凹として触知できることもある．エコーを用いると線維軟骨部を正確にとらえることができる．

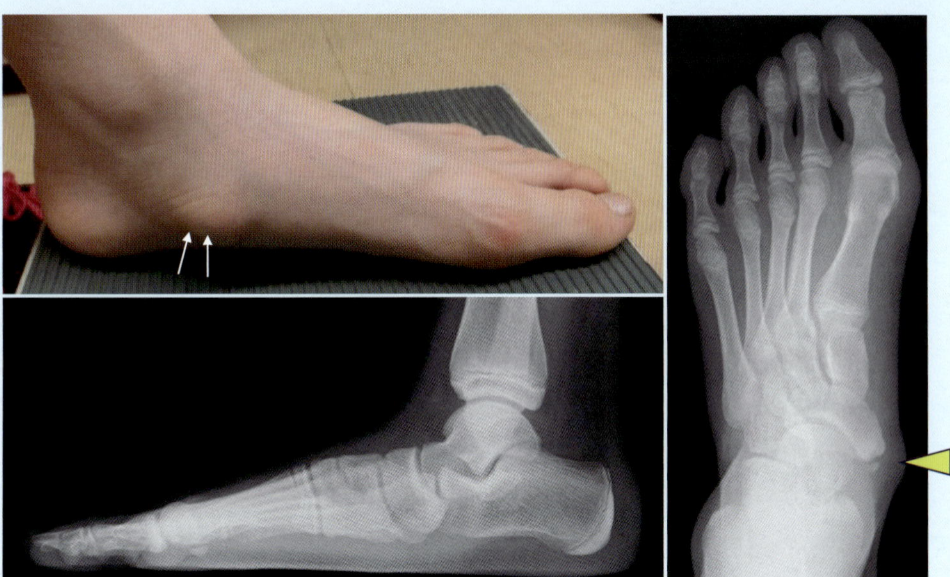

図 1　13 歳，女性．フィギュアスケーター（図 2-a と同症例）

a：外脛骨に一致して胼胝を認める（矢印）．
b：X 線荷重位側面像：扁平足の合併あり．
c：Type Ⅰの外脛骨（矢頭）

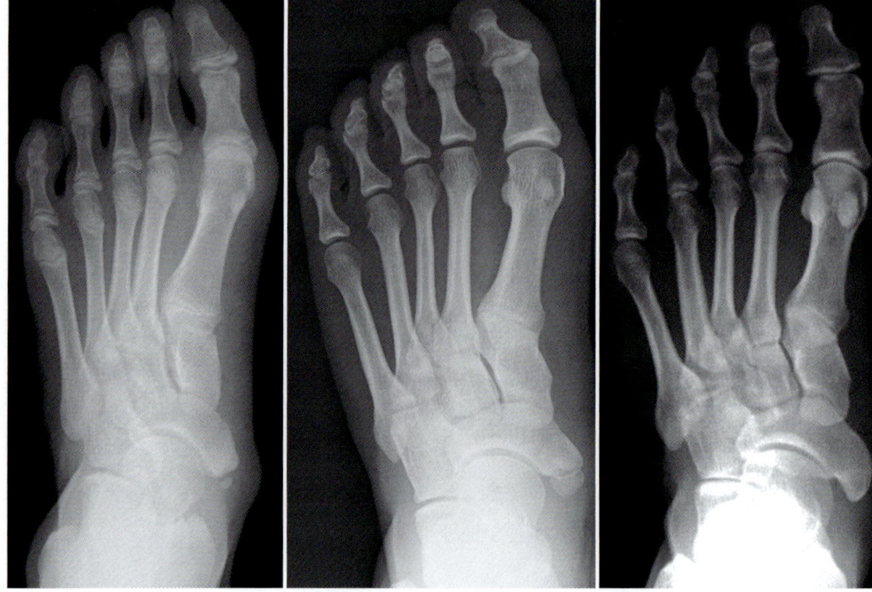

a．Type Ⅰ　b．Type Ⅱ　c．Type Ⅲ

図2 外脛骨の3つのtype

外脛骨という名称について

はじめに「外脛骨」という名称について，足の外科学用語集第4版の足のコラム01を紹介する．『足の舟状骨の内側にみられる過剰骨を「外脛骨」というが，この用語は1896年にPfitznerがos tibiale externumと命名したことに由来する．現在ではこの骨は，発生学的に舟状骨を構成する第3の要素であることがわかっているため，「外脛骨」をaccessory navicularに相当する「副舟状骨」と記載するのが適当と考えられる．』とある．本用語集でもまだ「外脛骨」として収載されているため，本稿においても「外脛骨」と記載するが，今後は「副舟状骨」となる可能性があると思われる．

1 診　断

疼痛および圧痛が舟状骨後内側部にあり，足部X線検査で外脛骨の存在を確認して診断する．外脛骨には3つのタイプがある[5)~7)]．Type Ⅰは小さな円形または楕円形で，舟状骨と連続していない．Type Ⅱは舟状骨の一部として存在し，2 mm未満の不整な線維軟骨板で舟状骨と隔てられている．Type Ⅱが3つの中で最も疼痛を生じやすい．Type Ⅲは舟状骨と骨性に結合し，全体として角状の舟状骨となる(図2)[1)]．

2 治　療

偶然X線検査で発見されるような症状のない「外脛骨」は治療対象外である．

ねんざなどの急性外傷を契機に疼痛を生じた場合，膝下のwalking cast固定を行い，その後縦アーチサポート足底装具により疼痛が軽快する例が多い[2)]．当科では，急性期を過ぎた症例が多いため，保存療法の第1選択は縦アーチサポート足底装具となることが多い．Wynnらは，169人の外脛骨障害の保存療法の有効性を後ろ向きに調査した．キャスト固定や足底装具などの保存療法で51人(30.1%)は疼痛が完全に消失，46人(27.2%)は手術に至り，残りの72人(42.6%)は手術には至らなかったものの疼痛が少し残ったと報告している[8)]．

外脛骨の突出により，靴を履いた際の疼痛を訴える場合には，患部を除圧するドーナツ型のパッドを用いる．これらの装具療法で十分な効果が得られない場合には，ステロイドの局所注射や体外衝撃波治療も選択肢となる．頻回のステロイド注射は後脛骨筋腱の断裂リスクがあり注意を要する[9]．また，体外衝撃波治療の有効性についてはまだ報告が少ないため，今後の研究が待たれる．

3か月間を目安とした保存療法で疼痛が軽快しない場合には，手術を考慮する．頻度の多いtype Ⅱでは線維軟骨板での炎症が疼痛の原因となっていることがほとんどであるため，同部の切除を行うことが多い．手術法としては，外脛骨に一部停止する後脛骨筋腱の付着部を温存して，線維軟骨部を含めた骨切除を行い，舟状骨と外脛骨の癒合(bone to bone union)を目指す方法[10)11)]と，後脛骨筋腱の外脛骨への停止部を剝がして外脛骨および線維軟骨部を含めた舟状骨粗面の突出部を切除して，その切除面に後脛骨筋腱を縫着し，舟状骨と後脛骨筋腱の癒合(bone to tendon union)を目指す方法(Kidner変法)[12)13)]に大別される．

当科では，骨突出部を確実に切除でき，手技的にも容易だと思われる後者を好んで行っている．

3 当科の治療成績

以前，当科で治療を行った外脛骨障害20例のうち，1年以上経過観察できた16例の治療成績を報告した[14)]．16例中7例(43.7%)は外傷を契機に発症していた．16例中1例は前医で十分な保存療法が行われていたため，当科紹介後間もなく手術を行った．残りの15例に足底装具を使用し，6例は症状が軽快，症状が軽快しなかった9例のうち6例はキャスト固定を行い，5例は症状が軽快した．前述の1例に加え，足底装具で症状が軽快しなかった3例，キャスト固定を追加したが症状が軽快しなかった1例に対して手術を行った．

以上より当科での保存療法の有効率は11/15(73.3%)，そのうち足底装具のみで軽快したのは6/15(40.0%)，キャスト固定まで行い軽快したのは5/15(33.3%)であった．一方，最終観察時のVAS値は，保存療法群11例では2.3±2.4，手術群5例では1.3±1.5と統計学的な有意差はなかったが，手術群のほうが小さい傾向を認めた．また，16例中13例(81.3%)がスポーツ障害であり，保存療法群10例中8例(80.0%)がスポーツ復帰し，手術群は3例全例(100%)がスポーツ復帰できた．

このように保存療法では手術に比べて治療による除痛効果が少ない傾向にあり，またスポーツ障害例においては保存療法ではスポーツ復帰できなかった症例を認めた．このため，特にスポーツ障害例では漫然と保存療法を継続するのでなく，積極的な手術介入を検討するようにしている．

最後に

小中学生が舟状骨後内側部の疼痛を訴える場合に疑う．

上記の保存療法を3か月間行っても症状が軽快しない場合，特に症状が遷延・再燃しやすいスポーツ障害の場合には積極的な手術介入が望ましいと考えている[14)15)]．

（雑賀建多）

文　献

1) Kelikian AS : Sarrafian's anatomy of the foot and ankle : descriptive, topographic, functional 3rd ed. Wolters Kluwer Health/Lippincott Williams & Wilkins, ed. Phiadelphia, 2011.
2) Grogan DP, et al : The painful accessory navicular : a clinical and histopathological study. Foot Ankle. 10(3) : 164-169, 1989.
3) Romanowski CA, et al : The accessory navicular--an important cause of medial foot pain. Clin Radiol. 46(4) : 261-264, 1992.
4) Geist ES : The accessory scaphoid bone, J Bone Joint Surg. 7 : 570-574, 1925.
5) Michael J, et al : Mann's surgery of the foot and ankle 9th ed. Elsevier, Amsterdam, 2014.
6) Sella EJ, et al : Biomechanics of the accessory navicular synchondrosis. Foot Ankle. 8(3) : 156-163, 1987.
7) Veitch JM : Evaluation of the Kidner procedure in treatment of symptomatic accessory tarsal scaphoid. Clin Orthop Relat Res.(131) : 210-213, 1978.
8) Wynn M, et al : Effectiveness of Nonoperative

Treatment of the Symptomatic Accessory Navicular in Pediatric Patients. Iowa Orthop J. 39(1)：45-49, 2019.

9) 齋藤亜沙子ほか：有痛性外脛骨に対する頻回なステロイド注射後に後脛骨筋腱断裂を生じた一例. 日足の外科会誌. 35(1)：286-288, 2014.

10) 行實公昭ほか：有痛性外脛骨 Veith 分類 Type-Ⅱに対する形成的骨接合術での足部アライメントの変化. 日足の外科会誌. 40(1)：194-198, 2019.

11) 仁木久照：扁平足に伴う外脛骨障害の診断と治療. 臨整外. 47(8)：749-755, 2012.

12) 村住拓哉ほか：外脛骨障害に対する手術療法の成績：SAFE-Q を用いた検討. 日足の外科会誌. 42(1)：140-143, 2021.

13) Kidner FC：The Prehallux (Accessory Scaphoid) in its Relation to Flat-Foot. J Bone Joint Surg Am. 11：831-837, 1929.

14) 大橋秀基ほか：当院における外脛骨障害の治療成績. 日足の外科会誌. 39(1)：176-179, 2018.

15) Jegal H, et al：Accessory Navicular Syndrome in Athlete vs General Population. Foot Ankle Int. 37(8)：862-867, 2016.

Ⅱ章　こどもの足の疾患を知ろう！

●整形外科・スポーツ領域

過剰骨・種子骨の障害

疾患の概要

●足部・足関節領域には多くの過剰骨・種子骨が存在する（図 1，2）．いずれの過剰骨・種子骨も通常は無症状であるものの，仕事やスポーツの繰り返すストレスやねんざなどの外傷をきっかけに疼痛をきたすようになることがある．代表的な障害をきたす過剰骨として三角骨，os intermetatarseum，os subfibulare，os subtibiale があり，代表的な種子骨障害として母趾種子骨障害が挙げられる．診断は単純 X 線，CT，超音波検査などで，過剰骨および種子骨の有無を確認するとともに，同部位に圧痛・運動時痛があることで確定する．治療は，いずれも over use で疼痛をきたすことが多いため，局所安静が治療の基本であり，スポーツ障害の場合にはスポーツの休止を指示する．疼痛コントロールのため，消炎鎮痛剤の貼付剤・塗り薬・内服薬の使用とともに局所ステロイド注射を行うこともある．局所の負荷を減らす目的で母趾種子骨障害ではインソールや足底板も有効であり，足関節不安定性が症状と関連する os subfibulare や os subtibiale ではサポーターやテーピングも有用である．これらの保存治療に抵抗する場合には手術療法を考慮し，基本的には過剰骨・種子骨の切除を行うが，骨片が大きく骨癒合が期待できる場合には骨接合（状況に応じて骨移植を併用）を考慮する．

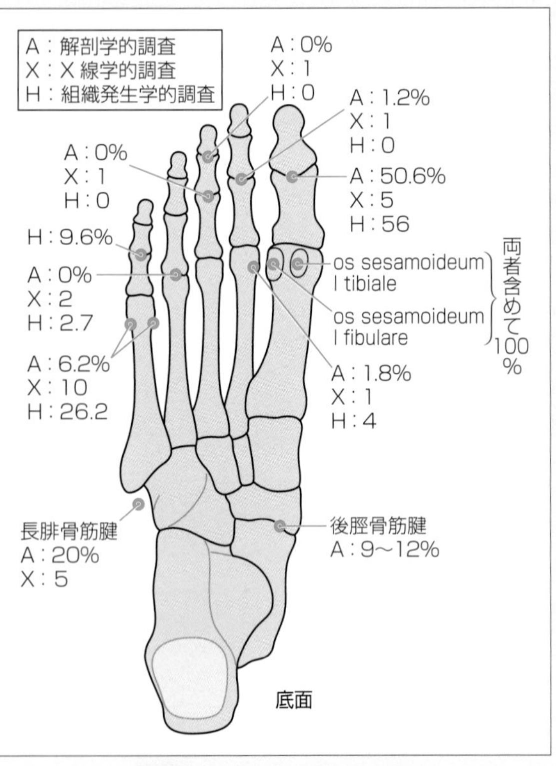

図 1　足部種子骨の発生頻度

（文献 1 より引用）

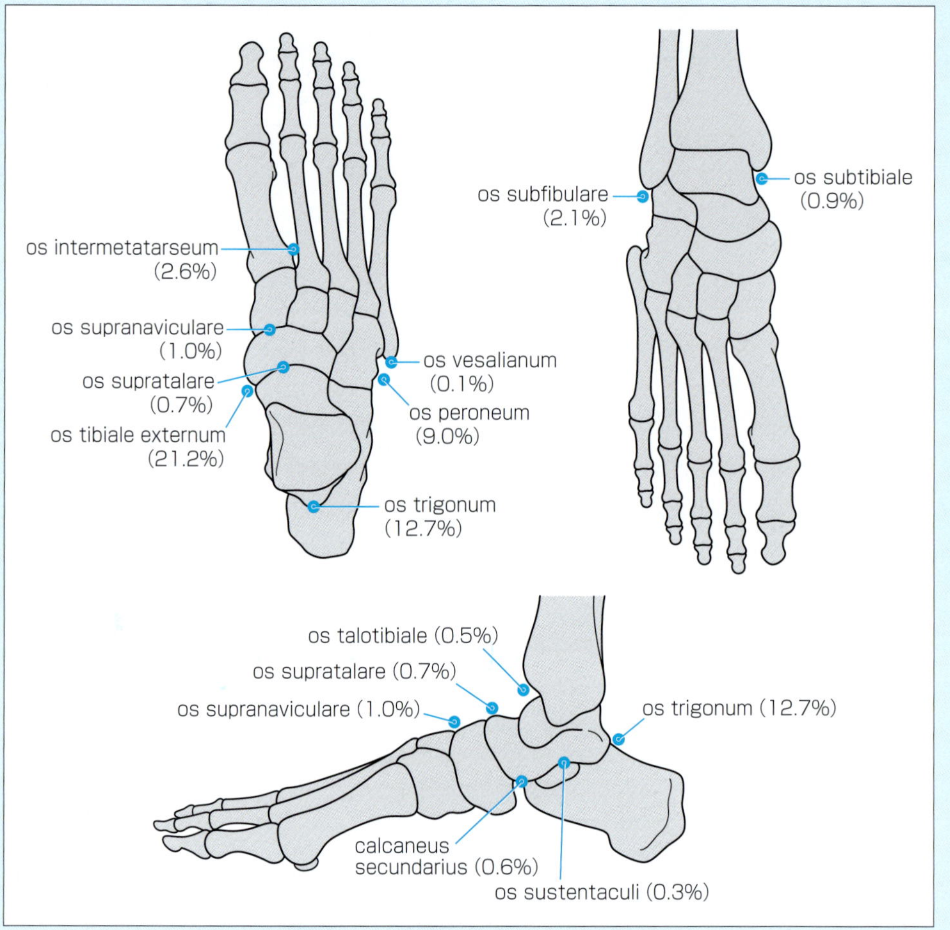

図 2　足部足関節の過剰骨の発生頻度

（文献 1，2 より引用）

問・視・触診のコツ

まず何をきくか

問診ではどのようにして疼痛をきたすようになったのか，どのようなときに疼痛をきたすのかを聴取する．スポーツによる負荷の繰り返しやねんざなどの外傷をきっかけに疼痛をきたすようになることが多く，慢性的な経過を辿ることが多い．また，どのような状況で疼痛をきたすのかを聴取することも有用となる．例えば，三角骨障害では足関節後方インピンジメントをきたすため，つま先立ちの肢位（足関節最大底屈時）で足関節後方に痛みを生じ，母趾種子骨障害では踏み返しの際に母趾球部に痛みを生じる．

どこをみるか

視診で体表上から過剰骨・種子骨の存在の有無を確認することは困難であるが，立位で足部アライメントを確認することはインソールなどを考慮するうえで有用である．

どのように触診をするか

触診ではどこの部位にどのような過剰骨・種子骨があるかを理解したうえで，圧痛部位を確認し，同部位を単純 X 線・CT・超音波検査などの画像検査で，過剰骨・種子骨の有無・状態を確認する．母趾種子骨では内側種子骨と外側種子骨は隣接しており，体表上から，どちらの種子骨に圧痛があるかの判断が難しいことがあるため，超音波検査でリアルタイムに種子骨の位置を確認しながら診断するのが有用である．

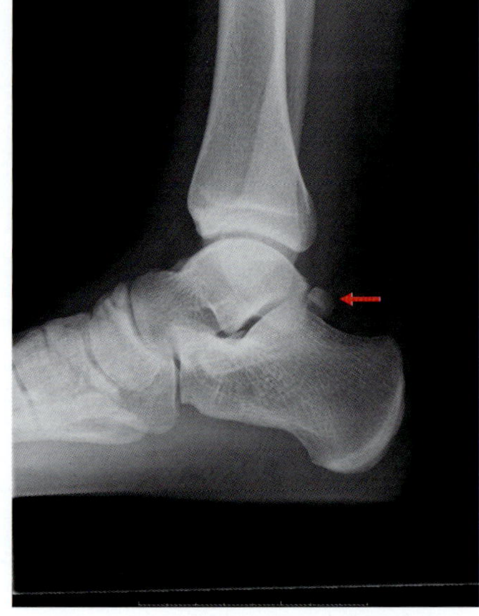

a．足関節中間位側面像

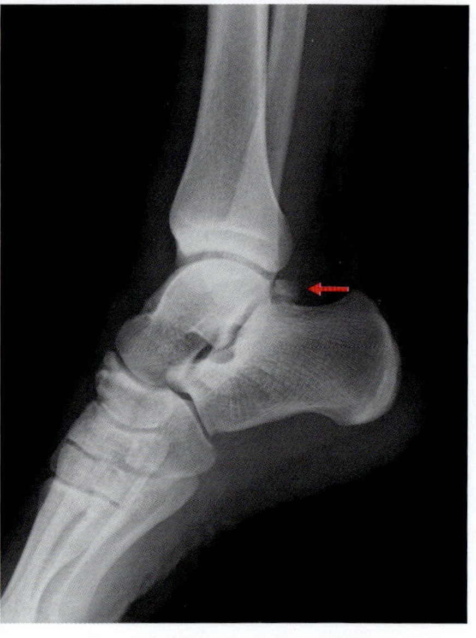

b．足関節最大底屈位側面像

図3 三角骨単純Ｘ線
矢印：三角骨

足部・足関節には腱の中に存在して滑車のような働きをしたり，骨と腱の摩擦を減らす役割をする種子骨[1)]（図1）と，発生学的に遺残物や余剰物ともいわれる過剰骨[2)]が多数存在する（図2）．通常，種子骨および過剰骨は無症状であるが，ときに仕事やスポーツなどの運動負荷がきっかけで疼痛をきたすことがあり，これを種子骨障害および過剰骨障害と呼ぶ．下記に代表的な種子骨障害，過剰骨障害について述べる．

三角骨障害（os trigonum）

距骨後方突起の後方に位置する過剰骨であり，約10％に存在すると報告されている[2)]．三角骨の骨化核は8～11歳頃に出現し，距骨と骨性に癒合していくのが通常であるが，癒合不全となり過剰骨となったのが三角骨とされている．また，距骨後突起の外側結節が足関節の底屈強制に伴い，脛骨と踵骨に挟まれて骨折（Spepherd骨折）をきたし，偽関節化して三角骨となる症例もあるとされている．通常は無症状であるが，足関節を最大底屈で行うスポーツ（クラシックバレエのポアントやサッカーのインステップキック）の繰り返すストレスで疼痛をきたすことが多く，足関節後方で衝突を繰り返して痛みを有することから posterior ankle impingement syndrome（PAIS）と呼ばれている．

1 理学所見

足関節後方部に痛みの訴えがあり，足関節底屈強制にて疼痛が誘発されるのが一般的である．三角骨の内側に長母趾屈筋腱が走行し，腱鞘が存在しており，長母趾屈筋腱は同部位で大きく前方に走行を変えることから長母趾屈筋腱の腱鞘炎症状をきたすことも稀ではなく，損傷が強い症例では腱の縦断裂を認めていることもある．母趾を自動屈曲させた状態で，検者が母趾に伸展ストレスをかけた際に足関節後内側部に疼痛が誘発される場合には長母趾屈筋腱損傷・腱鞘炎を疑う．

2 画像検査

足関節側面像で距骨後方に距骨本体と骨性連続性を持たない三角骨が確認できる（図3）．単純Ｘ線でわかりにくい場合にはCT検査の矢状断MPR像が有用である（図4）．MRIでは三角骨のインピンジに伴い骨髄浮腫像が認められることがある（図5）．また，長母趾屈筋腱炎に伴い，腱内の信号変化や周囲の水腫が認められることもあ

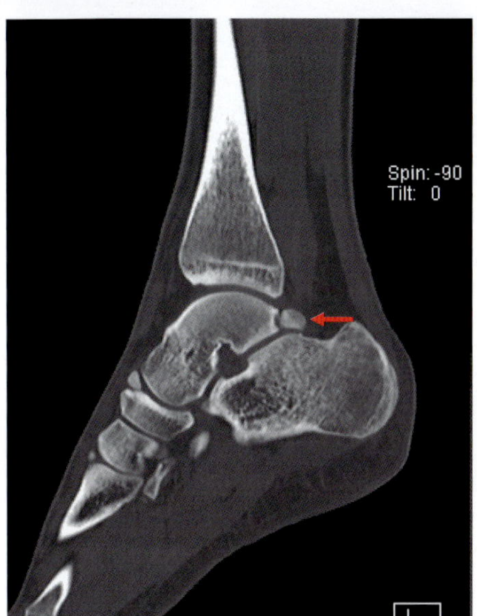

図4 三角骨足関節 CT MPR 矢状断像

矢印：三角骨

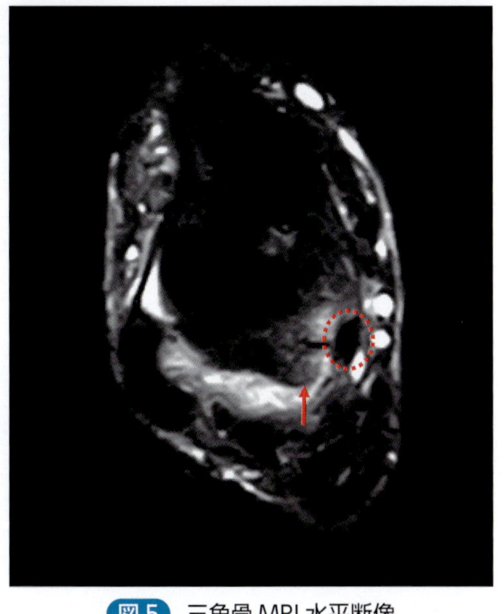

図5 三角骨 MRI 水平断像

矢印：三角骨，赤丸：長母趾屈筋腱

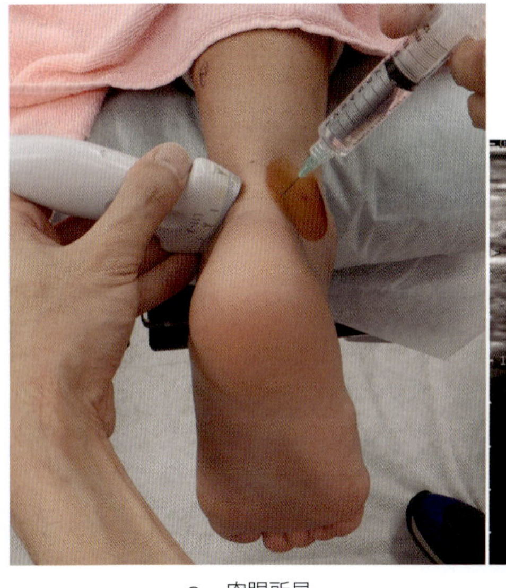

a．肉眼所見

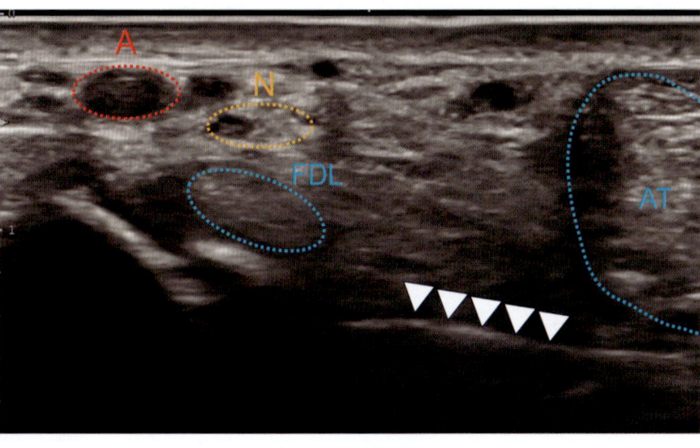

b．超音波画像

図6 三角骨超音波ガイド下注射

矢頭：注射針，A：後脛骨動脈，N：脛骨神経，FDL：長趾屈筋，AT：アキレス腱

る. ただし, 長母趾屈筋腱周囲の水腫は必ずしも病的意義を持たないことがあるため, 注意が必要である.

3 治　療

スポーツに伴う足関節底屈の繰り返しに伴って症状をきたすことが多いため，底屈制限をかけ，局所安静にすることが基本となる．診断と治療を兼ねて局所に注射療法を行うことも有用である．

注射は超音波ガイド下に行うことが，安全かつ確実に病変部に注射を行えるので有用である．注射は患者を腹臥位とし，診察台から足を出すようにして，腹臥位での内視鏡手術と同様の体位で行うとやりやすい．超音波のプローブは足関節内側後方にあて，神経血管束と各種腱の位置を同定する．注射はアキレス腱の外側から挿入し，神経血管束を避けて注射する（図6）．注射薬は局所麻酔薬に加え，ステロイドを注射することで症状の改善を望めるものの，漫然としたステロイド注射の繰り返しはアキレス腱前方の脂肪(Kager's fat pad)萎縮や腱の変性・断裂をきたすおそれがあるため，控えるべきである．これらの保存治療に抵抗する場合には手術療法を選択する．手術療法は手術侵襲の面から内視鏡下手術が有用である．側臥位で行う方法[3]と，腹臥位で行う方法(図 7)[4]があり，長母趾屈筋腱に対する処置も合わせて行う[5]．

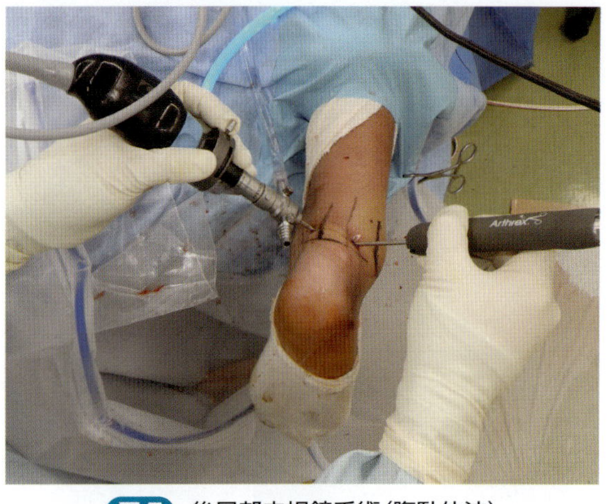

図 7　後足部内視鏡手術(腹臥位法)

母趾種子骨障害

母趾種子骨は通常，第 1 中足骨頭の底側内外側に 1 個ずつ，短母趾屈筋腱の中に存在している．これら種子骨は蹠側板(plantar plate)となり，腱の滑走をスムーズにし，足底圧から腱を保護する役割などを担っている．母趾種子骨は，直達外力や母趾の急激な過伸展に伴い，急性骨折をきたすことがある．また，スポーツなどで慢性的に負荷がかかることで，種子骨炎，疲労骨折，壊死をきたしたり，二分種子骨となって疼痛をきたしたりすることもある．

1 理学所見

母趾球部に一致して圧痛を認める．内側種子骨，外側種子骨は隣接しているため，どちらの痛みであるか，超音波などで種子骨の位置を確認しつつ，圧痛部位を確認することは有用である．短母趾屈筋腱の中に存在する種子骨であるため，母趾伸展ストレスで疼痛が誘発されることも特徴である．

2 画像検査

足部単純 X 線で母趾種子骨の状態を確認する．急性骨折では疼痛をきたしている種子骨に転位を認めるため，診断は容易である．慢性疾患の場合，単純 X 線(図 8-a)，CT(図 8-b)にて二分種子骨があっても，無症候性のことも多いため，前述の理学所見と合わせて判断する必要がある．また，MRI(図 8-c，d)で疲労骨折の早期診断や壊死の有無を診断することが可能である．

3 治　療

急性期骨折では骨折部が引き寄るよう副子やギプスなどを用いて母趾を軽度屈曲位とした固定を 1 か月程度行う．疲労骨折や二分種子骨は多くの場合，over use によるスポーツ障害であることが多いため，局所安静を取るべくスポーツ制限を行う．局所負荷を下げるため，インソールや足底板も有用である．局所へのステロイド注射も有用であるが，母趾球部の脂肪萎縮や腱の変性断裂の合併症もあるため，回数を制限して使用すべきである．また，使用できる施設は限られるものの，集束型体外衝撃波も有用である．これらの保存治療に抵抗する場合に手術療法を選択する．手術療法は切除が一般的で，切開法もしくは鏡視下法で行われている．近年では急性期骨折に対し，経皮的に骨接合を行う報告もある[6]．

Os intermetatarseum

第 1，2 中足骨に存在する過剰骨で，2.6％の頻度と報告されている[2]．通常，無症状であるが，本過剰骨の存在に伴い第 1，2 中足骨間角が開大するため，外反母趾を合併することがある．

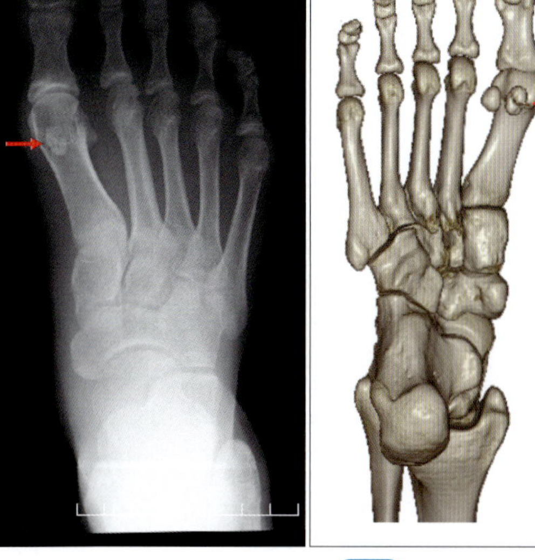
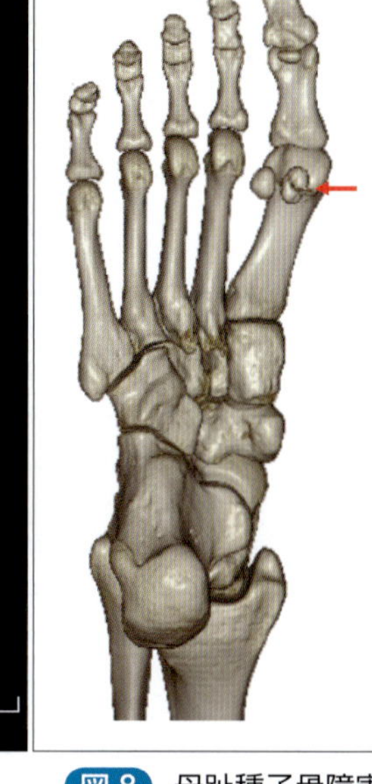
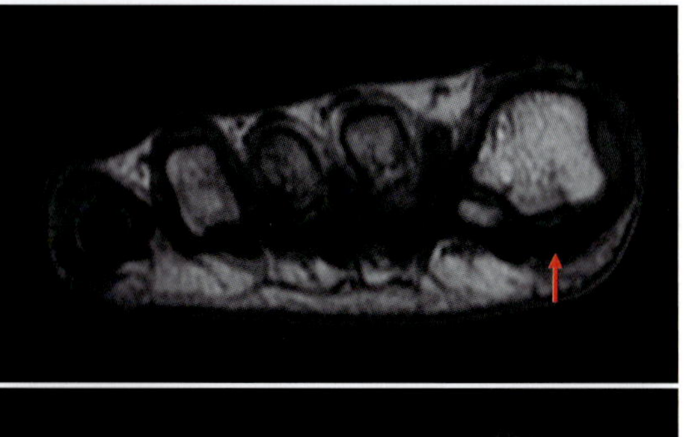
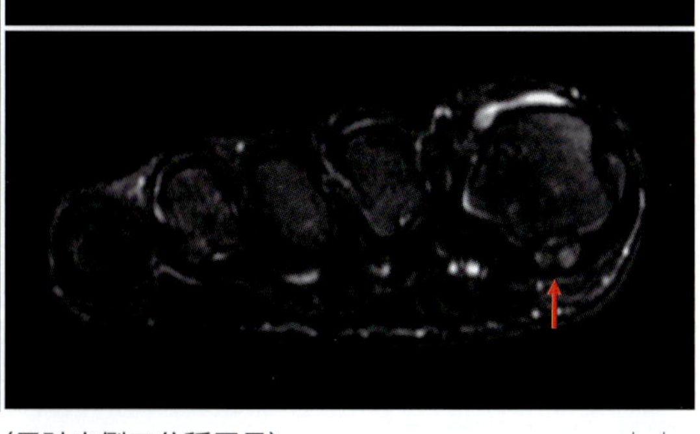

a|b|c/d

図 8　母趾種子骨障害（母趾内側二分種子骨）

矢印：内側母趾二分種子骨
a：足部単純 X 線正面像
b：足部 3DCT 像
c：足部 MRI T1 強調像
d：足部 MRI 脂肪抑制 T2 強調像

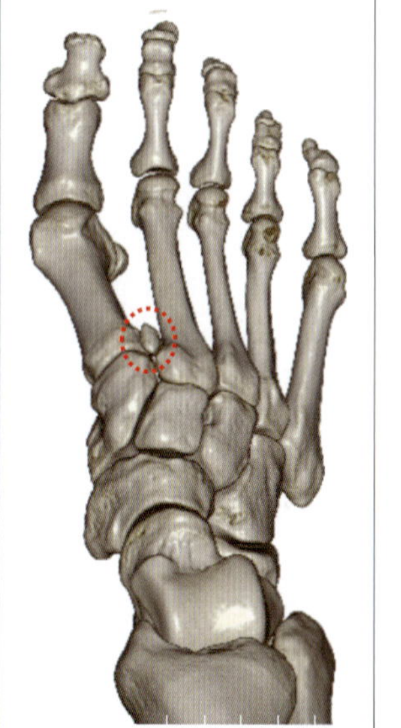
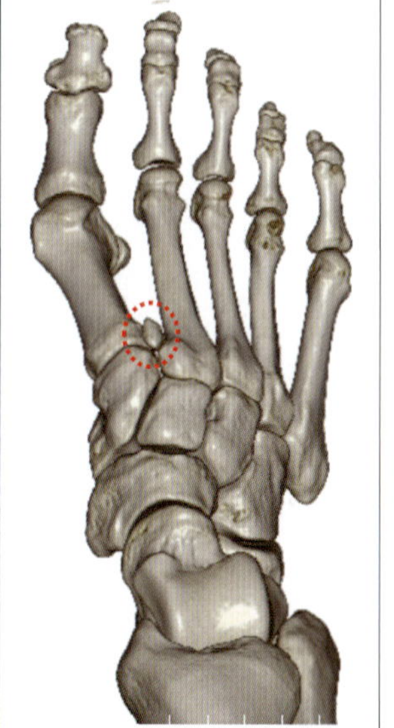

a|b

図 9
Os intermetatarseum

丸：Os intermetatarseum
a：足部単純 X 線正面像
b：足部 3DCT 像

1 診断・治療

足部単純 X 線正面像や 3DCT で os intermetatarseum を確認することができる（図 9）．Os intermetatarseum のすぐ背側には深腓骨神経が走行しており，本過剰骨と靴で神経が圧迫され，症状をきたすことがある．局所を圧迫しないように安静を保ったり，前述の種子骨と同様に注射したりする保存療法を行う．外反母趾症状も合併する場合には外反母趾に準じて足底板などを用いた保存療法を行う．これらの保存療法に抵抗する場合には本過剰骨を切除する手術を行う．

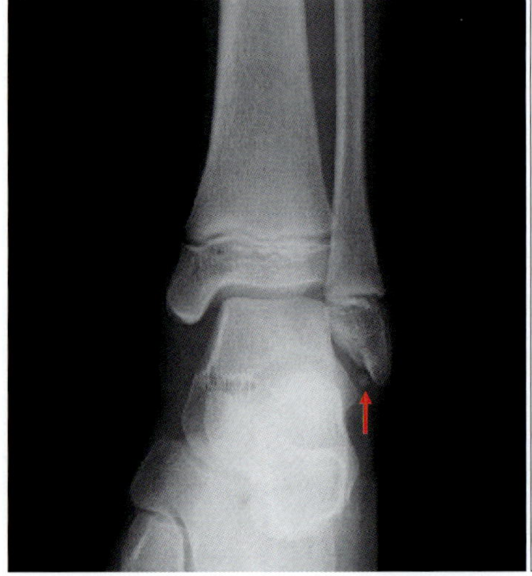

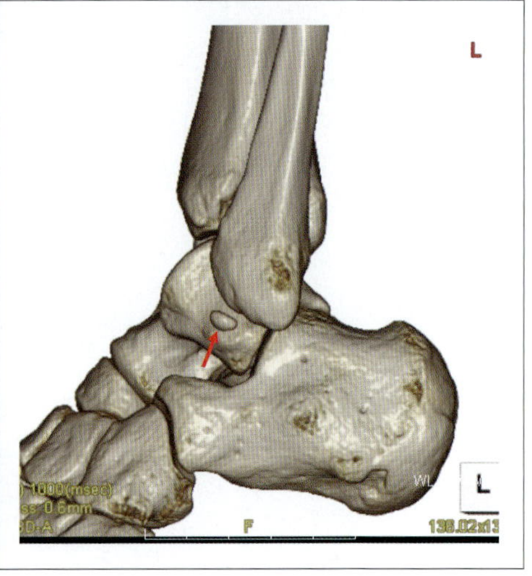

a．足関節単純 X 線正面像　　b．足関節 3DCT 像

図 10 Os subfibulare

矢印：Os subfibulare

Os subfibulare

Os subfibulare は 2.1％の頻度で存在[2]し，二次骨化核の癒合不全で生じたもの[7]と，足関節回外捻挫に伴う裂離骨折によるもの[8)9)]の 2 種類があるとされている．特に幼少時に回外捻挫を受傷した場合には，靱帯そのものよりも，骨成熟しておらず軟骨の状態である靱帯付着部が力学的に弱く，腓骨側から軟骨ごと裂離骨折することが多い．この場合，ギプス固定などの保存治療を行っても骨性に癒合しない確率が高く，癒合しなかった軟骨成分が年を重ねると骨化して os subfibulare となる[8]．Os subfibulare となっても，腓骨本体と線維性に癒合して安定していれば，不安定性をきたさず，痛みを訴えることもない．再度のねんざやスポーツによる同部位へのストレスの繰り返しなどで，不安定性をきたしたり，過剰骨が刺激となり痛みをきたしたりすることもある．

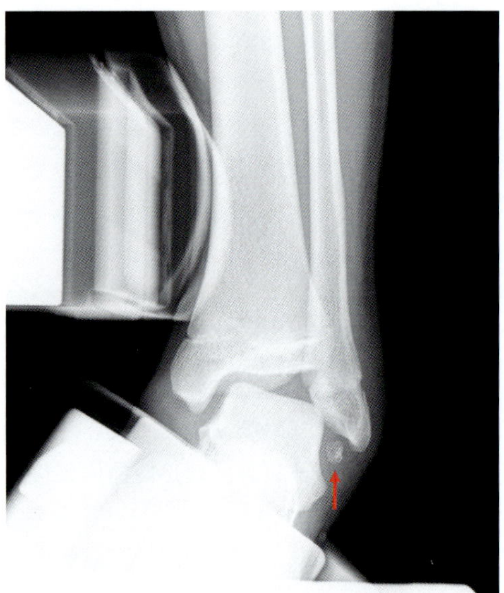

図 11 Os subfibulare 足関節内反ストレス X 線像

足関節内反動揺性を認める．
矢印：Os subfibulare

1 診　断

足関節単純 X 線正面像や CT 像で腓骨先端に遊離した過剰骨として確認できる（図 10）．本過剰骨があるからといって必ずしも不安定性を有しているとは限らないため，ストレス X 線（図 11）や超音波検査を用いて，不安定性の有無を他覚的に評価する必要がある．また，同部位の局所圧痛を確認したり，リドカインテストにて本当に同部位に痛みがあるかどうかを確認することが大切である．

2 治　療

不安定性を呈する場合には陳旧性足関節外側靱帯不全に伴う慢性足関節外側不安定症に準じて，サポーターによる装具療法，テーピングの使用

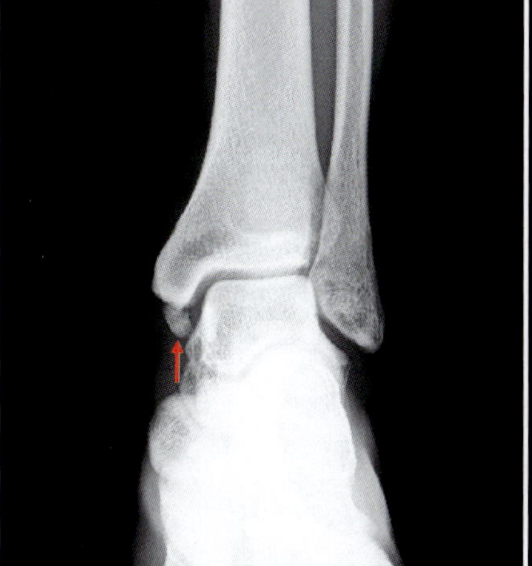
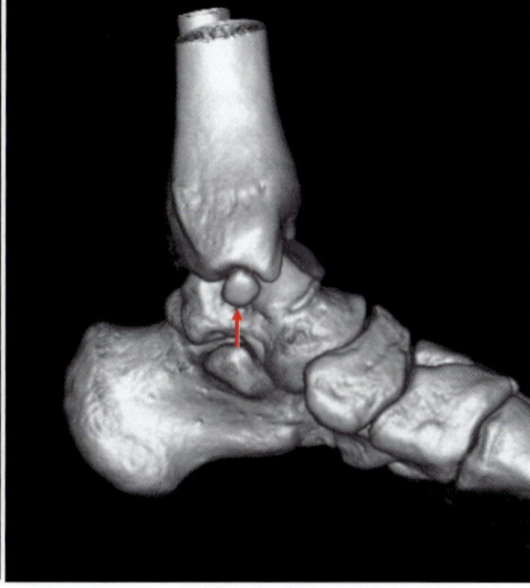
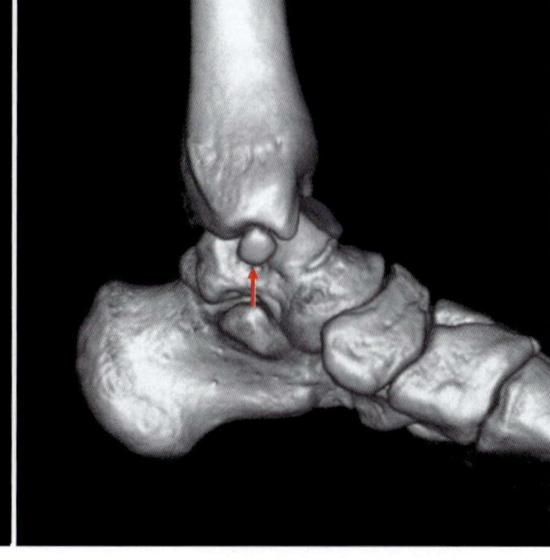

a|b

図 12
Os subtibiale
矢印：Os subtibiale
a：足関節単純 X 線正面像
b：足関節 3DCT 像

や，バランス訓練，腓骨筋の筋力トレーニングなどの運動療法を積極的に行っていく．保存治療に抵抗する不安定症には慢性足関節外側不安定症に準じて，靱帯縫合術，補強術，再建術などの手術加療を検討する．骨の刺激に伴う痛みのみで，不安定症を訴えない場合には鏡視下で骨のみを切除する手術療法[10)]も報告されている．

Os subtibiale

足関節内果下端に存在する過剰骨で，その発生率は 0.9%[2)]である．狭義には足関節内果後丘から生じる過剰骨のことを指す．前丘に存在する分離骨は二次骨化障害に伴うもので狭義には os subtibiale とは異なる．足関節内果下端の分離骨には陳旧性裂離骨折，os subtibiale，二次骨化障害，外傷後の異常骨化が挙げられる[11)]が，それぞれの鑑別は困難であることもしばしばであり，本稿では広義の os subtibiale として診断，治療について述べる．

1 診 断

単純 X 線正面像で足関節内果下端に分離骨として確認できる(図 12-a)．3DCT(図 12-b)を用いることで分離骨が前丘由来か，後丘由来かを判定することが可能であり，二次骨化障害に伴うものか，狭義の os subtibiale かの判別ができる．また，三角靱帯不全の合併の評価のためにはストレス X 線や超音波ガイド下での不安定性の評価も有用である．

2 治 療

他の過剰骨と同様にスポーツによる繰り返しの負荷や外傷に伴い，疼痛をきたすようになるため，局所安静やサポーター，テーピングなどによる保存治療が第 1 選択となる．疼痛が強い場合には確実な局所安静のために一時的にギプス固定を行うのも有効である．これらで症状が軽減しない場合には骨移植も併用した骨接合術や，遊離骨切除[12)](状況によって三角靱帯の縫縮の併用)などの手術療法を考慮する．

Os vesalianum

Os vesalianum は第 5 中足骨基部の骨化核の癒合不全により生じる過剰骨と考えられており，その出現率は 0.1%と報告されている[2)]．

1 診 断

単純 X 線の斜位像(図 13-a)や CT(図 13-b)で，その骨形態を確認したうえで，同部位に痛みがあれば，診断がつく．鑑別疾患として，第 5 足骨基部骨折の偽関節，イズリン病，os peroneum が挙げられる．

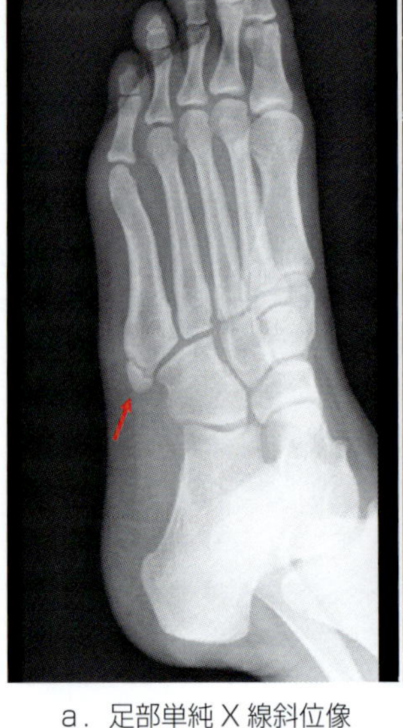

a．足部単純 X 線斜位像

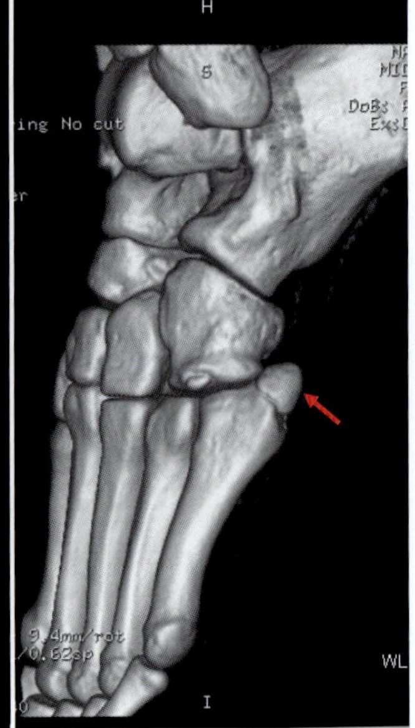

b．足部 3DCT 像

図 13　Os vesalianum

矢印：Os vesalianum

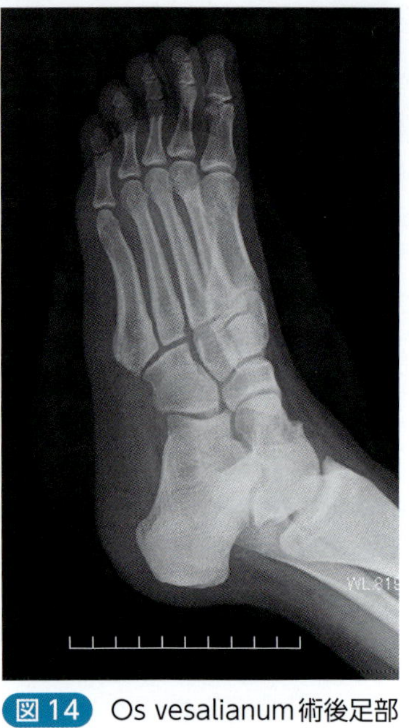

図 14　Os vesalianum 術後足部単純 X 線射位像

 治　療

他の過剰骨・種子骨と同様に局所安静（運動制限など），局所注射などの保存療法が基本であるが，保存療法に抵抗する場合には手術療法として過剰骨切除および短腓骨筋腱の再建（図 14）もしくは骨移植を併用した骨接合術[13]などが行われている．

（西村明展）

文　献

1) 高倉義典：足の解剖．図説 足の臨床　改訂 4 版．田中康仁ほか編．2-12，メジカルビュー社，2023．
2) 鶴田登代志ほか：過剰骨の X 線学的研究．足の外研会誌．6：50-51，1985．
3) Horibe S, et al：A novel technique of arthroscopic excision of a symptomatic os trigonum. Arthroscopy. 24：e1-4, 2008.
4) van Dijk CN, et al：A 2-portal endoscopic approach for diagnosis and treatment of posterior ankle pathology. Arthroscopy. 16：871-876, 2000.
5) Nishimura A, et al：Endoscopic All-inside Repair of the Flexor Hallucis Longus Tendon in Posterior Ankle Impingement Patients. Arthrosc Tech. 6：e1829-e1835, 2017.
6) Blundell CM, et al：Percutaneous screw fixation for fractures of the sesamoid bones of the hallux. J Bone Joint Surg Br. 84：1138-1141, 2002.
7) Kim WJ, et al：Presence of Subfibular Ossicle Does Not Affect the Outcome of Arthroscopic Modified Brostrom Procedure for Chronic Lateral Ankle Instability. Arthroscopy. 35：953-960, 2019.
8) Yamaguchi S, et al：Avulsion fracture of the distal fibula is associated with recurrent sprain after ankle sprain in children. Knee Surg Sports Traumatol Arthrosc. 27：2774-2780, 2019.
9) Haraguchi N, et al：Avulsion fracture of the lateral ankle ligament complex in severe inversion injury：incidence and clinical outcome. Am J Sports Med. 35：1144-1152, 2007.
10) Monden S, et al：Arthroscopic excision of separated ossicles of the lateral malleolus. J Orthop Sci. 18：733-739, 2013.
11) Coral A：The radiology of skeletal elements in the subtibial region：incidence and significance. Skeletal Radiol. 16：298-303, 1987.
12) Shinohara Y, et al：Arthroscopic Resection of Symptomatic Ossicle of the Medial Malleolus：A Case Report. J Foot Ankle Surg. 55：1302-1306, 2016.
13) Dorrestijn O, et al：Bilateral symptomatic os vesalianum pedis：a case report. J Foot Ankle Surg. 50：473-475, 2011.

●整形外科・スポーツ領域

疲労骨折

疾患の概要

- 疲労骨折（ひろうこっせつ）は，今日ではスポーツ障害の主な1つとして，日常診療で多くみられる．通常の骨折は急激な外力・衝撃によって引き起こされるが，疲労骨折は反復的な外力が原因で生じる骨折である．
- 上肢や腰椎にも疲労骨折はあるが下肢に多く，下肢の中でも脛骨，中足骨，足根骨が半数以上を占める．
- 発症要因は内的要因と外的要因がある．内的要因は，足部形態の異常（凹足，前足部の内転）や，栄養不足，ホルモンの異常（無月経）[1]などがある．外的要因は活動量の増加，靴の不適合，不適切な競技テクニック，グラウンドコンディションの不良[2]などが挙げられる．
- 本邦の報告における疲労骨折の年齢分布は，受診時の平均年齢は14.8歳（7〜52歳），発症のピークは16歳で，7〜16歳で約8割を占めている[3]．
- 足の部位別では，足関節内果，腓骨，踵骨，舟状骨，中足骨，母趾基節骨などにみられ，成長期では中足骨が比較的多くみられる[4]．
- 競技別では，バスケットボール，陸上競技，サッカー，野球，バレーボールに多く発生している[3]．
- 女性スポーツ選手にみられる骨量減少，利用可能なエネルギー不足，月経異常は女性アスリートの三主徴 female athlete triad といわれ，疲労骨折の発生に大きく関連がある[5]．審美系のスポーツ（体操・新体操・アイススケート，バレエ，ダンス）に従事している場合は特に要注意である．
- 疲労骨折の症状には，局所的な痛みや腫れ，触ると痛むといった徴候がある．初期の段階では痛みが軽度で，安静をとると改善することがあるが，活動を継続してしまうと症状が進行する．
- 症状出現時，単純X線では異常所見を認めないことが多いことから，後から診断され治療開始が遅くなることがある．適切な時期に治療ができないため，遷延癒合（3か月以上経過しても骨癒合が得られていない）や偽関節（骨折が治癒する途中段階で止まってしまう）に至るケースもある．
- 多くは保存療法で治癒するが，脛骨（骨幹部・内果），舟状骨，第5中足骨近位骨幹部，種子骨の疲労骨折は，難治になることが多いため手術療法を選択することがある．
- 治癒しても再発することがあるので，再発予防のための対策が必要である．

問・視・触診のコツ

●まず何をきくか

「いつから痛みましたか？」外傷と違うため，はっきりした時期がわからないことが多い．

「いつ痛みますか？」運動後が多いが，経過が長いと安静時にも痛みがある．

「スポーツの種目，いつから始めて，週どのくらいの運動量ですか？　きっかけ（大会前や合宿などの練習量の増加）はありますか？」などの運動状況の確認をする．女性では身長・体重や食事，月経状況を確認する．

●どこをみるか

歩行は可能なことが多い．局所は腫脹していることもあるが，通常の骨折と違い程度は軽度か，腫れがないこともある．

●どのように触診をするか

足関節・足部の骨は，表面から比較的触知しやすく，骨折部位は一番痛いので丁寧に圧痛点を探す．痛い部位を患者自身に指でさしてもらうとわかりやすい．わかりにくい場合は健側と比較することも助けになる（図 1）．

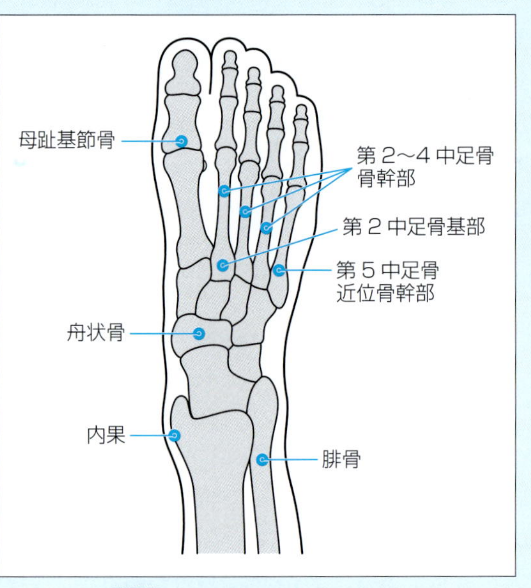

図 1　主な疲労骨折の圧痛点

はじめに

疲労骨折は，今日ではスポーツ障害の主な1つである．反復的な外力が繰り返し加わり生じる．

こどもの骨は成長段階にあり，まだ成熟していないため，成人の骨と比較して以下の特徴がある[4)6)]．

成長期の骨：こどもの骨は成熟途中であり，骨脆弱性が関与することもある．

活動量の増加：身体的に成長し，学校の部活動などで運動による活動量が増加することが一般的である．

筋力の不足：筋力が発達していない場合，骨が負荷に対して適切にサポートできず，疲労骨折が発生しやすくなる．

技術やフォームの習得不足：競技年数が浅く，運動の際に正しい技術やフォームが習得できていないと，骨に負荷がかかりやすくなる．

これらが骨に対する負担を増加させ，疲労骨折のリスクを高める．

こどもの場合，痛みを訴えずに活動を続けることがあるため，保護者や指導者は注意深くこどもの様子を観察する必要がある．医師の診断と指導を受け，適切なリカバリープランを策定することが重要である．

1 検　査

単純X線で2方向以上を撮影する．疲労骨折は，初期はX線で骨折線を確認できないことがある．疑わしい場合は，MRI撮影を行う．MRIはX線より早期に確定診断ができ，有用である．T1強調像では，骨髄に低信号の骨折線が，T2強調脂肪抑制像は骨髄浮腫像がみられる（図2）．近年，超音波検査は侵襲が少なく，利便性があり，よい診断ツールである．骨周囲の浮腫像，骨不整像を認める．ドプラ法では骨折部位に血流の増加を認める[2)]．CT撮影は，早期はX線と同様に異常はみられないが，時間が経過すると骨折線を認める．骨折型や骨硬化がないか，手術の際の固定方法，また治療段階で骨癒合の評価に有効である．

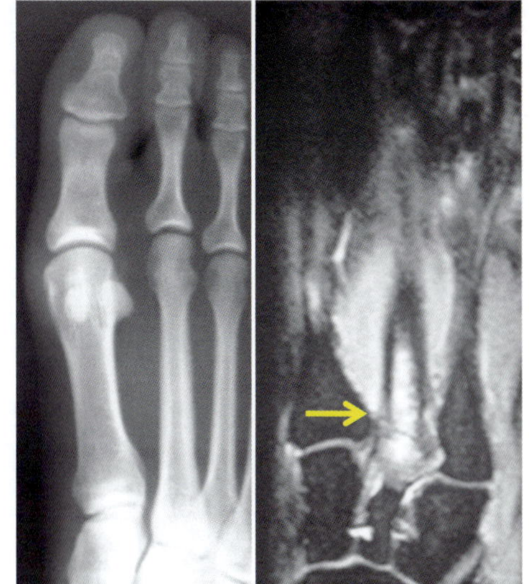

図2 右第2中足骨基部疲労骨折　a|b（16歳，女性，バレエ）

a：初診時X線像．骨折線は明らかではない．
b：MRI　T2脂肪抑制像．第2中足骨基部に骨折線・骨髄浮腫像

2 治　療

原則保存療法で，原因となるスポーツや，足に負荷のかかる活動を休止する．外固定（シーネなど）や足底挿板などの装具を装着し，松葉杖での免荷や局所の安静を行う．その間は負荷がかからない患肢のエクササイズ，上肢，体幹の筋力増強・ストレッチングなどリハビリテーションを進めていく．低出力超音波パルス装置（low intensity pulsed ultrasound：LIPUS）は，通常の骨折と同様に骨癒合促進の目的で使用され，その有用性が報告されている．また近年，体外衝撃波治療（extracorporeal shock wave therapy：ESWT）も有効な報告があるが，今後の検証が必要である[7)]．

治療後の活動再開の目安は，患肢で荷重した際に痛みが生じないことである．痛みと画像所見（仮骨形成や骨癒合）をあわせて治癒の状況を確認し運動を開始する．患肢のみで10〜20回ジャンプした際に違和感や痛みがないことを確認している報告もある[8)]．関節可動域，筋力の回復を確認しながら徐々に競技復帰へと進んでいく．おおむね2〜3か月で復帰する．

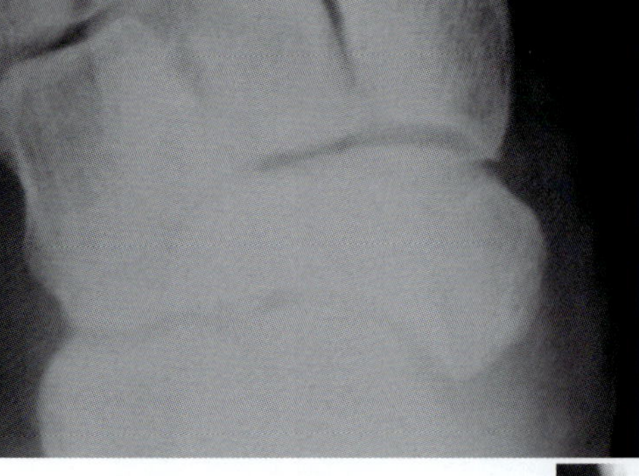

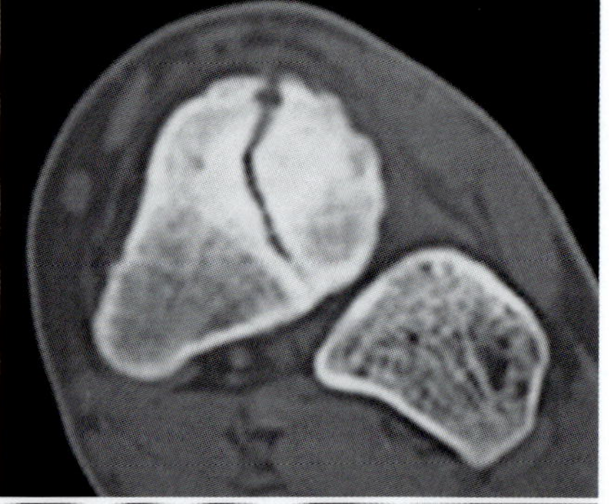

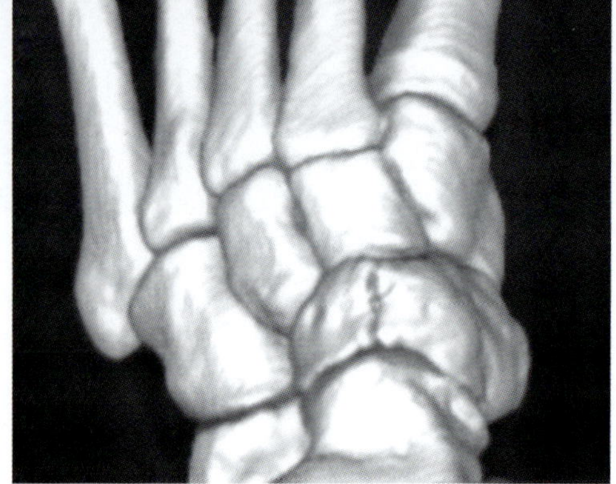

図3
舟状骨疲労骨折(15歳，女性．陸上)
a：初診時X線像
骨折線は明らかでない．
b：初診時CT像
c：舟状骨中央に骨折線を認める．

保存治療を行っても遷延癒合や再発，偽関節の状態で診断された骨折や，解剖学的要因で難治になりやすい骨折は，手術を行う．難治になりやすい骨折は，脛骨(内果)，舟状骨，第5中足骨近位骨幹部，種子骨が挙げられている．手術は入院してスクリューなどの整復固定術，偽関節の場合は病巣を掻爬(そうは)して骨移植を行い，固定術を行う．

部位別疲労骨折

1 内　果

骨折線が内果と天蓋の接合部前方より後方，近位垂直方向に骨折する．X線正面像で関節面にわずかな骨折線が入るが見逃されやすい．初期の転位がない場合は6～8週間のスポーツ活動の中止で治癒する，関節面の骨折線は消失せず，長期の経過観察が必要である．明らかな完全骨折の場合，保存加療しても遷延化や再骨折になりやすいので手術治療が勧められる[9]．

2 舟状骨

舟状骨は内側縦アーチの頂点で，舟状骨が前後からストレスを受け，矢状面で二分する疲労骨折である．X線では骨折線が明らかにみられず，CTを撮影して発見されることがあるため診断が遅れ，治療にも長期間を要するため注意が必要である．転位がない例は，ギプス固定で免荷を6週間行う．転位や骨硬化を認める例では手術を行う[9](図3)．

3 第1～4中足骨

陸上やバレエなど，ランニングやジャンプの繰り返しで，第2･3中足骨の骨幹部に多く生じる．この骨折は，第2･3中足骨基部の可動性が小さいため前足部着地時に地面から衝撃が骨幹部に曲げの応力が生じ，ストレスによる骨折を引き起こす．バレエダンサーでは第2中足骨基部にみられることもある．1～2か月のスポーツ活動の中止により治癒するが，基部の骨折では偽関節を生じることがあり手術を要す．

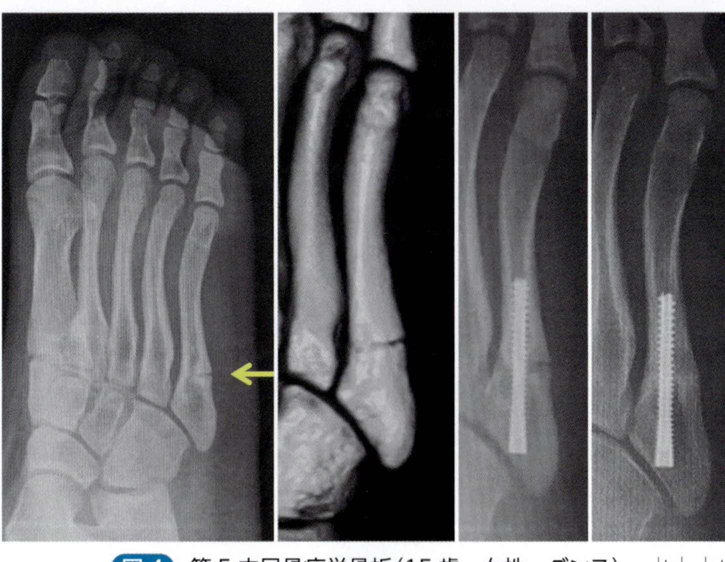

図4 第5中足骨疲労骨折(15歳，女性．ダンス)　a|b|c|d

a：初診時X線．皮質の肥厚を認める．
b：3DCT像
c：術直後
d：術後3か月．骨癒合を認めた．

～疲労骨折に注意！予防しましょう！～

ひ　疲労感、体調には十分気をつけましょう。
ろ　ロードでもトラックでもフィールドでもたくさん走れば発生します。
う　運動しすぎは要注意です。
こ　骨密度が低ければ、発症率は高くなります。
っ　つらい減量は疲労骨折のもとです。
せ　生理（月経）がこないようでは骨が減ります。
つ　疲れた筋肉では、骨を守れません。
よ　よい栄養をとりましょう。
ぼ　ボーイもガールも、疲労骨折はおこります。
う　運動、ランニング中のしつこい痛みは、すぐ医師へ。

図5 疲労骨折予防10か条

(文献10より)

4 第5中足骨

サッカーやバスケットボールでは第5中足骨の近位骨幹部疲労骨折(Jones骨折)がよくみられる．骨折は近位から約2 cmの部位である．繰り返しのストレス以外に栄養血管の分水嶺にあたるため，血流不足となり骨癒合が障害される．初めから偽関節の状態で受診される例も多い．凹足や内転足，後足部の外反制限が要因の1つでもある．保存療法では骨癒合までの期間が長く，再発率も高いことから，手術を要することがある骨折である．再発予防のため足底挿板を装着してスポーツ復帰する(図4)．

最後に

疲労骨折は予防(図5)と早期に疲労骨折を発見し，適切な治療を受けることが大切である．運動をしているこどもが足に痛みが生じ持続しているようであれば，指導者や保護者は早めに医療機関，整形外科を受診させる必要がある．単純X線で診断がつかない場合は，MRI撮影を追加して骨折がないか丁寧に調べる必要がある．診断されたら運動の休止が長期になることもあるため，患者保護者，指導者に協力してもらうことが重要である．下肢・体幹・上肢の筋力・ストレッチングを行い，復帰に備える．患者，保護者，指導者，医師，理学療法士，アスレチックトレーナーで情報を共有していくことが，治癒を得て早期復帰につながる．また再発予防のために一定期間はアフターケアが必要である．

(池澤裕子)

文 献

1) Korpelainen R, et al：Risk factors for recurrent stress fractures in athletes. Am J Sports Med. 29：304-310, 2001.

2) 高倉義幸：足部および足関節の疲労骨折の痛み診療．MB Orthop．34：75-88，2021.

3) 木村由佳ほか：疲労骨折の基礎知識．関節外科. 41：10-16，2022.

4) 平野　篤：成長期(小児)の疲労骨折．整・災外. 59：1429-1437，2016.

5) 能瀬さやか：思春期女性アスリートの無月経と骨粗鬆症．日小児科医会報．51-53，2019.

6) 帖佐悦男：子どもの運動器疾患とロコモティブシンドローム予防―体を動かすことの大切さ―. Jpn J Rehabili Med. 58：925-932，2021.

7) 立石智彦：第5中足骨疲労骨折(Jones 骨折)．関節外科．41：154-165，2022.

8) 瀬尾理利子：女性スポーツ．MB Orthop．23：174-180，2010.

9) 亀山　泰：成長期にみられる難治性疲労骨折の診断と治療．日臨スポーツ医会誌．22：217-220, 2014.

10) 日本陸上競技連盟：日本陸上競技連盟　疲労骨折予防 10 か条(https://www.jaaf.or.jp/pdf/about/resist/medical/hirokossetsu.pdf)(最終検索日 2024 年 9 月 19 日)

●整形外科・スポーツ領域

骨端症

疾患の概要

- 骨端症とは骨端核の存在するこどもに特有の疾患である.
- 病態は無腐性の骨壊死である.
- こどもが足の痛みを訴えているときには，念頭に置き診察する必要がある.
- 原因は骨端部に圧力や剪断力，および牽引力が加わることにより生じると考えられる.
- 足部に発症する骨端症は 5 つある (表 1).

シーバー病 (図 1-a)

- 踵骨に発症する骨端症
- 小児の踵痛で最も一般的
- 10〜12 歳の間に最も多く発症
- 下腿三頭筋が踵骨の骨端部を牽引することで発症

フライバーグ病 (図 2-a)

- 中足骨骨頭に発症する骨端症
- 発育期である 10 歳代を中心に発症
- 女性に多い.
- 発症には中足骨頭に加わる繰り返す衝撃や，中足趾節 (MTP) 関節背側に徐々に加わる負荷が原因の 1 つと考えられる.

ケーラー病 (図 4-a)

- 足の舟状骨に発症する骨端症
- 好発年齢は 5〜6 歳
- 男児に多い.
- 舟状骨は足内側アーチの頂部に存在し，荷重の際足前後の骨に挟まれて負荷がかかるため運動時の同部位へのストレスが誘因となって発症

イズリン病（図 5）

- 第 5 中足骨基部に発症する骨端症
- 第 5 中足骨基部の骨端核は 10～15 歳で出現し，15～16 歳で閉鎖する．
- 第 5 中足骨基部に付着する短腓骨筋と小趾外転筋の牽引により発症

有痛性外脛骨（図 6）

- 足の舟状骨内側にみられる副骨障害でもある．
- 9～10 歳以降に診断
- 大多数が両側性で女児に多くみられる．
- 付着する後脛骨筋腱の牽引により発症

- 治療は運動制限やストレッチ指導などの保存加療が第 1 選択になるが症状が軽快しないときや早期にスポーツ復帰を望む症例には手術を行うこともある．

表 1　足部に発症する骨端症

	病変の骨	疼痛の部位
シーバー病	踵骨	踵の足底，内外側， 後側（アキレス腱付着部）
フライバーグ病	中足骨骨頭	趾の付け根（MTP 関節） の底側，背側
ケーラー病	舟状骨	足の中央（足背）から内側
イズリン病	第 5 中足骨基部	足の外側（第 5 中足骨の基部）
有痛性外脛骨	舟状骨	足の内側（舟状骨の内側）

問・視・触診のコツ

● まず何をきくか

いつから痛いのか？　どのようなときに痛いのか？(運動時？　あるいは運動の後？　それとも何もしていないとき(安静時)？)などを聞く．

また痛みの継続時間も重要である．痛いといっているが次の日はケロッとして元気なことはないか？　などを聞き出す．

● どこをみるか

漠然と足が痛いと訴えていて，痛みの部位がはっきりしないこともよくある．

痛みの部位が足のどこなのか人差し指で痛いところをさしてもらうのもよい．

疾患によって痛みの部位が異なるが，かばうように歩いていないか？　つま先立ちで歩いていないか？　など歩き方を確認することや，足関節，膝関節，股関節などの関節の硬さを確認することも大切である．

局所の発赤，腫脹，熱感がないかも確認する．

主な疼痛部位は，シーバー病は踵，フライバーグ病は趾の付け根(MTP 関節)，ケーラー病は足の中央(足背)から内側，イズリン病は足の外側(第 5 中足骨の基部)，有痛性外脛骨は足の内側(突出していることもしばしばある)にそれぞれみられる(表 1)．

● どのように触診をするか

いきなり痛がっているところを触ろうとすると，こどもたちは警戒する．いったん泣いてしまうとなかなか診察が困難なこともしばしばある．よって病変ではない部位から触っていくのがよい．反対の足から触っていくのもよい．

主な圧痛点はシーバー病は踵の足底，内外側，うしろ(アキレス腱付着部)，フライバーグ病は趾の付け根(MTP 関節)の底側，背側，ケーラー病は足の中央(足背)から内側，イズリン病は足の外側(第 5 中足骨の基部)，有痛性外脛骨は足の内側(舟状骨の内側)にそれぞれみられる(表 1)．

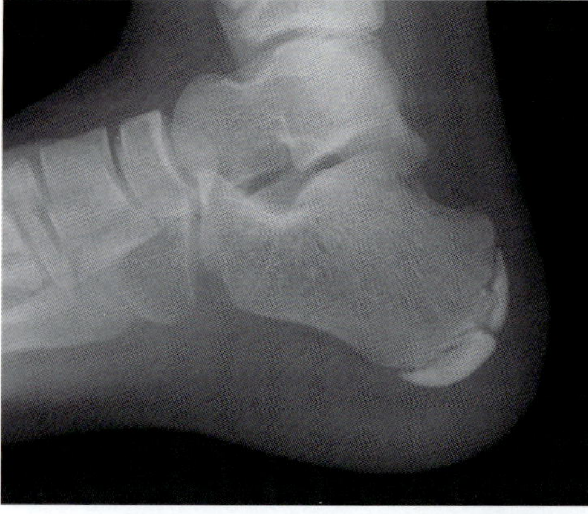
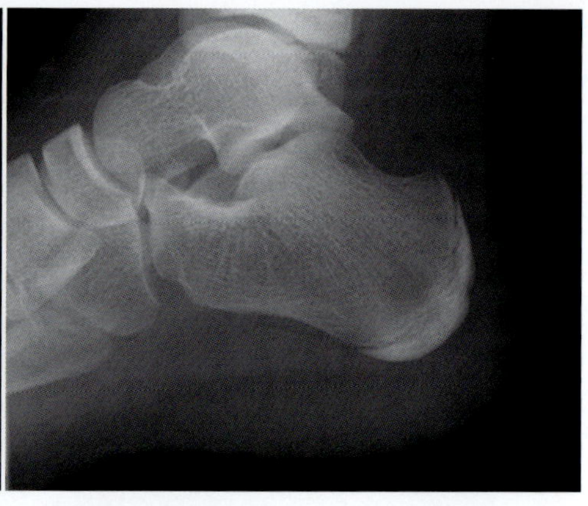

a|b

図1 シーバー病

a：10歳，女児．踵骨側面像にて骨端核の分節化を認める．
b：12歳時．踵部痛は改善し，単純X線像も改善

はじめに

骨端症とは骨端核の存在するこどもに特有の疾患で，病態は無腐性の骨壊死である．原因は骨端部に圧力や剪断力，および牽引力が加わることにより生じると考えられる．骨端症は足部にも発症するので，こどもが足の痛みを訴えているときには念頭に置き，診察する必要がある．本稿では足部に発症する骨端症について解説する．

シーバー病

シーバー病は踵骨の骨端症で踵骨の二次骨化核が癒合する前に発症する．1912年にSeverによって，小児患者の踵骨後部における散発的な持続痛として報告された[1]．原因は運動時にかかる踵への衝撃とアキレス腱の持続的な牽引による微小外傷によって起こると考えられる．小児および若年者の踵痛の最も一般的な原因であり，発生率は1,000人あたり3.7人と報告されている．男女ともに10～12歳の間にピークを示している．男女比については様々な報告があり，男児が多いとする報告が多い一方で，男女比が同等であると述べている報告もある．踵骨の骨端部に加わるストレスは，下腿三頭筋が踵骨の骨端部を牽引することで生じる．小児の発育期の骨端部は軟骨細胞の数が増加するため，骨端部はこれらの力に耐えることができないことがある．

一般に活動時，特に走ったり，ジャンプした際に痛みが生じる．痛みは主に踵骨骨端部の後側と足底，またはアキレス腱付着部に生じる．そして踵骨骨端部の内・外側に圧痛を認める．足関節の背屈制限を認めることがあるが，発赤や腫脹は認めない．

1 画像所見

単純X線踵骨側面像にて骨端核の分節化，骨硬化像，および骨端線の拡大や不整像などがみられる(図1-a)．

2 治　療

保存加療が主であり，①運動制限，②アキレス腱の負荷を軽減させるためヒールの高い足底挿板の使用，③腓腹筋のストレッチおよび筋力訓練を中心とした運動療法などを行う[2]．手術加療に至ることはほぼない．予後は良好で将来障害を残すことはなく，単純X線でみられた骨端核の分節化，骨硬化像，骨端線の拡大や不整像なども改善される(図1-b)．

フライバーグ病

フライバーグ病は中足骨骨頭に発症する骨頭壊死で1914年にFribergが6例の報告を最初に行った[3]．その後1923年にKöhlerが詳細に報告を行い，第2ケーラー病と呼ばれることもある[4]．発

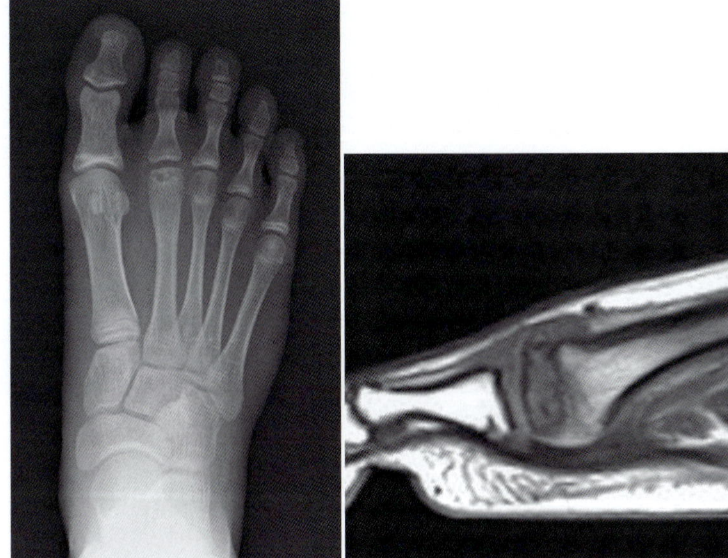

図2 フライバーグ病 a|b

a：13歳，女性．第2中足骨頭の変形がみられる．
b：MRIは骨頭の病変の確認に有用

育期である10歳代を中心に発症し，男女比は1：5と女性に多く，10%が両側に発症する．スポーツや外傷を機に痛みを発症することが多く，発症には中足骨頭に加わる繰り返す衝撃や，中足趾節(MTP)関節背側に徐々に加わる負荷が原因の1つと考えられている．

スポーツ歴や外傷の有無を確認する．症状は中足趾節(MTP)関節背側の腫脹および疼痛，特にMTP関節背屈時の痛みを訴える．足底に胼胝を形成していることもある．好発部位は第2中足骨(68%)で，ついで第3中足骨(27%)，第4中足骨(3%)で，第5中足骨の発症は稀である．

第2〜3中足骨長が相対的に長く，不十分な足部の内側支列への荷重が十分にかけられていないことや，リスフラン関節の柔軟さやMTP関節の安定性，腓腹筋の拘縮などが関与する．

1 画像所見

単純X線正面像，斜位像にて骨頭の変形を確認する(図2-a)．

痛みの出現後3〜6週間は単純X線で明らかな変形が確認できないこともあり，その際はMRIが診断に有用である(図2-b)．

Smillieは単純X線を用い関節の変形を，stage 1：中足骨骨頭の軟骨下骨に微小骨折が生じるもの，stage 2：中足骨頭関節面の軽度扁平化をきたすもの，stage 3：中足骨頭関節面の圧壊が進行するが底側の関節軟骨は保たれているもの，stage 4：遊離体がみられ底側の関節軟骨は消失し，解剖学的な修復は不可能な状態にあるもの，stage 5：骨頭の平坦化と関節裂隙狭小化がみられるもの，の5つに分類した[5](図3)．これらのstage分類は治療法を選択する際に用いられる．

2 治　療

初回診察時のSmillie分類でstage 1〜3では保存加療が有効なこともあり，まず試みる．保存加療には

①安静や免荷を指示し運動制限をさせる．
②痛み止めの内服
③ステロイドの局所注射
④足底挿板の使用
⑤ソールの硬い船底型の靴の使用
⑥ギプス固定
などを行う．

保存加療では症状の軽快しないものや，初回診察時のSmillie分類でstage 4〜5のものは手術適応となる．

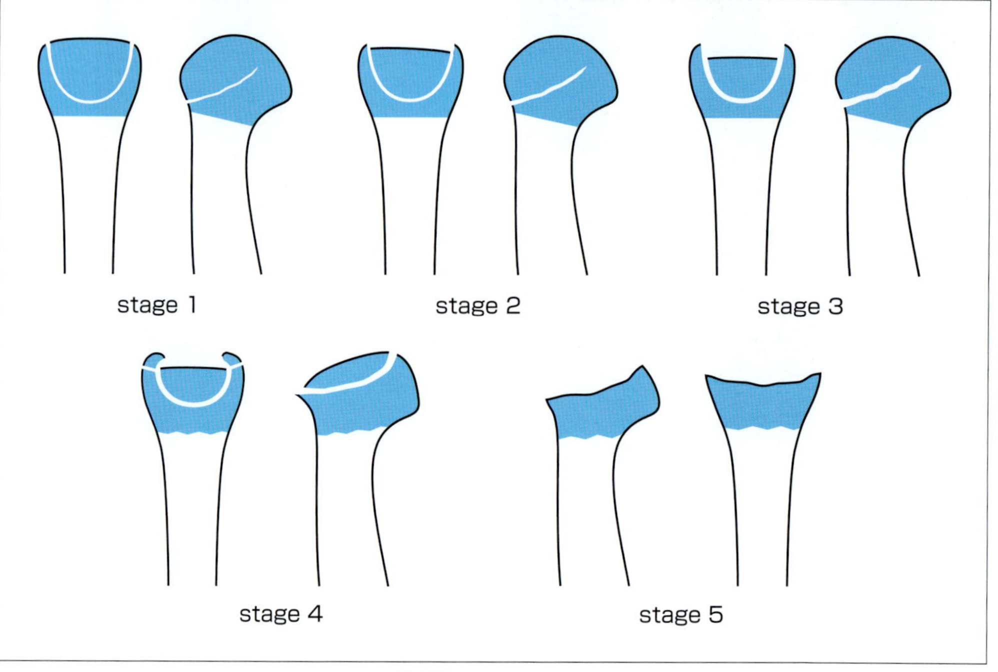

図3 Smillie 分類

Stage 1：中足骨骨頭の軟骨下骨の微小骨折
Stage 2：中足骨頭関節面の軽度扁平化
Stage 3：中足骨頭関節面の圧壊が進行，底側の関節軟骨は保たれている．
Stage 4：遊離体の存在，および底側の関節軟骨は消失し，解剖学的な修復は不可能
Stage 5：骨頭の平坦化と関節裂隙狭小化

（文献5より）

発育期における治療の目標は将来痛みのない柔らかく，変形のない関節を温存することである．発育期であればなるべく手術を回避したいと考えるのは当然である．しかし不用意な保存加療の継続は関節の変形をきたすリスクがあり，避けるべきで，その場合は専門医へ紹介することが望ましい．

ケーラー病

ケーラー病は足舟状骨の無腐性壊死で1908年にKöhlerにより報告された．好発年齢は5～6歳で，男児に多く，約20％が両側例に発症する[6]．原因は骨化異常，血流障害，外傷，感染などの説があるが，いずれも明らかではない．舟状骨は足内側アーチの頂部に存在し，荷重の際足前後の骨に挟まれて負荷がかかるため運動時の同部位へのストレスが誘因となっていると考えられる．

歩行時や運動時に足部内側の痛みを訴え，舟状骨部の腫脹，圧痛などがみられる．

1 画像所見

単純X線足部正面象にて舟状骨の前後幅の減少，骨硬化，および分節化などが確認される（図4-a）．

2 治療

治療は，運動制限，免荷，足底挿板（アーチサポート）の使用やギプス固定などが行われる[7]．予後は良好で通常2～3年の間に修復される（図4-b）．修復されるまでは足底挿板の使用が望ましいと考えられる．

イズリン病

1912年にIselinにより報告された第5中足骨基部の骨端症である[8]．第5中足骨基部の骨端核の

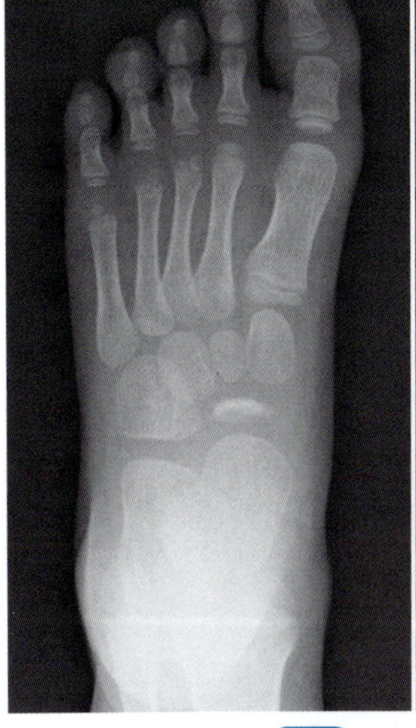
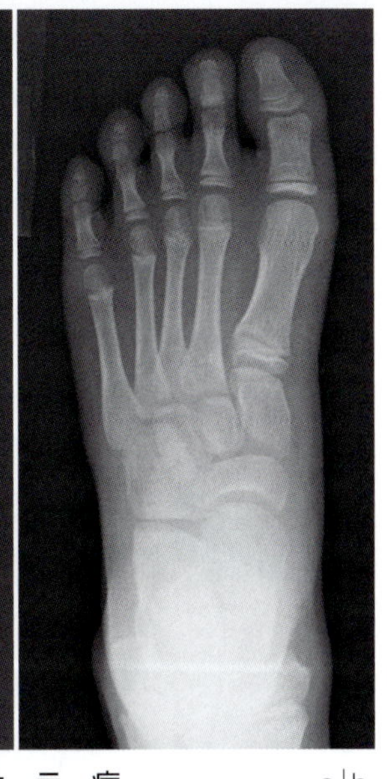

図4 ケーラー病　a|b

a：3歳，女児．舟状骨の前後像の減少，骨硬化像を認める．
b：7歳時．舟状骨は自然修復されている．

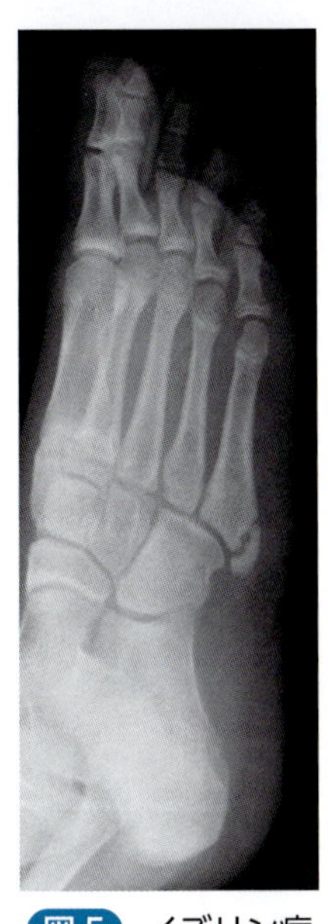

図5 イズリン病

13歳，女性．第5中足骨基部の骨端核の分節化を認める．骨折では骨折線は骨幹部にほぼ垂直に生じるので鑑別可能である．

出現頻度は12～15%で，10～15歳で出現し15～16歳で閉鎖する．第5中足骨基部の骨端核は第5中足骨基部の外側，底側に存在し短腓骨と小趾外転筋が付着している．これらの筋肉により歩行時には第5中足骨基部には強い牽引力が加わる．

ねんざなど軽微な外傷を機に発症し，反復する外傷による骨端部に加わるストレスが原因と考えられる．第5中足骨基部の痛みを訴え来院し，軽度腫脹を認めることもある．

1 画像所見

診断には足部単純X線回内斜位像が有用である．骨端核の不整や分節化などがみられる．鑑別は第5中足骨基部の剝離骨折であるが，鑑別のポイントは骨折の単純X線像では骨折線が骨幹部にほぼ垂直に生じるので，比較的容易に鑑別が可能である（図5）．

2 治　療

安静，消炎鎮痛剤，足底板装着などでほとんどの症例が保存的に治癒するが，症状が軽快しない場合は骨片摘出や骨接合術などの手術も検討されるため，そのときは専門医への紹介が必要となる．

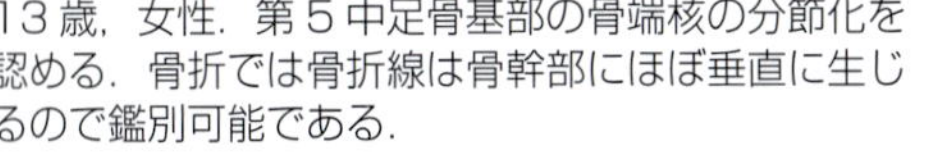

有痛性外脛骨

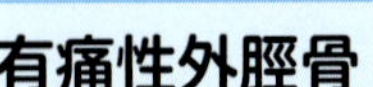

足舟状骨の内側にみられる副骨障害であるが，外脛骨には後脛骨筋腱が付着しており，その牽引力により外脛骨の不安定性が生じ，症状が出ることから腱付着部に生じる牽引型の骨端症とも考えられる．主に歩行時やスポーツ時に足内側に痛みを生じる．発生頻度は20%前後で足部の副骨の中で最も多くみられる．大多数が両側性で女児に多くみられる．外脛骨の骨化時期は8歳以降との報告があり，有痛性外脛骨の確定診断がなされるのは9～10歳以降になる．ねんざなどの微小外傷により舟状骨と外脛骨の間の軟骨に損傷をきたし，また後脛骨筋腱による強力な牽引力が働くため同部位に動揺性を生じ，痛みが生じると考えられる．

歩行時や運動時に足部内側の痛みを訴え来院する．10～15歳の思春期でスポーツ活動を行っているものに多く，ねんざを機に症状が発症することもあり，ねんざと診断されてしまうケースもある．足の内側（舟状骨内側）に骨性隆起をふれ，同部位の圧痛，熱感，発赤などがみられる．また，扁平足を合併することもある．

1 画像所見

足部単純X線正面像，側面像，および回外斜位像にて外脛骨と舟状骨の分離部を確認する(図6)．3DCTでは，より明瞭に外脛骨と舟状骨の分離部を確認できる．

2 治　療

まず運動制限，足底挿板(アーチサポート)の使用などの保存加療を行う．再発を繰り返すもの，スポーツ選手などで長期の安静が困難なもの，スポーツへの早期復帰を希望するものには手術が適応となり，専門医への紹介が必要になる．手術は①外脛骨の単純摘出，②外脛骨を摘出し後脛骨筋腱を舟状骨へ縫縮する，③外脛骨の舟状骨への骨接合などの術式がある．いずれの術式においても後脛骨筋腱の機能不全を避けるように注意が必要である[9)]．

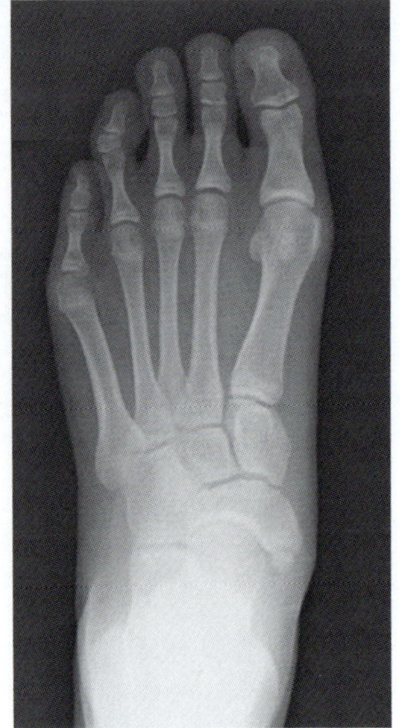

図6 有痛性外脛骨
14歳，女性．左有痛性外脛骨
(Veitch type Ⅱ)

まとめ

足部に発症する骨端症について解説した．こどもが足の痛みを訴えているときには念頭に置いて診察し，保存加療では症状が軽快しないものやスポーツへの早期復帰を希望するものは専門医への相談が必要である．

(垣花昌隆)

文　献

1) Sever JW : Apophysis of os Calcis. NY State J Med. 95 : 1025, 1912.

2) Wiegerinck JI, et al : Treatment of Calcaneal Apophysitis : Wait and See Versus Orthotic Device Versus Physical Therapy : A Pragmatic Therapeutic Randomized Clinical Trial. J Pediatr Orthop. 36(2) : 152-157, 2016.

3) Freiberg A : Infraction of second metatarsal bone, a typical injury. Surg Gynaecol Obstet. 19 : 191-193, 1914.

4) Köhler A : Typical disease of the second metatarsophalangeal joint. Am J Roentgenol. 10 : 705-710, 1923.

5) Smillie IS : Treatment of Freiberg's infraction. Proc R Soc Med. 60(1) : 29-31, 1967.

6) Ippolito E, et al : Köhler's disease of the tarsal navicular : long-term follow-up of 12 cases. J Pediatr Orthop. 4 : 416-417, 1984.

7) Borges JL, et al : Köhler's bone disease of the tarsal navicular. J Pediatr Orthop. 5 : 596-598, 1995.

8) Iselin H : Wachstumsbeschwerden zur Zeit der Knochern Entwicklung der Tuberositas metatarsi quinti. Deutsche Zeitschrift fur Chirurgie. 117 : 529-535, 1912.

9) Kakihana M, et al : Suture anchor stabilization of symptomatic accessory navicular in adolescents : Clinical and radiographic outcomes. J Orthop Surg(Hong Kong). 28(2) : 2309499020918949, 2020.

●整形外科・スポーツ領域

足根骨癒合症

疾患の概要

- 2 つまたはそれ以上の足根骨（距骨，踵骨，舟状骨，立方骨，楔状骨）が先天性に癒合した状態である．
- 足根骨のどこにでも生じ得るが，距踵骨癒合症と踵舟状骨癒合症の頻度が高い．
- 日本では舟状楔状骨（第 1 楔状骨）癒合症も比較的多くみられるのが特徴であり，人種特性も示唆される．
- 症状は疼痛と足部の動きが悪くなること（可動域制限）である．
- 症状の発現時期は，足根骨の骨化が進み，運動量や体重が増加する思春期以降が多い．ねんざや軽微な外傷，過度の運動を契機に症状が出現することもある．
- 本疾患を疑って診察や画像検査を施行すれば，比較的容易に診断がつくが，疑わないと診断や治療開始までに時間を要する．
- 疼痛自覚部位や圧痛部位は癒合部位によって異なる．視診や触診，画像検査は健側と比較することが重要である．
- 画像検査としてまず単純 X 線を撮影する．足部荷重時正面像・側面像と非荷重時の足部斜位像を含めるとよい．確定診断には CT や MRI が有用である．
- 癒合部位にかかわらず，初期治療は保存療法であり，運動量の軽減や運動制限，消炎鎮痛薬の投与を行う．外傷を契機に疼痛が出現している場合は外固定を行う．
- 少なくとも 3 か月間，保存療法を行い，その後も日常生活，就学，運動などに支障をきたす場合は手術療法を勧める．

―問・視・触診のコツ―

- まずはねんざなどの外傷歴や体重増加，運動歴を聞く．運動中や運動後に疼痛を自覚することが多いため，症状が出現するタイミングを聞く．
- 初期には足関節周囲の疲労感や運動時痛，運動後の痛みといった症状から始まる．
- 足根骨は骨によって骨化の時期が異なることや，疼痛出現から医療機関受診までに時間を要する症例もあるため，いつから(何歳頃から)症状が出現したかを聞く．
- 視診や触診は健側と比較するのが重要である．
- 疼痛自覚部位を患者に指し示させ，骨性隆起の有無と圧痛を確認する．
- 視診では可動域制限も確認する．可動域制限は本人が自覚していないこともある．足の先で円や“の”の字を描かせ，健側と比較するとわかりやすい．
- 距踵骨癒合症は 12～16 歳頃に発症することが多い．癒合部に一致して内果の後下方に骨性隆起がみられることが多く，内くるぶしが 2 つあるようにみえる．
- 踵舟状骨癒合症は 8～12 歳頃に発症することが多く，足部外側に疼痛を自覚し，圧痛を足根洞のやや前方に認める．
- 疼痛回避性に腓骨筋の痙性を生じることがあるため，外側から観察して腓骨筋腱が突っ張っていないか，健側と比較して明らかな可動域制限があるかどうかを確認する．立位時に土踏まずが消失し，腓骨筋痙性扁平足を呈することがあるため，局所の診察だけでなく足全体の診察も重要である．

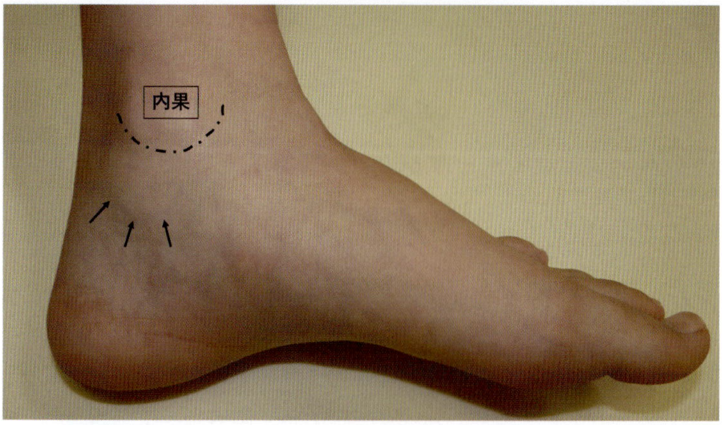

図1 距踵骨癒合症では内果の後下方に骨性隆起がみられる

病　態

2つまたはそれ以上の足根骨が先天性に線維性，軟骨性，骨性に癒合した状態である．頻度は2〜13%であるが症候性となるのはそのうちの約25%との報告もある[1]．両側例は約50%である．18世紀から報告がみられ，比較的稀な疾患として扱われてきたが，近年，国内での認識も高まり，画像診断技術の向上に伴い，身近な疾患となっている[2]．本疾患を疑って診察や画像検査を施行すれば，比較的容易に診断がつくが，疑わないと診断や治療開始までに時間を要する．

足根骨のどこにでも生じ得るが，距踵骨癒合症と踵舟状骨癒合症の頻度が高く，癒合症全体のうち，これらの癒合症が9割を占める．日本では舟状楔状骨(第1楔状骨)癒合症も比較的多くみられるのが特徴であり，人種特性も示唆される．他にも距舟状骨癒合症や第1中足骨楔状骨癒合症，3つの骨の癒合症などが報告されている[3]．

症　状

線維性癒合と軟骨性癒合は不完全な癒合であり，これらが通常，症状を呈する．主な症状は疼痛と足部の可動域制限である．可動域制限は患者本人が自覚していないこともあるが，後述する腓骨筋腱痙性を認める症例では可動域制限を著明に認める．

症状の発現時期は，足根骨の骨化が進み，運動量や体重が増加する思春期以降が多い．ねんざや軽微な外傷，過度な運動を契機に症状が出現することもある．骨化が進む前の年齢では，明らかな症状が現れることは稀である．

1 距踵骨癒合症

同部の骨化は12〜16歳から進むため，この時期に発症することが多い．初期には足関節周囲の疲労感や運動時痛，運動後の痛みといった症状から始まるため，「部活後に帰宅すると足首を痛がるので湿布を貼って様子をみていた」，「部活ができないほどの痛みではなかったので様子をみていた」などの症状で受診することが多い．癒合部に一致して内果の後下方に骨性隆起がみられることが多く，内くるぶしが2つあるようにみえる(図1)．片側例の場合は健側と比較するとわかりやすい．

2 踵舟状骨癒合症

同部の骨化は8〜12歳から進むため，距踵骨癒合症よりやや若年で発症する．足部外側で足根洞のやや前方に疼痛を訴え(図2)，年齢とともに増強し，平地歩行でさえ困難になることがある．可動域制限よりも疼痛が主症状となる傾向がある．

足関節捻挫や軽微な外傷により疼痛が増強すると，それを回避するために腓骨筋痙性を呈する(図3)．これは疼痛回避性の反応と考えられているが，病態については依然不明な部分もある．腓骨筋痙性を伴う場合は，足部の可動域制限が著明となる(図4)．

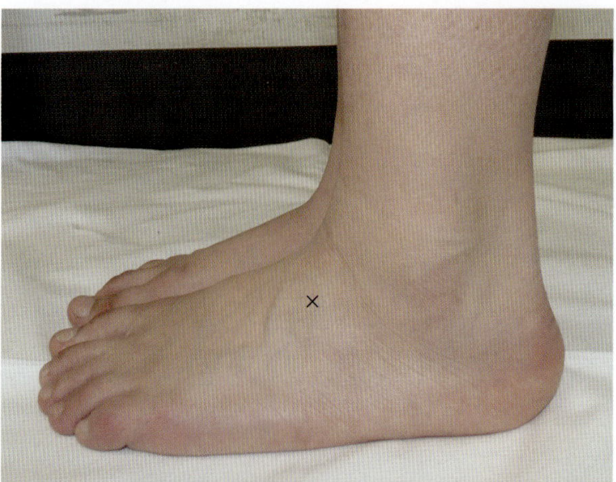

図2　踵舟状骨癒合症の圧痛部位

骨性膨隆は通常認めない．

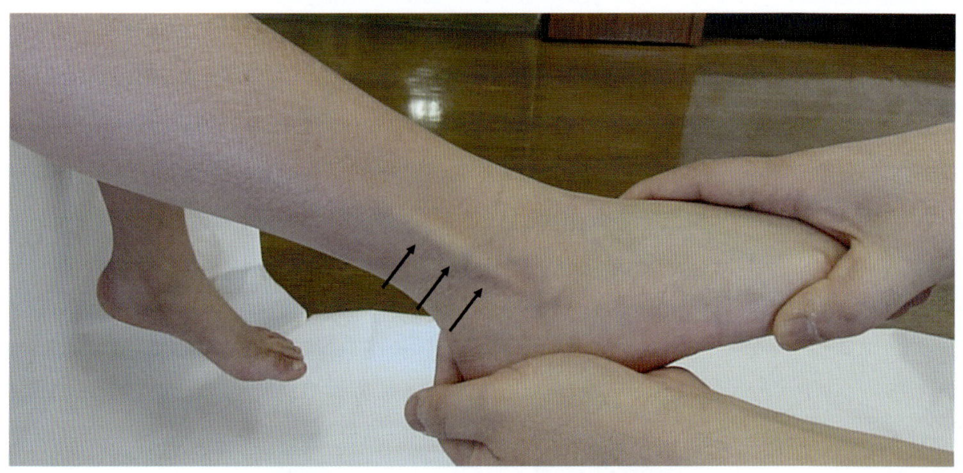

図3　右足に腓骨筋痙性を認める（矢印）

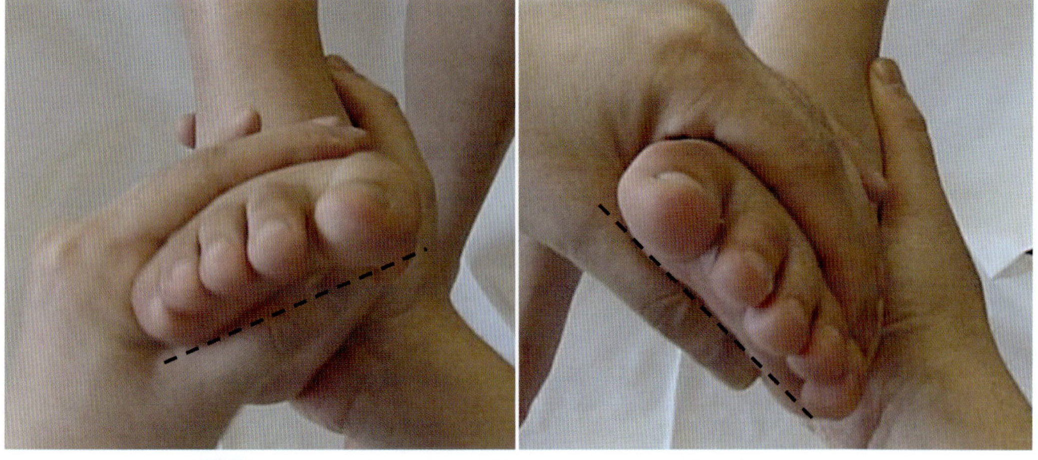

図4　患側（右足）は健側と比較し，足部の回外が制限されている

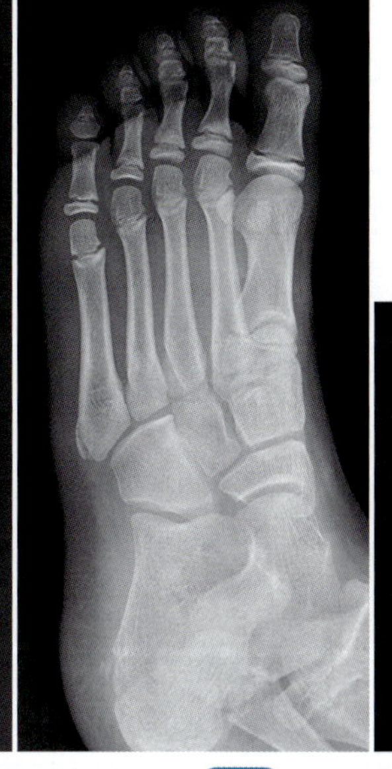
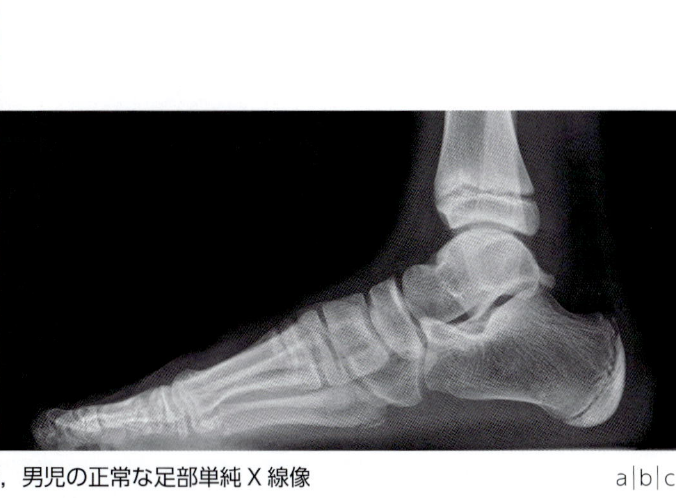
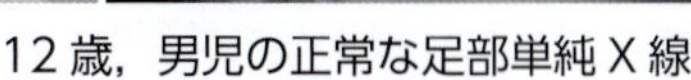

図5 12歳，男児の正常な足部単純X線像　a|b|c

a：荷重時正面像
b：斜位像
c：荷重時側面像

図6 単純X線足部荷重時側面像

距踵関節の不明瞭化と不整化を認める．

身体所見

圧痛や骨性隆起の有無，可動域制限を健側と比較して評価する．可動域制限の評価として，足の先で円や“の”の字を描かせるとわかりやすい．腓骨筋痙性は下腿～足関節を外側から観察すると腱が突っ張っているのがわかる．立位時に内側縦アーチ（土踏まず）が消失し，腓骨筋痙性扁平足を呈する[4)5)]．

診　断

上記の経過や身体所見などから，本疾患を疑えば診断は比較的容易であるが，発症から診断までの期間は12～18か月との報告もある[6)]．単純X線（図5）では，関節裂隙の狭小化，軟骨下骨の硬化像，不整像として認められる．CTやMRIは確定診断や手術による切除範囲の決定に必要となる．

1 距踵骨癒合症

足関節側面像で後距踵関節の不明瞭化，不整化，C signとして認められることが多い（図6）．

2 踵舟状骨癒合症

足部斜位像が有用である．踵骨前方突起と舟状骨の間は通常5～10 mm離れている（図5-b）が，踵舟状骨癒合症では踵骨前方突起が舟状骨側に延長しており（anteater nose sign），骨間には不整像がみられる（図7）．

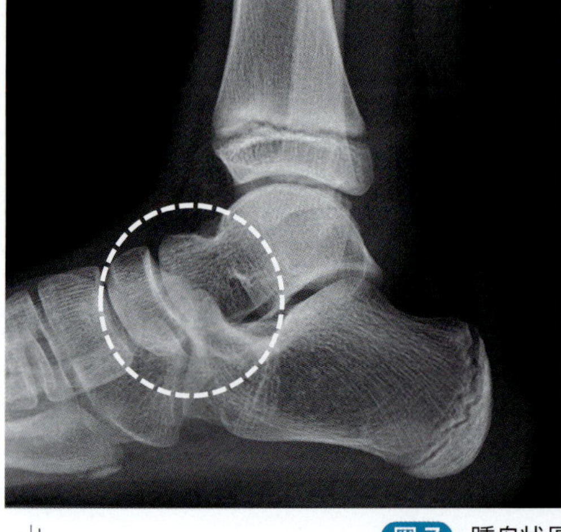
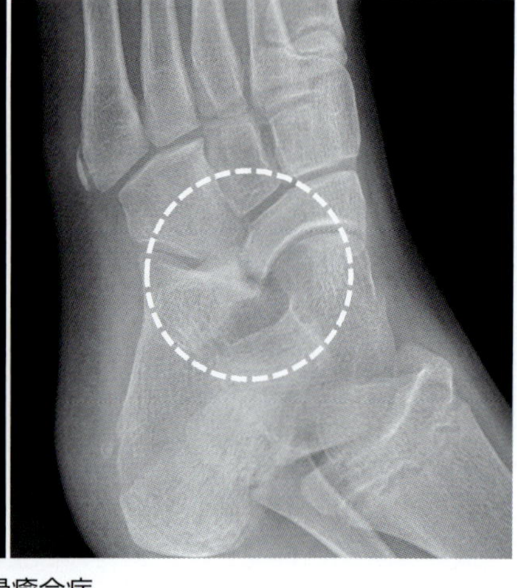

a|b

図7 踵舟状骨癒合症

a：足部荷重時側面像．踵骨前方突起が舟状骨側に延長している（anteater nose sign）．
b：足部斜位像．踵骨と舟状骨の間が不整である．

治 療

癒合部がどこであっても，初期治療は保存療法であり，運動量の軽減や運動制限，消炎鎮痛薬の投与を行う．明らかな外傷を伴う場合は2〜3週間の外固定を行う．腓骨筋痙性を認めた場合は，安静と運動制限，診断を兼ねた局所麻酔剤とステロイドの足根洞内注射が有用であり，腓骨筋の短縮が高度な症例では足根洞注射後のストレッチングと矯正位でのキャスト固定を推奨する報告もある[7)]．

少なくとも3か月間，保存療法を行い，その後も日常生活，就学，運動などに支障をきたす場合は手術療法を勧める[8)]．

（軽辺朋子，仁木久照）

文 献

1) Leonard MA：The inheritance of tarsal coalition and its relationship to spastic flat foot. J Bone Joint Surg Br. 56B(3)：520-526, 1974.
2) 熊井　司：足根骨癒合症．足の外科テキスト．日本足の外科学会監．278-284，南江堂，2018.
3) Shah R, et al：A rare case of symptomatic planovalgus foot with triple coalition. J Orthop Case Rep. 10(4)：35-37, 2020.
4) 仁木久照：足部変形—扁平足，凹足，内反足．臨整外．70(6)：648-654，2019.
5) 軽辺朋子ほか：足根骨癒合症とAALTFを伴った腓骨筋痙性扁平足の治療経験．日足の外科会誌．39：277-280，2018.
6) Docquier PL, et al：Tarsal coalition in paediatric patients. Orthop Traumatol Surg Res. 105(1S)：S123-S131, 2019.
7) Kinoshita M, et al：Serial casting for recalcitrant peroneal spastic flatfoot with sinus tarsi syndrome. J Orthop Sci. 10(5)：550-554, 2005.
8) Kothari A, et al：Surgical treatment of tarsal coalition in children and adolescents. EFORT Open Rev. 5：80-89, 2020.

Column

スポーツと無月経

スポーツは本来健康を高めるものですが，過度のトレーニングや無理な食事制限をすると，運動によるエネルギー消費量が身体に必要なエネルギー量を上回り，相対的にエネルギーが足りない状態になります．これを利用可能エネルギー不足(low energy availability：LEA)[1)]といいます．

1992年にアメリカスポーツ医学会は女性アスリートに多くみられる疾患として「無月経，疲労骨折，摂食障害」を女性の三主徴(female athlete triad：FAT)と呼ぶように定義しました．女性の三主徴の定義は2007年に「無月経，疲労骨折，LEA」へ変更されました[2)]．摂食障害がなくても，運動エネルギーと消費するエネルギーのバランスが悪ければ，無月経や疲労骨折を引き起こす可能性があるからです．

LEAの結果，無月経や疲労骨折だけでなく，発育発達の障害や，貧血，睡眠障害などとなるため性別にかかわらず身体の様々に障害が起きる状態(相対的利用可能エネルギー不足(relative energy deficiency in sport：REDs)[3)]となるため注意が必要です．

無月経になる原因は様々ですが，アスリートの場合はLEA原因で初経がくる年齢が遅れたり，無月経となっているケースが多くみられます．初経がくることには色々な因子が関係していますが成長のピーク(1年間の身長の伸びが最大だった年)の1年後に初経が発来するといわれています．日本人の平均初経年齢は12歳で，17歳までには98～100%の女性に初経が発来するとされています．初経が成長と関連しているため，初経が発来しない場合には身長や体重の増加不良がないかなど原因を検索する必要があります．稀に生まれつきの子宮，卵巣，腟などの異常で初経が発来しないこともあるため，15歳になっても初経がみられない場合は婦人科に相談することをお勧めします．

LEAによる無月経の場合，第1の治療はエネルギーバランスの改善です．しっかり栄養を摂り，練習量が多いようであれば未来の自分のために勇気を持って練習量を減らすよう助言します．成長期のアスリートは成長や筋肉量の増加にも鉄の必要量が増加するため，鉄欠乏性貧血になりやすい状態です．LEAの改善と貧血の予防はまず食事をしっかり摂ることです．安易なサプリメントや鉄剤の内服，注射の使用はお勧めできません．LEAを改善しても無月経の場合，骨量を維持することを目的にエストラジオール製剤(経皮剤)というホルモン剤を用いて治療をすることがあります．この場合，試合や練習日程を考慮し2，3か月に1回出血を起こします．「月経がないほうがいい」「ホルモン剤は太る」など，現場にかかわる指導者や親，アスリート本人に誤った認識がまだみられることがあります．医師や栄養士など専門家による情報提供や啓発もとても大切です．

(宮本由記)

文 献

1) De Souza MJ, et al：2014 Female Athlete Triad Coalition Consensus Statement on Treatment and Return to Play of the Female Athlete Triad：1st International Conference held in San Francisco, California, May 2012 and 2nd International Conference held in Indianapolis, Indiana, May 2013. Br J Sports Med. 48：289, 2014.

2) Nattiv A, et al：American College of Sports Medicine position stand. The female athlete triad. Med Sci Sports Exerc. 39(10)：1867-1882, 2007.

3) Mountjoy M, et al：2023 International Olympic Committee's (IOC) consensus statement on Relative Energy Deficiency in Sport (REDs). Br J Sports Med. 57：1073-1097, 2023.

Column

こどもの頃の骨貯金

女性アスリートにとって月経はともすれば厄介なもの，ないほうがいい，といった誤解が一部の選手や指導者や親に浸透していることがあります．骨粗鬆症と聞くと高齢者の疾患のようなイメージもありますが，最近女性アスリートの無月経と疲労骨折の関係が話題となり，女性アスリートの婦人科疾患にも注目が集まるようになっています．

女性アスリートの三主徴（female athlete triad：FAT）は摂食障害の有無によらない利用可能エネルギー不足（low energy availability：LEA），視床下部性無月経，骨粗鬆症の3つで構成されます[1)]．本来10代後半～20歳頃は成長ホルモン，インスリン様成長因子（insulin-like growth factor：IGF）-I，性ホルモンなどが増加し，骨塩量の増加速度が最大となり最大骨量を獲得する時期ですが，無月経による低エストロゲン状態が長く続いていると骨塩量は増加せず疲労骨折のリスクは高まります．骨量が増加する10代に，1年以上無月経であった選手は骨量が低下するリスクが高いというデータ[2)]もあります．

ただ，疲労骨折時にすべての選手が無月経であるわけではなく，疲労骨折には無月経以外にも様々な要因が関与していると考えられます．最大骨量を獲得する時期の無月経は疲労骨折の原因の1つになるだけでなく，将来的に閉経後の骨折のリスクを高める可能性もあります．初経は成長のピーク（1年間の身長の伸びが最大だった年）の1年後に発来するといわれています．アスリートの疲労骨折の好発年齢が16歳という報告[3)]もあることから，成長のピークがみられない場合，LEAがないか検討してみるよう指導者や親へ啓発することも大切です．

骨粗鬆症の予防には思春期からの適切な運動・スポーツ活動が重要ですが，女性の成長期において過度なスポーツ活動やLEAによる無月経の状態であることは，スポーツ活動による疲労骨折のリスクを高めるだけでなく，人生に一度だけある成長期の最大骨量獲得時期を失う要因となる可能性があります．成長期のアスリートではトレーニングを行うだけでなく，トレーニングに見合った十分なエネルギー摂取や休息も同様に重要です．

（宮本由記）

文　献

1) Nattiv A, et al：American College of Sports Medicine position stand. The female athlete triad. Med Sci Sports Exerc. 39(10)：1867-1882, 2007.

2) Nose-Ogura S, et al：Low Bone Mineral Density in Elite Female Athletes With a History of Secondary Amenorrhea in Their Teens. Clin J Sport Med. 30(3)：245-250, 2020.

3) 能瀬さやかほか：女性トップアスリートにおける無月経と疲労骨折の検討．日臨スポーツ医会誌．22(1)：67-74，2014.

Ⅱ章

こどもの足の疾患を知ろう！

<皮膚科領域>

●皮膚科領域

たこ・うおのめ

疾患の概要

- 一般的にたこやうおのめなどの足部角化性病変は頻度の高い疾患であるが，小児の症例はかなり稀である．しかし小児においても病変が生じると大人同様に症状が遷延，増悪し歩行時の疼痛など日常生活に支障をきたすこともあるため注意を要する．
- たこやうおのめは圧迫や摩擦などに伴う皮膚への物理的な刺激が慢性的に繰り返されることにより生じる．
- 足底や足趾に摩擦や圧迫を繰り返す原因として多くの場合，足の大きさや形に合っていない靴を履いていたり，不適切な靴の履き方などが原因となるケースが多い．しかし単に靴の影響のみではなく，歩行時の姿勢やアライメントの乱れ，運動不足による筋力低下，また生来の足の形や靱帯の柔らかさなどが複雑に関与し生じていると考えられ，総合的な判断が求められる．
- たこは慢性的な物理的刺激が加わることにより皮膚の角質が肥厚する状態を指し，足で一番発生の多い部位は前足部，特に中足骨骨頭である．全体的に緩やかな肥厚を呈するため痛みを伴わないことが多いが，病変が大きくなったり肥厚が強くなることによって歩行時に痛みを生じるケースもみられる．
- うおのめは慢性的に生じる物理的な圧迫やズレ応力により小さな範囲で角質の一部分が真皮を圧迫するように深く限局して核を形成する．そのため，比較的早期から歩行時に痛みを伴うことが多く，日常生活動作（ADL）の低下につながるケースもみられる．発生部位としては小趾背外側，前足部，趾間などに多くみられる．
- 「こどもにうおのめができた」と皮膚科外来を受診した際，実際に診察をすると，うおのめではなく尋常性疣贅（いぼ）であるケースが非常に多い．そのため，まず尋常性疣贅ではないかの確認が必要となる．尋常性疣贅はダーモスコピーで病変部に点状出血を確認することで診断が可能である．
- 角質を削ることが主な治療となるが，病変部を削っても同じ条件が続くと再発を繰り返す．そのため角化の原因を病変の発生部位や足の形，靴などを総合的に観察して，繰り返さないための方法を指導することが重要である．
- コーンカッターなどの削り器具を用いて角質を削ったり，シリコン製のパッドやチューブ状のカバーなどで患部を覆うことにより，病変部への圧力を減弱させることができる．
- 合わない靴によって生じることも多いため，履いたときにつま先に少し余裕があるか，毎回靴を履くたびにひもやベルトでしっかり足を固定しているか，などを確認する．

問・視・触診のコツ

まず何をきくか

- 靴について

  普段履いている靴の種類（登下校時やうち履きなど）

  毎回適切に靴を履いているか（踵を合わせて履いているか．靴を履くたびにしっかりひもやベルトで足を固定できているか）．

- 運動

  日常的に運動習慣があるか．

  特定のスポーツや部活動を行っているか，そのときに履いている靴の種類はなにか．

どこをみるか

- 足や足趾の変形はないか（外反母趾，内反小趾，開張足，扁平足，寝趾など）（図 1，2）
- 発生部位別に原因を推察する．

  靴の影響が考えられる場合は，足の大きさや形に合っている靴を履いているか，つま先に 1 cm 程度の余裕があるかをチェックする．

どのように触診をするか

- たこやうおのめの発生部位と原因となる骨の位置を触診で確認する．
- 足趾や足関節の柔軟性を確認する．

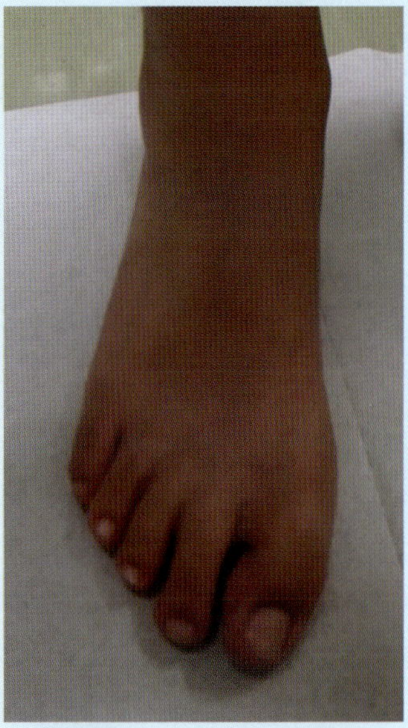

図 1　こどもの外反母趾

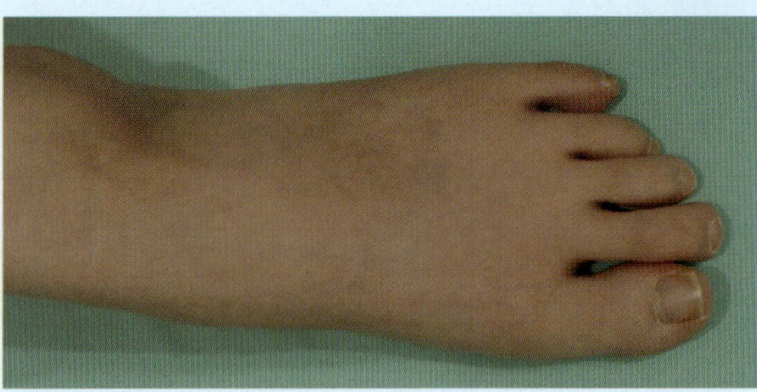

図 2　こどもの寝趾（第 5 趾が外側に倒れて爪が外側を向いている）

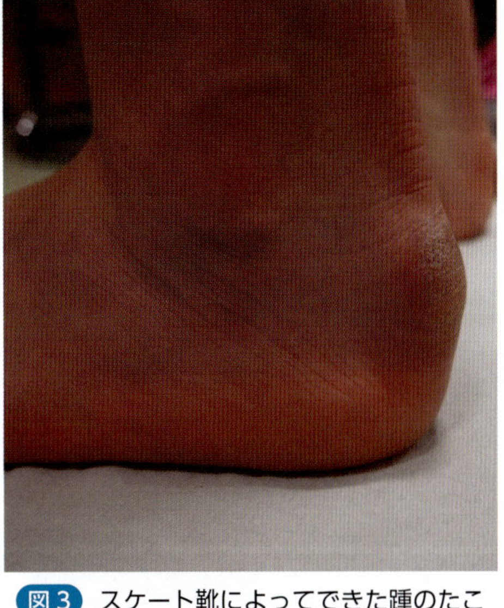

図3 スケート靴によってできた踵のたこ

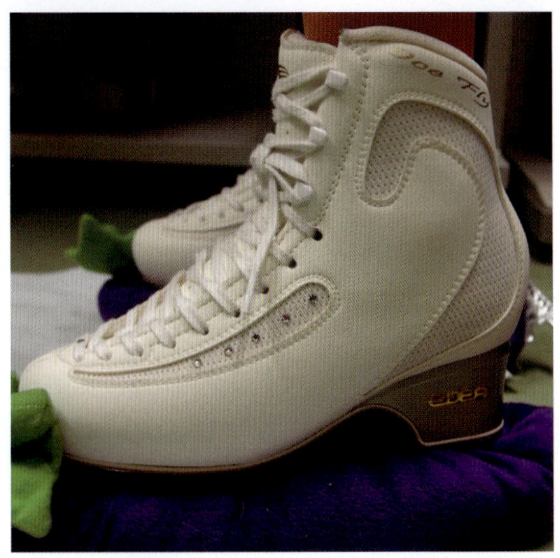
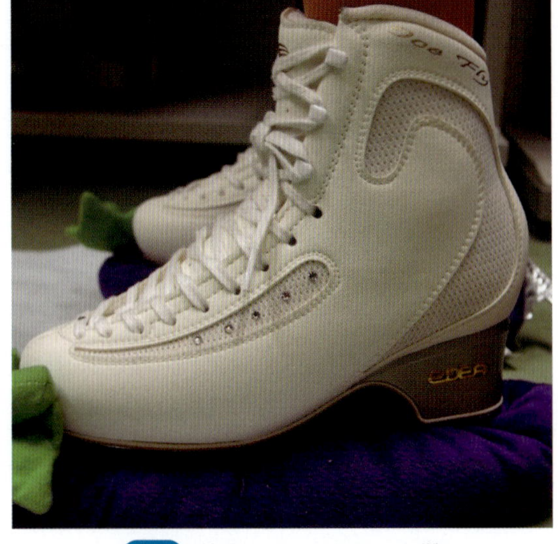

図4 使用していたスケート靴

背　景

足のたこやうおのめは頻度の高い疾患であるが，一般的に大人に発症することが多く，小児が医療機関でたこやうおのめと診断されるケースは非常に稀である．しかし小児においても病変が生じると大人同様に症状が遷延，増悪し歩行時や運動時の疼痛を引き起こすこともあり注意を要する．

たこやうおのめは圧迫や摩擦による皮膚への物理的な刺激が慢性的に繰り返されることにより生じる．本来，角化は摩擦などの外的刺激に対する生体の防御反応であるが，その刺激が同じ部位に何度も繰り返されると過度な過角化を生じ，痛みや炎症を引き起こす要因となる．

原　因

足底や足趾に摩擦や圧迫を繰り返す原因としては，足の大きさや形に合っていない靴を履いていたり，不適切な靴の履き方によるものが多い．こどもの足は大人の足と比べ柔らかいため，合わない窮屈な靴を履いていても痛みに気づきにくい．そのため，本人の自覚がないうちに浮きゆびや扁平足，外反母趾などの足の変形を生じることがあり，大人が適正な靴の知識を持つことが重要である[1]．

しかし単に靴の影響のみではなく，股関節や膝関節などと連動する足のアライメントの乱れ，運動不足による筋力低下，また生来の足の形，靱帯や腱の柔らかさなどが複雑に関与し生じていると考えられ，難治例もみられる．

他にこどものたこやうおのめの特徴としてスポーツや運動の影響も考慮する必要がある．それぞれのスポーツやスポーツシューズの特性により外力が加わる部位が異なる（図3，4）．

1 た　こ

慢性的な物理的刺激が加わることにより，その部位の皮膚の角質が肥厚する状態を指す．うおのめよりも範囲が大きい．足底で一番発生の多い部位は中足骨骨頭である．全体的に緩やかな肥厚を呈するため痛みを伴わないことが多いが，肥厚が強くなると歩行時に痛みを生じるケースもみられる．

2 うおのめ

慢性的に生じる物理的な圧迫やズレ応力により，小さな範囲で角質の一部分が真皮を圧迫するように深く限局して核を形成する[2]．そのため，比較的早期から歩行時に痛みを伴うことが多く，日常生活動作（ADL）の低下につながるケースもみられる．発生部位としては小趾背外側，前足部，趾間などに多くみられる．

図5 小趾先端外側のうおのめ

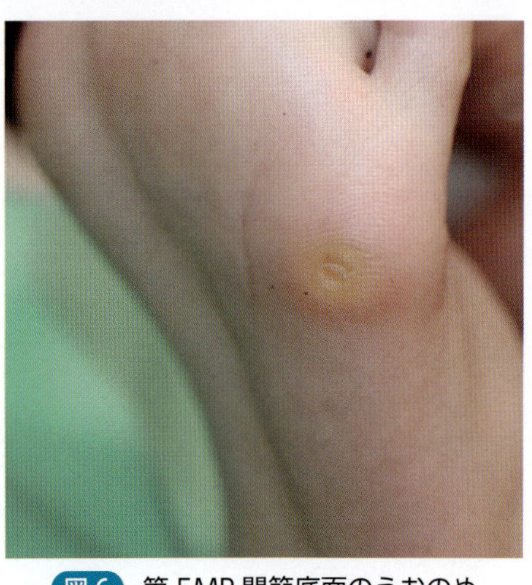

図6 第5MP関節底面のうおのめ
（うえだ皮ふ科　上田暢彦先生からご提供）

鑑　別

「こどもにうおのめができた」と皮膚科外来を受診した際，診察をするとうおのめではなく尋常性疣贅(いぼ)であるケースが非常に多い．そのため，まず尋常性疣贅でないかの確認が必要となる．尋常性疣贅はダーモスコピーで病変部に点状出血を確認することで診断が可能である．判断が難しい場合はコーンカッターなどで角化しているところを少しずつ削ると，より点状出血がわかりやすくなる．また，一部のたこやうおのめでは尋常性疣贅が合併していることもあるため見落とさないように注意を要する．

好発部位とその要因

1 小趾先端外側(図5)

小趾外側が靴の内側に擦れたり圧迫されることにより生じることが多い．靴の先端が細く小趾が圧迫されていないか，または靴が大きすぎて靴の中で足が前に滑ることにより擦れていないかを確認する．

2 第5MP関節底面(図6)

歩行時や立位のとき，足がハの字の形に内股になっている場合や，足底が内側を向き小趾側で接地する回外足の場合では第5MP関節底部に荷重がかかりやすく，たこやうおのめができやすい[3]．

3 趾　間

このタイプは，うおのめとその周りの角質が浸軟し白色を呈することが多い．これは汗に伴う趾間の蒸れによるものと考えられ，浸軟が強いため真菌感染や細菌感染を併発しているケースもみられる．最も多くみられるのは第4趾外側と第5趾内側の骨があたる箇所であり，両足趾にみられることもある．

つま先が細い靴や内反小趾などの足の変形により横方向から足趾を圧迫されることが原因で起きる．

4 第2～4MP関節底面(足底の前足部中央)(図7)

歩行姿勢の乱れや運動不足などにより足の横アーチが低下し，蹴り出しの際に前足部中央への圧負荷が強くなり生じる．靴の中で足が滑ると擦れる圧力が強くなり，さらに過角化が進行する．

5 足趾関節面背側や足趾先端(図8)

靴の影響が大きい．つま先部分のきつい靴を履くと靴の中で足趾が折れ曲がり，関節面背側が靴で圧迫されたり，先端が靴にあたることにより病変を生じる．また，逆に靴が大きすぎる場合も靴の中で足が前に移動し，靴の前面や上部に足趾があたり摩擦が生じる．

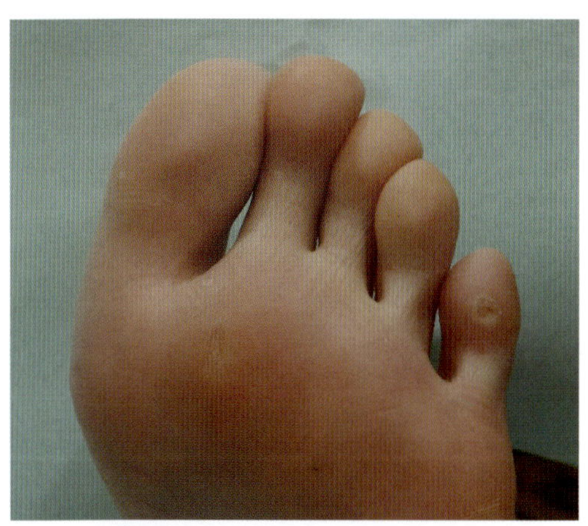

図7 第 2MP 関節底面のたこ
小趾はうおのめではなく，いぼであった．

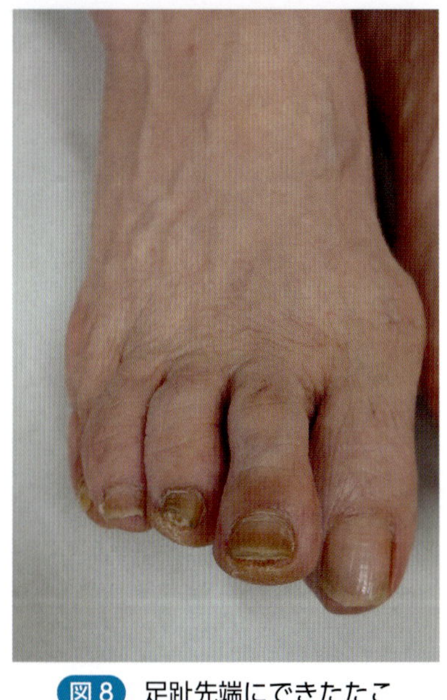

図8 足趾先端にできたたこ

治 療

角質を削ることが主な治療となるが，病変部を削った後も足に同じ条件が続くと再発を繰り返しやすい．そのため病変の発生部位や足の形，靴などを総合的に観察して角化を繰り返さないための対処方法を指導することが重要である．

痛みがあるときは削りや外用治療，原因の除去のために皮膚科受診を勧め，また明らかな足や足趾の変形により痛みがある場合は，足底装具や靴型装具などの使用や運動指導などを含め整形外科受診を勧める．

1 削りや外用治療

過度な過角化により痛みを生じるため，様々な方法を使用し病変部の角質を薄くする．うおのめの外用薬としてスピール膏® が一般的に有効であるが，こどもの足の皮膚はまだ柔らかいためスピール膏® で薄くなりすぎて痛みが悪化するリスクがある．10%サリチル酸ワセリンを塗布することにより角質を柔らかくし疼痛を軽減させることもある．

皮膚科外来では，コーンカッターやキュレットといった削り器具を用いて厚くなった角質を削って除圧を行う．削りすぎると出血したり角質が薄くなりすぎて歩行時に痛みを生じることもあるため注意深く少しずつ削っていく．うおのめはコーンカッターのみでは核を取ることが難しいため，キュレットなどを使用し核を削り取る．

2 患部の免荷

シリコン製のパッドやチューブ状のカバーなどで患部を覆うことにより病変部への圧力を減弱させ疼痛を緩和させる効果がある．またうおのめにはドーナッツ型のパッドをつけることでも除圧が可能である．趾間にできたうおのめに対しては5本指ソックスが簡便で有効なケースがある．

3 適切な靴

普段主に履いている靴を確認する．適切な靴とは，踵がしっかり保持され，つま先は0.5~1.0 cm 程度の十分な余裕があり，靴の中で足が滑らないようにひもやベルトなどで足の甲を固定ができるものである．また，つま先の高さが保たれており，前足部が適度に柔軟性がありスムーズな重心の移動ができ，全体的にクッション性がよい靴が望ましい．履いたときにつま先に少し余裕があるか，毎回靴を履くたびにひもやベルトでしっかり足を固定しているか確認をする．中敷きが取り出せるタイプのものであれば，中敷きを観察することにより普段足のどの場所に圧力がかかりやすいか，また指の先端の位置が前すぎないかなどのチェックにも役立つ．踵の外側など靴底の一部が過度に擦り減ると歩行時の安定性が失われるため，新しい靴に変えてもらう．

4 アライメントや姿勢

理想的には実際に歩く姿勢を観察することが望ましいが，判断が難しい場合は靴底の減りや靴の変形をチェックすることにより歩き方の特徴を推察することができる．また，足のアライメントの変形が強いときはそれぞれの足に合ったインソールや靴型装具を使用し足底圧の分散を行う．また，足趾を動かすことで足部の底側にある内在筋が発達し歩行に適した強靱なアーチが形成されるため[4]，積極的な運動習慣をつけることも重要と考える．

（伊藤裕子）

文献

1) 玉島麻理：0歳からの足育(あしいく)のすすめ．武藤芳照ほか編．23-29，論創社，2020.
2) Singh D, et al：Callosities, corns, and calluses. BMJ. 312：1403-1406, 1996.
3) 金森慎吾：足のトラブルを減らす運動療法．足育学 外来でみるフットケア・フットヘルスウェア．高山かおる編．226-229, 全日本病院出版会，2019.
4) 田中康仁：小児のフットケア．フットケア第2版．日本フットケア学会編．193-197, 医学書院，2012.

●皮膚科領域

いぼ

疾患の概要

- 皮膚に生じる「いぼ」の中にはウイルス感染によるものがあり，ウイルス性疣贅と呼ばれる．原因となるウイルスにはヒトパピローマウイルス（以下，HPV）と伝染性軟属腫ウイルスがある．HPVには多くの遺伝子型があり，遺伝子型によって感染部位や疣贅（いぼ）の臨床病型が異なるという特徴がある．小児の疣贅の多くは尋常性疣贅とミルメシアであるが，尋常性疣贅はHPV 2a，HPV 27，HPV 57の検出頻度が高く，ミルメシアからはHPV 1aが検出される．
- 尋常性疣贅やミルメシアは特に小児の手足に日常的によくみられる疾患であり，日本皮膚科学会による大規模調査の結果では外来受診患者の4.5％に尋常性疣贅を認め，年齢別では6〜10歳に最も多くみられている[1)]．
- 尋常性疣贅の臨床は典型的には微小な丘疹から始まり，徐々に疣状に増大して数mm〜1cm前後の小結節となり（図1），足底などでは融合して数cmの結節になることもある．感染経路については，正常な皮膚であれば感染はしにくいが，皮膚に微小な傷があるとそこからHPVが侵入して表皮最下層の幹細胞に感染し，潜伏する．その後，表皮細胞と角質が増殖し疣贅が形成されるが，角質の脱落とともにHPV粒子が放出されることで新たな感染を引き起こす．
- 感染部位としては全身どこにでも感染し得るが手指や足趾足底が頻度としては最も多く，さらに膝蓋・膝窩・肘窩にみられることも多い．
- 治療は液体窒素による凍結処置を1〜2週に1回繰り返す方法が，従来から第1選択として実施されてきたが，疼痛を伴うことや治療抵抗性の病変があることから，特に小児においては他の治療法に切り替えたり，あるいは複数の治療を併用したりすることもしばしばある．
- 伝染性軟属腫も小児によくみられる疾患であるが，原因ウイルスはHPVでなく伝染性軟属腫ウイルスである．

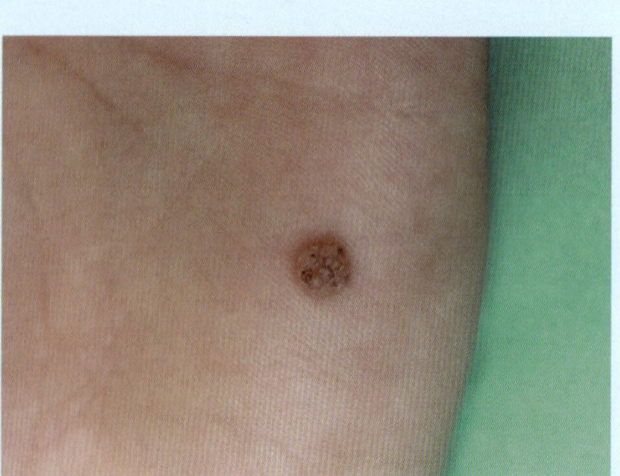

図1 手掌の尋常性疣贅

問・視・触診のコツ

まず何をきくか

診断は視診が中心となるので問診は補助的となる．問診では温泉，プール，トレーニングジムなど公共の場で裸足になる機会があったかどうか，兄弟に疣贅の患者はいるかなどを聞くことで，感染経路を推定することができる．また，今後の治療方針を決定するにあたり，過去の治療歴が参考になる．過去に受けた治療法と，その治療が奏効したかどうかや疼痛を伴う治療は避けたいかどうかなどを聞いておくとよい．

どこをみるか

視診では手足など好発部位に認め，角質と表皮肥厚を伴う丘疹あるいは小結節で，表面が疣状にざらざらとしていればウイルス性疣贅が強く疑われる．鑑別としては鶏眼(うおのめ)がまず挙げられる．鶏眼は慢性的物理的圧迫により比較的小さいが深い角質塊が形成されたもので，足底や足趾側面に好発して多くは疼痛を伴う．鑑別点としては尋常性疣贅の場合は表面に点状出血あるいは微小血管断面が黒い小さな点として認められる(図 2)のでそれにより鑑別できる．この変化は角質の表面を軽くコーンカッターで削ってみたり，ダーモスコピーで観察したりすると，より明瞭に捉えることができる．ただ，小児は体重が軽く，足変形が少ないことから頻度としては疣贅のほうが圧倒的に多い．また，ミルメシアというタイプのウイルス性疣贅は初期には水疱様の外観を呈するため伝染性軟属腫が鑑別となるが，伝染性軟属腫は手掌足底に発症することは稀である．

どのように触診をするか

触診に関してはウイルス性腫瘍という性質から感染予防のため，みだりに触らないほうがよい．患者にも直接触らないようにと指導する．

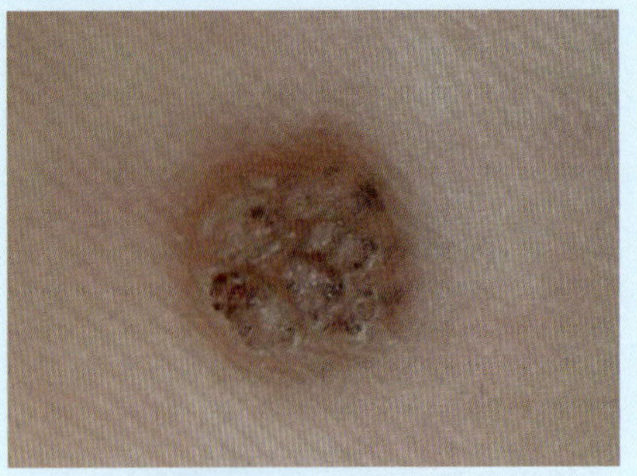

図 2　図 1 の拡大
黒色小点が複数観察される．

疣贅(いぼ)とは

昔はこぶ，いぼ，ほくろ，あざなど皮膚にできるものを「ふすべ」と呼んでいたようで，漢字として「贅」の字があてられた.「贅」には「役に立たない余計なもの」という意味もあり，これに対応する熟語として「贅沢」などがある.「疣」は「皮膚にできる硬い小さな突起物」という意味であり，一般的に疣贅(いぼ)と呼ばれるものには，医学的にいう脂漏性角化症(老人性いぼ)や軟性線維腫(首いぼなど)，尋常性疣贅，伝染性軟属腫(水いぼ)など多種の皮膚疾患が含まれる．これらのうち，ある種の疣贅についてはウイルスの感染によって発症することが明らかになっている．疣贅状の発疹の原因となるウイルスにはヒトパピローマウイルス(以下，HPV)と伝染性軟属腫ウイルスがあり，HPV は尋常性疣贅，ミルメシア，扁平疣贅，尖圭コンジローマなど様々な疣贅の原因となり，伝染性軟属腫ウイルスは伝染性軟属腫(水いぼ)の原因となる．これらを総称してウイルス性疣贅と呼ぶ．小児には尋常性疣贅やミルメシア，伝染性軟属腫が多くみられるため以下にこの3つの疾患について記述する．

尋常性疣贅とは

手指，足趾，足底などにみられる小丘疹状のタイプの疣贅はありふれていることから尋常性疣贅と呼ばれる．尋常性疣贅は HPV の中でも HPV 2a，HPV 27，HPV 57 の検出頻度が高い．顔や首などにできる指/糸状の疣贅や爪周囲の疣贅も HPV 2a，HPV 27，HPV 57 が多く検出され，これらも尋常性疣贅の一種とされる．

ウイルスは正常な皮膚の場合は感染しにくいが，皮膚に微小な傷があるとそこから侵入し，表皮の最深部の幹細胞に感染すると考えられている．その後潜伏を経て表皮細胞の増殖と過角化を引き起こし，角化とともにウイルスは増幅され疣贅上層部ではウイルスは豊富となる．そして角質の脱落とともにウイルスは排出されて新たな感染源となる．罹患部位で多いのは手指と足趾，足底，爪周囲だが，外傷の起こりやすい膝蓋や湿疹病変の多い肘窩・膝窩に罹患することもしばしばみられる．

感染経路はヒトからヒトへの直接接触感染や自家接種の他に，間接的な接触によっても感染し得る．HPV が環境の中でどこにどのようにして存在しているかは詳しくはわかっていないが，問診からは温泉，プール，トレーニングジムなど公共の場で裸足になる機会が多いケースや家族に疣贅患者がいるケースが多く見受けられる．

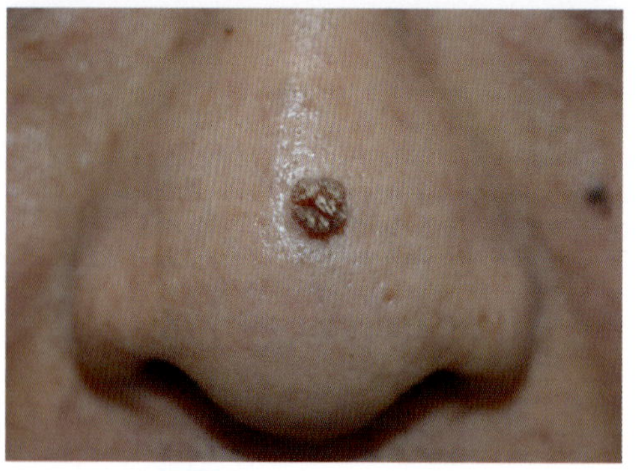

図3 鼻尖部の指状疣贅

尋常性疣贅の診断

ウイルス感染のリスクもあるので触診より視診が中心となる．大きさは手指や足趾では数 mm～1 cm 前後であるが，足底では集簇してさらに大きい敷石状の病変となることもある．色調は角質の肥厚を伴うので，表面は白色調を帯びることが多い．表皮がまさに乳頭腫状に増殖することを反映して角質も疣状にざらざらとしている．通常，手足ではやや扁平なドーム状に隆起するが，顔や首など手足以外では外方性に増殖して突出するタイプのものもあり，すぼめた指のようにあるいは小さいものは糸状にみえるので，指状あるいは糸状疣贅と呼ばれる(図3)．足底では小さいものは圧迫により皮膚に押し込まれて平坦にみえることもあるが，多くは強い角質増殖により硬く隆起する．疣贅周囲の皮膚紋理は疣贅を避けるように乱

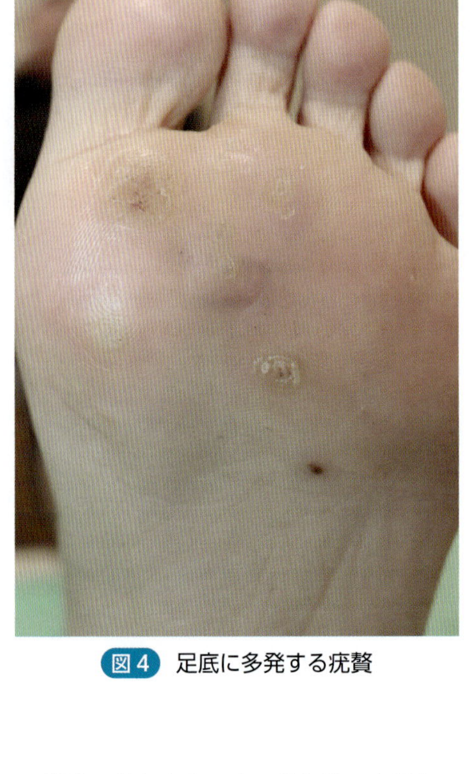

図4　足底に多発する疣贅

図5　母指に生じたミルメシア

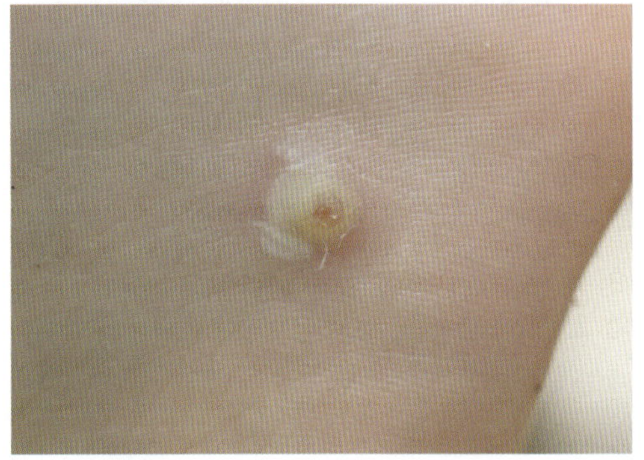

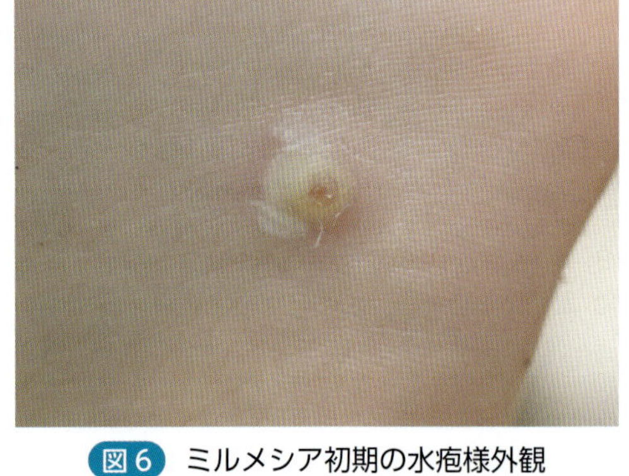

図6　ミルメシア初期の水疱様外観

れる．単発の場合もあるが，感染性の疾患なので，自家接種にて複数個の疣贅が集簇あるいは散在して多発する場合(図4)が多い．二次感染あるいは圧迫により周囲に炎症が起きることもあり，その場合には発赤腫脹と圧痛・自発痛を伴う．

疣贅と似ている病変としては足では胼胝(たこ)・鶏眼(うおのめ)が挙げられる．胼胝・鶏眼は慢性的物理的圧迫による角質肥厚であり，足底や足趾側面に好発する．胼胝に比べ鶏眼は小さいが深いため多くは疼痛を伴う．胼胝・鶏眼との鑑別に困るときにはダーモスコピーを用いて観察すると点状出血や微小血管の血栓を反映する黒色あるいは紅色の小点を認める(図2)ことが鑑別点となる．この所見は角質の表面をコーンカッターで削ってみるとさらに明らかになることが多い．ただ，小児は体重が軽く，足変形が少ないことから頻度としては疣贅のほうが多い．

触診に関してはウイルス性腫瘍という性質から感染予防のため，みだりに触らないほうがよい．患者にも感染予防のため直接触らないようにと指導する．

ミルメシアの診断

ウイルス性疣贅のうち，ミルメシアは手掌足底に生じ中央部が噴火口状にやや陥凹して周囲はなだらかに隆起する丘疹という外見である(図5)．尋常性疣贅と異なりHPV 1aの検出頻度が高い．ミルメシアは小児によくみられ，初期では水疱様外観を呈する(図6)ことが多いため伝染性軟属腫とやや似るが，伝染性軟属腫は手掌足底に発症することは稀である．またミルメシアは発赤腫脹や疼痛を伴うことが多いことも特徴である．鶏眼が鑑別となるが，小児に鶏眼を生じることは少ないため小児の鶏眼様の病変は，まずミルメシアを考える．

尋常性疣贅，ミルメシアの治療

日本皮膚科学会尋常性疣贅診療ガイドライン

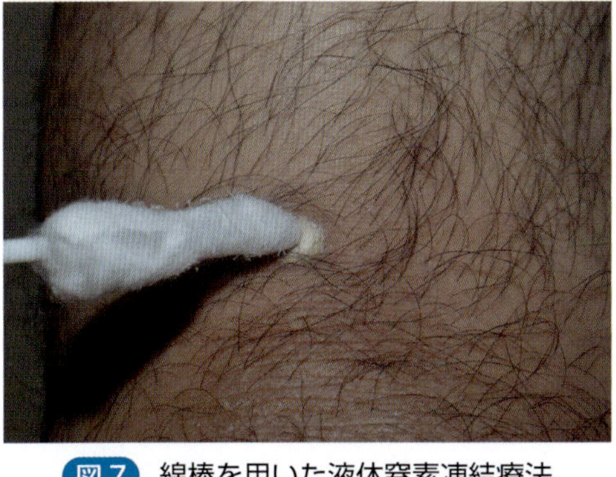
図7　綿棒を用いた液体窒素凍結療法

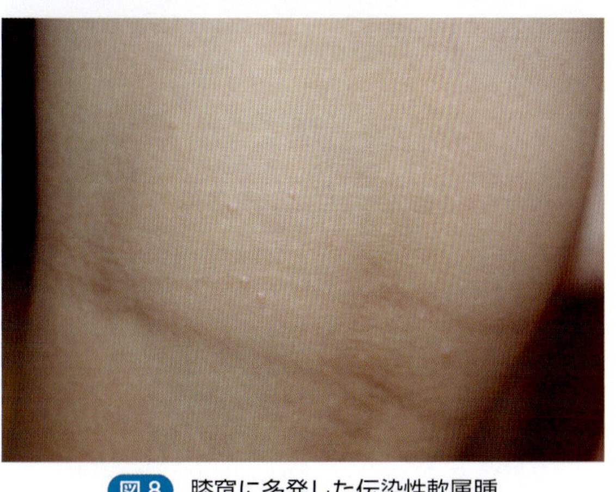
図8　膝窩に多発した伝染性軟属腫

(2019)では液体窒素凍結療法とサリチル酸外用のみが推奨度A(行うよう強く勧められる)となっている[2]．液体窒素凍結療法とは従来，疣贅治療の中心となってきた治療法であり，液体窒素(－196℃)を用いて疣贅とその周囲を含めた凍結を3回繰り返す処置を1～2週毎に行うものである(図7)．数回の通院で脱落に至る場合もあるが，10回以上の通院を必要とする場合も多い．疼痛とそれに伴う恐怖心が，特に小児の場合は治療継続の障壁となる．よって液体窒素凍結療法のみの治療で難渋する場合には他の治療法に切り替えたり，複数の治療法を併用したりする工夫が必要となる．

サリチル酸外用は角層の剥離作用があり，本邦では50%サリチル酸絆創膏が保険適用となっている．液体窒素凍結療法との併用や他の外用療法との併用で治療されることが多い．他にも様々な治療法が疣贅治療に用いられているが，ガイドライン上では電気凝固，レーザー，ヨクイニンエキス内服，接触免疫療法が推奨度B(行うよう勧められる)となっており，外科的切除，光線力学的療法，いぼ剝ぎ法，超音波メス，モノクロロ酢酸外用，トリクロロ酢酸外用，フェノール外用，活性化ビタミンD_3外用，ブレオマイシン局所注入療法，5-FU外用，レチノイド外用，レチノイド内服，イミキモド外用，シメチジン内服が推奨度C1(行うことを考慮してもよいが，十分な根拠がない)となっている．

伝染性軟属腫(水いぼ)とその治療

伝染性軟属腫ウイルスの感染により2～10 mmほどの水疱様の病変が体幹四肢に出現するもの(図8)で，7歳以下の小児に多い．個疹の表面は平滑だが大きめの病変では中央部が臍窩状にやや陥凹する．表面を破ると白色粥状内容物を認め，ウイルス粒子を多く含む．

感染後しばらくすると周囲に湿疹反応を伴って痒みが出現することが多く，掻破によって周囲に自家感染して拡大する．治療としては水いぼ鑷子(トラコーマ鑷子)で摘除することが確実であるが，液体窒素凍結療法と同じく疼痛と恐怖心から治療困難となることも多い．局所麻酔入りのテープは保険適用であり，処置の1時間程前から貼付しておくことで疼痛を軽減させることはできるが，恐怖心を軽減させることは難しい．数か月～3年ほどで自然治癒することから無治療で経過観察のみとする場合もある．筆者の診療所においては積極的に治療するかあるいは経過観察とするかについては発疹の状態や本人・保護者の意向を聞いて総合的に判断している．日本小児皮膚科学会による「皮膚の学校感染症とプールに関する統一見解」では「プールの水ではうつりませんので，プールに入っても構いません．ただし，タオル，浮輪，ビート板などを介してうつることがありますから，これらを共用することはできるだけ避けて下さい．プールの後はシャワーで肌をきれいに洗いましょう．」としている[3]．

専門医に紹介するタイミング

尋常性疣贅やミルメシアの治療では液体窒素凍結療法が中心となること，また液体窒素凍結療法が早期に奏効しない場合では，病状にあわせて他の治療法に方針変更をすることがあるため，疣贅を疑った時点で皮膚科専門医に紹介することが望ましい．

（上田暢彦）

文　献

1) Furue M, et al : Prevalence of dermatological disorders in Japan : A nationwide, crosssectional, seasonal, multicenter, hospital-based study. J Dermatol. 38 : 310-320, 2011.

2) 日本皮膚科学会尋常性疣贅診療ガイドライン策定委員会監：尋常性疣贅診療ガイドライン 2019(第1版)．日皮会誌．129(6)：1265-1292，2019.

3) 日本小児皮膚科学会：皮膚の学校感染症とプールに関する統一見解．(http://jspd.umin.jp/qa/01_mizuibo.html)(最終検索日：2024 年 9 月 20 日)

●皮膚科領域

陥入爪・巻き爪

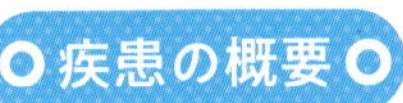

疾患の概要

陥入爪（図 1）

- 爪の縁や先端がまわりの皮膚に食い込んで炎症を起こした状態
- 爪のまわりに痛みや腫れなどの症状を起こす．
- 放置すると進行してしまうため，早期の治療が大切である．
- 原因は，間違った爪の切り方である．
- 爪の切り方や靴の履き方を正しく習慣づけることで予防できる．

巻き爪（図 2）

- 爪が内側に向かって弯曲した状態
- 症状がない場合もあるが，足趾の痛みや炎症を起こすこともある．
- 痛みや炎症を伴う場合には，巻き爪矯正を中心とした治療を行う．
- 原因は，足趾に加わる力のバランスの崩れと考えられている．
- こどもでは，足変形や運動機能障害が関与する可能性が特に高いため注意する．

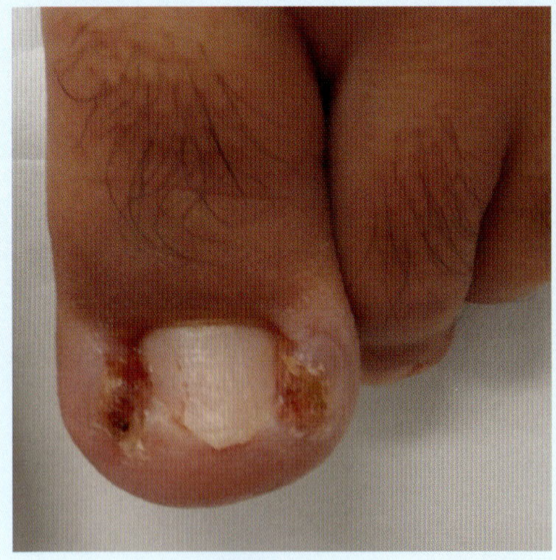

図 1　陥入爪

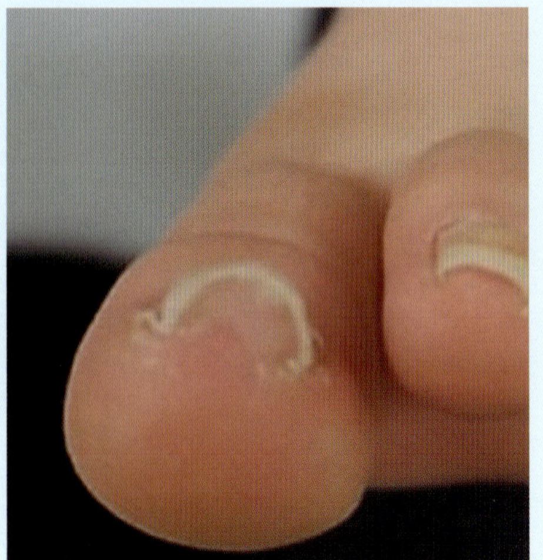

図 2　巻き爪（トランペット型）

問・視・触診のコツ

まず何をきくか

陥入爪や巻き爪では足の指先が痛むことが多い．いつから，どのようなときに痛むのかを聞く．陥入爪の場合には「爪を切った後から痛くなった」ということが多い．通学時や運動時など，歩いたり走ったりして足趾に負荷がかかったときの痛みを訴えることが多いが，ひどくなると，少し触るだけでも痛い，何もしなくても痛い(自発痛)という状態になることもある．また日常的に行っている運動の量や内容を確認するため，通学にかかる時間や，体育の授業や習い事で行っているスポーツなどをたずねる．加えて，そのときにどのような靴を履いているのかも聞いておくとよい．

どこをみるか

1) 爪の形・爪のまわりの皮膚の状態

爪が短すぎたり長すぎたり，縁が斜めに切れたり割れたりしていないか，爪を先端からみて弯曲があるかどうかをみる．爪のまわりの皮膚に赤みや腫れ，傷があるか，またその程度や範囲を確認する．陥入爪や巻き爪と判断する際に大切なのは，爪と皮膚との関係であるため，爪の縁までよく観察する(図 3)．

2) 足の形・歩き方

足趾の変形(外反母趾など)，足のアーチの異常(扁平足，開張足など)を確認するため，座位と立位の両方で視診を行う．また，歩き方の様子に変化がないかを確認する．

3) 靴のチェック

履いている靴のサイズが足に合っているか，きちんとひもやベルトを締めて着用しているかどうかをチェックする．

どのように触診をするか

爪のまわりの皮膚を場所や角度を変えながら軽く押して，痛むポイントや，方向を確かめる．細菌感染が疑われる場合には，熱感があるか，膿が溜まっている部位があるかどうかも確認する．

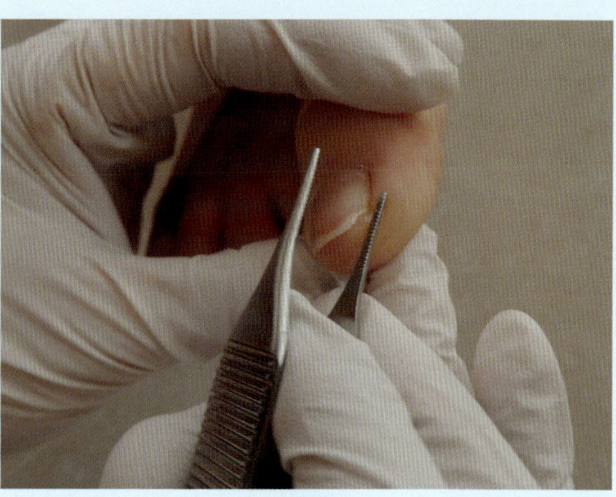

図 3

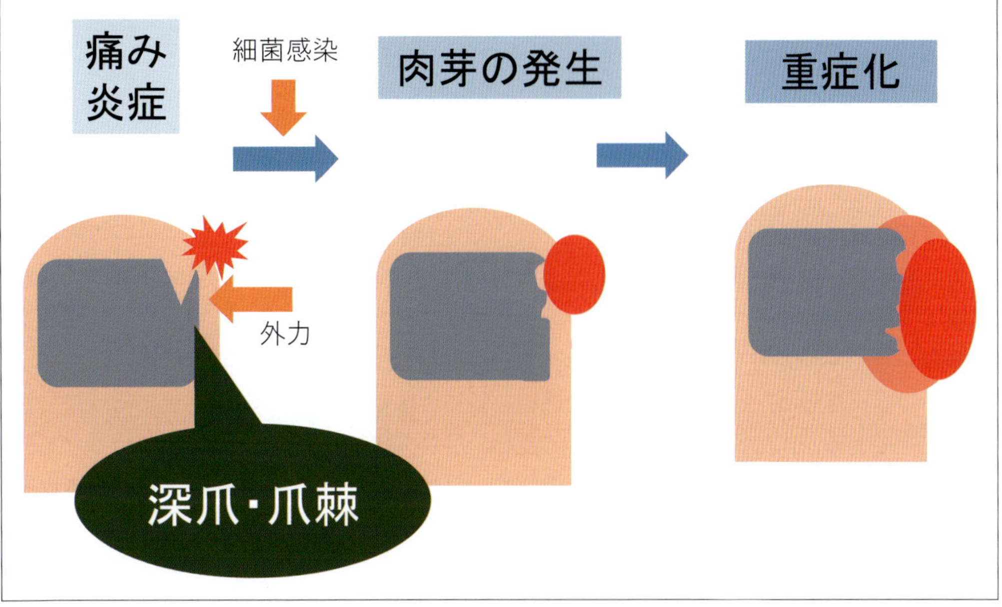

図4 陥入爪の成り立ち

足の爪のまわりに痛みや腫れを起こすことの多い疾患として，陥入爪と巻き爪がある．この2つは別の疾患であるが，自覚症状が似ているうえに両者が重なっていることも多いため，混同されやすい．実際は，こどもの足に起こる頻度が圧倒的に高いのは陥入爪である．

陥入爪

1 診　断

陥入爪とは，爪の縁がまわりの皮膚に食い込んで，痛みや炎症を起こした状態である（図1）．母趾に起こることが最も多い．初めのころは爪のまわりの皮膚が赤く腫れて，押したときに痛むが，炎症が長引くと出血を繰り返し，じくじくとした組織（肉芽）が盛り上がった状態に進行する．

2 成り立ち

陥入爪の成り立ちを図4に示す．陥入爪が起こる最初の原因は，間違った爪の切り方である．爪を短く切りすぎたり，爪の端を斜めに切ったり，また爪の端を切り残して棘状の部分（爪棘）ができたりすると，この鋭い形の爪が周囲の皮膚に刺さって傷つけ，痛みが生じる．こうしてできた傷から炎症を起こして腫れが強くなると，ますます爪が皮膚に食い込むことになり，悪循環を引き起こす[1]．また，炎症が悪化し長引く要因として，①足に合っていない靴や激しい運動などにより足趾が強い外力を受けること，②傷から二次的に細菌感染を起こすことなどがある．このような場合，陥入爪はさらに進行し治りにくくなる．

3 治　療

陥入爪の治療方針において最も大切なのは，爪を適切な長さまで伸ばすことである．この期間に爪がまわりの皮膚に食い込まないよう，痛みや炎症を抑えるよう処置を行う．陥入爪に対する処置法のうち代表的なものを表1に示す[2]．このなかで比較的簡単で，自分で行うことのできる処置法としてテーピング法がある（図5）．抗生剤の内服は，細菌感染を起こしている場合には必要だが，機械的な刺激による炎症のみであれば不要である．通常は保存的治療で治すことができるが，最も重症な場合には手術を検討することもある．

また，陥入爪を繰り返す例では，痛くなると自

表1 陥入爪の治療

重症度	治療法
軽度～中等度	①保存的治療 ・テーピング法 ・コットンパッキング法 ・ガター法
中等度～重度	②肉芽を処理する方法 ・液体窒素凍結療法 ・硝酸銀 ・電気メス・炭酸ガスレーザーによる焼灼 ・肉芽埋没法 ③手術 ・爪母を温存する手術：爪甲側縁楔状切除術など ・爪母の処理を伴う手術：フェノール法など
（局所麻酔が必要：電気メス・炭酸ガスレーザーによる焼灼～手術）	

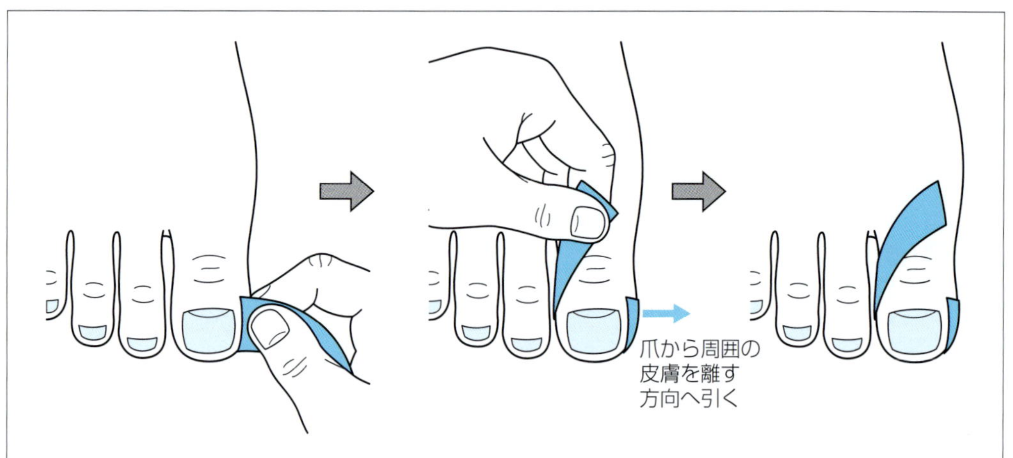

図5 陥入爪に対する保存的治療の例（テーピング法）

分で爪を短く切ったり引きちぎったりしていることが多いので，これを行わないよう指導する．また，足趾が強く圧迫されないよう靴の選び方や履き方を指導し，足に負担がかかる激しい運動などは控えてもらう．

4 どのようなときに受診すべきか

陥入爪は，早く受診して治療を始めれば，簡単な処置で済み，短い期間で治癒する．しかし放置して炎症が長引くと，悪化して治りにくくなってしまう．痛みや炎症が軽いうちに皮膚科を受診するのが望ましい．

巻き爪

1 診 断

巻き爪は，爪が内側に向かって強く巻き込んだものである（図2）．母趾によくみられるが，他の足趾にも生じる．痛みなどの症状がないこともあるが，巻き込んだ爪の縁が皮膚を圧迫したり強く挟んだりして痛みや炎症を起こした場合には，治療が必要になる．

2 成り立ち

正常な爪の形は，ほぼ均一な厚さで少し凸状に

表 2　巻き爪の治療

名　称	説　明
超弾性ワイヤー法	爪に 2 か所の穴をあけ，形状記憶合金製のワイヤーを通す方法
3TO (VHO) 巻き爪矯正法	ワイヤー製フックを爪の両端にかけ，ループで巻き上げる方法
B/S®　SPANGE	樹脂製の板を爪の表面に接着して矯正する方法
ペディグラス	数種類の樹脂製の補正器具を爪に接着して矯正する方法
巻き爪マイスター®	形状記憶合金製ワイヤーが内蔵された器具を爪に装着する方法
Dr. Scholl 巻き爪用クリップ®	形状記憶合金製のクリップを爪に装着する方法

図 6　巻き爪に対する矯正治療の例（巻き爪マイスター®）

カーブしている．こどもでは成長に伴ってこのカーブの程度は変化する．出生時には比較的強く弯曲しているが，歩行を始めると弯曲が少なくなり，幼児期にはかなり扁平な形になる．その後，再び弯曲がやや強くなって成人の形に近づく[3]．

巻き爪は，形によって以下の 3 つのタイプに分類される[4]．

①トランペット型

爪全体が丸みを帯びて弯曲し，先端に行くにつれ弯曲が強くなったもの．

②ホチキス（ステープラー）型

爪が縁の近くで折れ曲がるもの．両側に起こるとホチキスの針のような形になる．

③タイル型

爪が生え際から先までほぼ均一に弯曲しており，全体に細長い形にみえるもの．

巻き爪の原因は，主に足趾に加わる力のバランスの崩れと考えられている．その 1 つは，足趾が地面から受ける力が極端に少ないことである．その背景としては，慢性疾患などによって歩行量自体が少ないことや，足変形や運動機能の異常があり足に加わる圧のバランスが崩れていることなどがある．このような場合にはトランペット型の巻き爪が形成されやすくなる．もう 1 つは，爪が強い外力に長期間にわたって押され続けることによる変形である．外反母趾などの足趾変形が背景にあることが多く，この場合にはホチキス型の巻き爪が形成されやすい[5]．

3 治　療

巻き爪の治療は，変形した爪を正常な形に近づけるように力を加え，矯正する治療（巻き爪矯正療法）が中心である．いずれも医療保険の適用外であり，自由診療で行われている．代表的な矯正治療の方法を表 2 に示す[6]．最近では爪軟化剤が開発され，矯正器具（図 6）と併用する方法も開発されている．医療機関でのみ行うことができる方法もあるが，一部はフットケアサロンや整骨院などでも行われている．矯正力の強さの他，費用や治療期間などがそれぞれ異なるため，巻き爪の状態や患者の希望に応じて適した方法を選ぶ．

4 どのようなときに受診すべきか

爪の形が変形し，痛みや炎症がある場合にはまず皮膚科を受診する．しかし健常なこどもの足に巻き爪が起こる頻度はかなり低い．こどもに巻き爪が発生している例では，強い足変形や下肢の筋力が弱い，関節が動きにくいなど運動機能の異常などが考えられ，このようなケースでは小児科や整形外科への受診を勧める．また，先天性疾患や長期間にわたる疾患などのために歩行できないこどもでは巻き爪が起こりやすいが，適切な爪切りなどの予防的ケアを行って経過をみることが多い．

（今井亜希子）

文 献

1）齋藤昌孝：陥入爪の病態に基づいた治療の考え方．MB Derma．258：34-46，2017．
2）新井裕子ほか：陥入爪の治療．足爪治療マスターBOOK．高山かおるほか編．154-183，全日本病院出版会，2020．
3）東　禹彦：爪の発生と生理．爪　基礎から臨床まで　改訂第2版，16-32，金原出版，2016．
4）Rubin A, et al：Transverse overcurvature of the nail. Baran & Dawber's Diseases of the nail and their management 5th ed. Baran R, et al, ed. 61-62, Wiley-Blackwell, Hoboken, NJ, 2019.
5）今井亜希子ほか：足趾巻き爪の形成要因となり得る運動機能障害と足趾変形に関する解析．日皮会誌．133(11)：2589-2597，2023．
6）清水智子ほか：巻き爪の治療．足爪治療マスターBOOK．高山かおるほか編．110-151，全日本病院出版会，2020．

●皮膚科領域

足のにおい(多汗・むれ)

疾患の概要

こどもの足がむれてにおいがきついという訴えは少なからず診療で聞かれる．しばしば，納豆のようなにおいに例えられることがあるが，この成分はイソ吉草酸であり足底のにおい問題の中で比較的頻度が高い成分である．イソ吉草酸は，皮膚の常在菌が皮脂や角質を分解するときに作られるといわれ，靴や靴下によって高温多湿な環境になりやすい足底は好発部位であるといえる．つまり，足のにおいが発生するための必要条件には，足底の角層の衛生状態や爪の手入れの仕方，さらに足底にむれを起こす密封された環境問題と，足底の多汗症といった疾患の問題が関連するため，対応策としてはそれぞれの問題に分けて考える必要がある．環境面では適宜足の洗浄をし，衛生的な爪の手入れを行うことで足を清潔に保つことや，湿度を低下させるような通気性のよい素材の靴・靴下のアドバイス，同じ靴の連日使用を避けローテーションをするといった指導が有効である．次に疾患として，足のにおいを主訴に来院する患者の背景に潜んでいる疾患を鑑別する必要がある．こどもの手足の特徴として，大人と比べて皮膚が薄いこと，サイズが小さいことがある．汗を産生するエクリン汗腺の数は一生変わらないため，単一面積あたりのエクリン汗腺はこどもにおいて密集することになる．手掌，足底の発汗様式は精神性発汗といわれ，緊張時や集中した際により多くみられる．汗が多く出る疾患として原発性掌蹠多汗症があり，特に緊張しない場面においても常に足底は汗で湿っている状態であることが多く，足底や趾間の角層において雑菌が増殖しやすくなるなかで，においの増強につながる可能性がある．また併発する感染症として足白癬や pitted keratolysis (PK)，尋常性疣贅などが挙げられるため足底の状態を観察することが必要である．

● 原発性足底多汗症について

原発性局所多汗症の中でも原発性足底多汗症の疫学を述べた論文は多くはない．本邦では，2013 年[1)]と 2020 年[2)]において疫学調査の報告があり，それぞれの有病率は 2.79%（原発性局所多汗症全体は 12.8%），2.3%（全体は 10.0%）と報告されている．一部で家族性に多汗症が発症する場合など遺伝性を疑わせることはあるものの原因については未だ解明されていない．患者の主訴としては汗に伴う不快感，多汗のために裸足だと床が滑る，サンダルが履けないといった汗に関する困りごとの他に，他の局所多汗症の部位と比較して『におい』に伴う悩みの頻度が高いという特徴も持つ部位でもある．

● Pitted keratolysis（PK）について

PK は足底の角層に小陥凹を認めたり，角層が菲薄化を呈する場合に診断されるが，その場合グラム陽性球菌，桿菌の増殖（*Corynebacterium* sp.，*Micrococcus sedentarius*，*Dermatophilus congolensis* など）がみられ，においの原因と考えられている[3)]．

― 問・視・触診のコツ ―

<足底多汗症について>

足のむれやにおいの主訴があったときには，原発性局所（足底）多汗症が併発しているかを確認する．

● まず何をきくか

問診としては原発性局所多汗症の診断基準[4)]にもある以下の項目を用いる（足底用に著者が改変）．

- 発症は 25 歳以下である（本稿ではこどもの足なので必要ない）．
- 発汗の仕方に左右差はなく均等である．
- 寝ている間は発汗の症状はない状態である．
- 1 週間に 1 回以上，靴下が濡れる，湿ってしまう，サンダルが履けないなど，多汗に関連したエピソードがある．
- 家族で同様に多汗症状を持つ人がいる．
- 手掌にも汗が多い（手掌と足底は多くの症例において併発するため，より信頼性が増す）．

などを確認し，原発性足底多汗症であることを確定させる．

● どこをみるか

視診では重度の足底多汗症の場合には汗を肉眼で確認することが可能であり，診察室の足台に置いたディスポーザルのシートが汗でくっついてしまう，足形が残るといった症状を認める（図 1）．

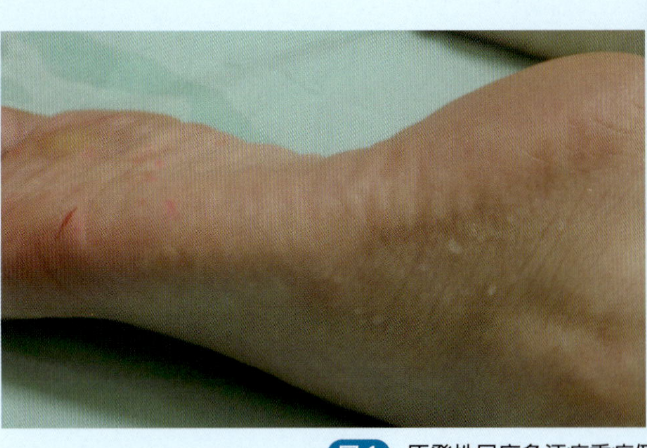

図 1　原発性足底多汗症重症例　a|b

a：足底のみならず足側縁部にも発汗を認める．
b：足底の汗で濡れたシートの変色を認める．

どのように触診をするか

さらに触診で実際に足底を触知すれば汗で浸軟した角層が触知でき，発汗による熱放散のために足が冷たかったり，冬季には凍瘡によく罹患したりといったエピソードが聞かれることもある．

＜多汗症でなかった場合の足底のにおいの主訴について＞

足底の多汗症でない場合には，皮膚の感染症の合併について確認をする．足趾間や足底に鱗屑や水疱，痂皮がみられたり，足底の角層の小陥凹や菲薄化を呈する場合には，足白癬や細菌感染症の可能性があるため，適宜鏡検や細菌培養などの検査を行う．足白癬の場合は抗真菌薬の外用療法を開始し，白癬でない場合には，表在性の細菌感染症を疑い抗菌薬の外用療法を開始することもある．皮膚細菌叢の変化は，異汗性湿疹や接触皮膚炎などの湿疹病変により引き起こされる場合もあり，鑑別診断は重要である．

それらの疾患の鑑別と同時に，靴下が生乾きであったり，着用する靴やインソールの環境が不適切であったために雑菌が増殖したことに起因するにおいもあるため着用する靴下や靴の状態を確認することも重要である．その他，足趾足底に疣状の局面が単発ないし多発し，角質が増殖する尋常性疣贅の合併も認め，液体窒素療法を並行して行うこともしばしばである．

表1 続発性多汗症の原因

全身性	薬剤性，薬物乱用，循環器疾患，呼吸不全，感染症，悪性腫瘍，内分泌・代謝疾患(甲状腺機能亢進症，低血糖，褐色細胞腫，末端肥大症，カルチノイド腫瘍)，神経学的疾患(パーキンソン病)
局所性	脳梗塞，末梢神経障害，中枢または末梢神経障害による無汗から起こる他部位での代償性発汗(脳梗塞，脊椎損傷，神経障害，Ross syndrome)，Frey 症候群，味覚性発汗，エクリン母斑，不安障害，片側性局所性多汗(例：神経障害，腫瘍)

足のにおいに関連する状態として考えられる疾患としては，多汗症や，足に二次的に増殖した細菌の感染の状態が挙げられる．その対応としては，足の乾燥状態と清潔さを保つことが重要である．すなわち，症状に応じて消臭剤や制汗剤，抗菌剤や抗真菌剤などの外用薬を使用することも効果的である．以下に，足のにおいに関連すると思われる疾患について解説する．

原発性足底多汗症について

エクリン汗腺は全身に分布し，主に体温調節機能を担っている．発汗様式にはそれぞれ異なる機序に応じて温熱性発汗・精神性発汗・味覚性発汗といった分類があるが，手足の発汗は発生学的にマウスやイヌ・ネコの肉球における発汗と同一であり，主に精神的負荷(緊張や恐怖，痛み，不安など)や深呼吸，触刺激で誘発される．この発汗様式は精神性発汗と呼ばれ，睡眠中は発汗が消失している．掌蹠多汗症の発症年齢は，その他の原発性局所多汗症(頭部・顔面，腋窩)の部位と比べて若年で気づかれることが多く[1]，早くて物心がつく幼稚園の頃から，鉄棒が滑ってできない，折り紙や粘土が濡れてうまくできない，友達と握手するときに指摘されて他人の目が気になる，用紙が濡れてしまうので勉強や試験などに支障をきたすなどのエピソードが聞かれるようになる．特に足底の場合，裸足になって行う床運動が滑ってうまくいかない，サンダルを履くことができない，訪問先の家や食事会の座敷で裸足になれない，足のにおいが気になり，何回も靴下やストッキングを交換するといった経験がよく聞かれる．患者は多汗に伴う自身の不快感とともに，対人的な関わり合いのなかで恥ずかしかったり，自身を否定的に感じたり，自身の症状を隠すといった困難や生活のしにくさを日常的に感じつつ過ごすようになるため，社会的，精神的負担がある疾患という側面を持つ．

1 足底多汗症に必要な検査と診断

原発性局所多汗症の診断基準は，局所的に過剰な発汗が明らかな原因がないまま6か月以上認められ，以下の6症状のうち2項目以上あてはまる場合を多汗症と診断している[5]．

1. 最初に症状が出るのが25歳以下
2. 左右対称性に発汗がみられる．
3. 睡眠中は発汗が止まっている．
4. 1週間に1回以上多汗のエピソードがある．
5. 家族歴がみられる．
6. それらにより日常生活に支障をきたす．

この症状から明らかに外れる症例に関しては続発性多汗症(表1)の鑑別が必要とされており，続発性多汗症としては，薬剤性，循環器疾患，悪性腫瘍，感染症，神経学的疾患，内分泌・代謝疾患，末梢神経障害，Frey 症候群などの多岐にわたる病態に分類される疾患が挙げられている．しかし，上記の診断基準に合致する場合，患者の大半を占める93%が原発性局所多汗症であったとの報告もあり[6]，上記基準とは明らかに異なる臨床的特徴を示すような症例については，個別に多汗を呈する鑑別を行うことが勧められる．

2 足底多汗症の重症度判定

多汗症の重症度は発汗量によるのではなく，患者自身が汗で困っている程度と，日常生活を送るなかにおいての支障度を4段階スコアにて分類する hyperhidrosis disease severity scale(HDSS)[7]が用いられる．

1. 発汗は全く気にならず，日常生活に全く支障がない．

2. 発汗は我慢できるが，日常生活にときどき支障がある．
3. 発汗はほとんど我慢できず，日常生活に頻繁に支障がある．
4. 発汗は我慢できず，日常生活に常に支障がある．

上記の3，4を重症の指標とする．

しかし，HDSSは多汗症での多彩な困り具合を十分に網羅した評価方法ではないため，現在患者が抱える多汗症について，より多方面から詳細に評価することが可能となる方法が開発されつつある状況にある．現在用いられているなかで代表的な評価方法としてはdermatology life quality index（DLQI）[8]，axillary sweating daily diary（ASDD）[9]，hyperhidrosis quality of life index（HidroQOL©）[10]などがあり，多汗症の治験などにおいて，より詳細な評価の把握に用いられている．今後簡便で普遍的な評価方法のさらなる開発が待たれる状態である．

3 足底多汗症の治療方針

多汗症の治療方針は，多汗のことで本人が自身の生活のQOLが低下していると自覚したうえで，本人自らが治療を希望する場合に開始することが推奨される．また，複数の治療選択肢が存在するものの，身体的，金銭的負担が少ないものから順を追って行われることも推奨される．今回のように，こどもが罹患している場合，こども自身が多汗症状について困っているという自覚がない場合には，無理に治療を開始する必要はなく，適切な治療時期を待つこともある．

4 足底多汗症の治療の実際

足底多汗症における治療選択肢は現在少なく，①塩化アルミニウム製剤の外用療法と，②水道水イオントフォレーシス療法が第1選択となる．さらに，治療困難な場合として，③抗コリン薬の内服療法，④ボツリヌス毒素局注療法などを行う場合があるが，本稿においてはこどもに対して行う治療であることから，①，②の治療が適応となる．

①20～50％塩化アルミニウム溶液/軟膏（または密封療法（ODT））（処置薬）を，連日眠前に足底に外用する．こどもの場合は角層が薄いため，20％塩化アルミニウム溶液の単純外用から始めることが勧められる．連日外用を行うなかで，汗に対して有効であれば，外用間隔を空けて発汗が抑制された状態を維持する．効果が乏しい場合には，塩化アルミニウム溶液の濃度を徐々に上げる，軟膏基材の製剤を用いて，睡眠中足底にODT療法を用いると効果が上がる（表2）．

②水道水イオントフォレーシス療法（月4回まで保険適用）は，電気の刺激による痛みを伴うため，本人の意思を確認のうえ，同意が得られた場合に行う．通電することにより生じる水素イオンが汗孔部を障害し，狭窄させることにより発汗を抑制する機序[11]であり，機器の性状から主に掌蹠の多汗症に対して用いられる．5～15 mA，10～15分程度の通電を週1回程度の頻度で行い，およそ5～10回の間に発汗が抑制される[12]ため，発汗の様子で頻度は自己調節する．治療は保険適用であり，イオントフォレーシスIP-CT（医療機器承認番号：30400BZX00179000，東京医研株式会社）が用いられる（図2）．こどもに行う場合には，独特の電気的な痛みを，着席して一定時間動かずに受けられるかを見極めて行うことが必要である．

①，②を組み合わせて治療を行うことにより，日常の発汗量が減少して生活の支障が改善できたら，常に汗を減らすことを維持すべく治療を継続するのではなく，必要に応じて治療を一時中断，再開するなど断続的に行うことも勧められる．

点状角質融解症（pitted keratolysis：PK）について

本症は，点状から小斑状の陥凹した角質欠損で，浸軟と浅在性細菌感染によって主に足底の特に前足部や足趾間から認めることが多いといわれている．原因菌として，グラム陽性球菌，桿菌の

表2 塩化アルミニウム製剤の組成例

製剤	組成	分量	備考
20%塩化アルミニウム溶液（エタノール入り）	塩化アルミニウム６水和物	20 g	一般的な院内製剤
	無水エタノール	20 ml	手，足，腋窩に有用
	精製水	q.s.	速乾性があり簡便
	全量	100 ml	単純外用に適する．
20%塩化アルミニウム溶液（エタノールなし）	塩化アルミニウム６水和物	20 g	刺激皮膚炎の頻度を軽減
	精製水	q.s.	手，足，腋窩に有用
	全量	100 ml	ODT に適する．
50%塩化アルミニウム溶液（エタノール入り）	塩化アルミニウム６水和物	50 g	手掌，足底の角層が厚い部位に適する．
	無水エタノール	20 ml	刺激皮膚炎に十分注意
	精製水	q.s.	
	全量	100 ml	
50%塩化アルミニウム溶液（エタノールなし）	塩化アルミニウム６水和物	50 g	手掌，足底の角質が厚い部位に適する．
	精製水	q.s.	刺激皮膚炎に十分注意
	全量	100 ml	ODT に適する．
30%塩化アルミニウム軟膏	10%サリチル酸ワセリン	157.5 g	手掌，足底の角質が厚い部位に適する．
	プロペト	157.5 g	刺激皮膚炎に注意
	塩化アルミニウム６水和物	135 g	ODT に適する．
	グリセリン	75 ml	
	全量	525 g	
30%塩化アルミニウムクリーム	塩化アルミニウム６水和物	45 g	手掌，足底，腋窩の多汗症に適する．
	注射用水	10 ml	刺激皮膚炎に注意
	親水クリーム	105 g	ODT も可能（手足）

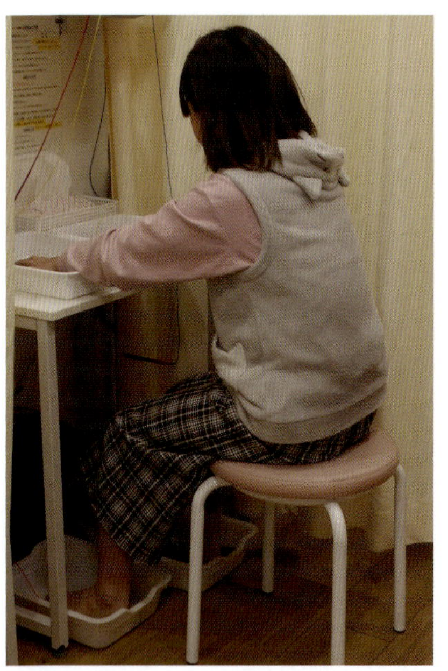

図2 水道水イオントフォレーシス療法

増殖（*Corynebacterium* sp., *Micrococcus sedentarius*, *Dermatophilus congolensis* など）がみられ，においの原因と考えられる[3]．自覚症状として，足がふやける・むける，足のにおいが気になる，ときに足がひりひりして痛いなどの症状を訴えることが多い．足蹠や側縁などの荷重圧迫部位の白く浸軟した病変内に，点状・小斑状あるいは地図状に，角質の部分的欠損による陥凹が集簇・癒合した角質の陥凹，くぼみを認める．高温多湿の環境や気候に生じやすく，運動を長時間する人や作業靴などの通気性の悪い状態が長期間続いたり，多汗症を伴い足がむれやすい環境にいる状況で生じやすい．

1 点状角質融解症の診断

上記の臨床的な症状を呈する場合には，足底から細菌培養を行い，菌の同定を行う．

② 点状角質融解症の治療方針と日常生活指導

浅在性細菌感染症なので，抗菌薬(エリスロマイシン，クリンダマイシン，ナジフロキサシン，ムピロシンなど)の外用が有効である．また，日常生活指導として通気性の悪い靴下やブーツの装用は控え，靴下も頻回に交換する．靴下の生乾きや，同じ靴の連日の着用を避け乾燥機などを使用することも勧められる．多汗症を併発しているときは，上記抗菌外用薬に加えて，制汗剤(20%塩化アルミニウム)との併用が有用である．

加えて，外出前に消臭目的のデオドラント剤の併用も勧められる．

③ 点状角質融解症の鑑別診断

臨床的に点状角質融解症のような角層の変化が乏しい場合の鑑別として，糸状菌感染症や，臨床変化を伴わない表在性の細菌感染，爪甲下の角質増殖などを考える．

足を清潔に保つために自身で行うケア方法例

①お湯に浸けて足を温める：まずは足を温め，湿らせて角層をふやけさせる．10分程度足湯を行い，角質に付いた汚れを浮き上げるようにする．
②爪の垢を落とす：柔らかい歯ブラシや爪ブラシを使い，爪と皮膚の間の角質(垢)を丁寧に落とす．爪には汚れが溜まりやすく，においの原因となるので，こまめに切る習慣をつけることも大切である．
③石鹸を泡立て，足全体を優しく洗う：皮膚を傷つけて菌が入り込まないよう泡で足全体を優しく洗う．特に，汚れの残りやすい指と指の間は丁寧に洗う．
④お湯で丁寧に流す：最近の栄養分となる石鹸カスを残さないよう，丁寧に足をすすぐ．
⑤水分を拭き取る：清潔なタオルで水分を優しく拭き取る．
⑥仕上げの保湿：足底の角質が肥厚したままでなく，常に角質を柔らかい状態に保つ．

(藤本智子)

文　献

1) Fujimoto T, el : Epidemiological study and considerations of primary focal hyperhidrosis in Japan : from questionnaire analysis. J Dermatol. 40 : 886-890, 2013.
2) Fujimoto T, et al : Questionnairebased epidemiological survey of primary focal hyperhidrosis and survey on current medical management of primary axillary hyperhidrosis in Japan. Arch Dermatol Res. 315(3) : 409-417, 2023.
3) de Almeida HL Jr, et al : Pitted keratolysis. An Bras Dermatol. 91(1) : 106-108, 2016.
4) 原発性局所多汗症診療ガイドライン策定委員会監：原発性局所多汗症診療ガイドライン2023年改訂版．日皮会誌．133(13)：3025-3056，2023.
5) Hornberger J, et al : Recognition, diagnosis, and treatment of primary focal hyperhidrosis. J Am Acad Dermatol. 51(2) : 274-286, 2004.
6) Walling HW : Clinical differentiation of primary from secondary hyperhidrosis. J Am Acad Dermatol. 64 : 690-695, 2011.
7) Strutton DR, et al : US prevalence of hyperhidrosis and impact on individuals with axillary hyperhidrosis : results from a national survey. J Am Acad Dermatol. 51(2) : 241-248, 2004.
8) Finlay AY, et al:Dermatology Life Quality Index (DLQI)-a simple practical measure for routine clinical use. Clin Exp Dermatol. 19 : 210-216, 1994.
9) Nelson LM, et al : Development and validation of the Axillary Sweating Daily Diary : a patient-reported outcome measure to assess axillary sweating severity. J Patient Rep Outcomes. 3(1) : 59, 2019.
10) Kamudoni P, et al : The development and validation of a disease-specific quality of life measure in hyperhidrosis : the Hyperhidrosis Quality of Life Index(HidroQOL©). Qual Life Res. 24(4) : 1017-1027, 2015.
11) Sato K, et al : Generation and transit pathway of H+ is critical for inhibition of palmar sweating by iontophoresis in water. J Appl Physiol. 75 : 2258-2264, 1993.
12) 横関博雄ほか：掌蹠局所多汗症のイオントフォレーシス療法(水道水法)の治療効果の定量的評価．日皮会誌．102：583-586，1992.

●皮膚科領域

異汗性湿疹

疾患の概要

- 異汗性湿疹は，手掌，足底に限局して水疱が多発する疾患である．
- 手足の皮膚が薄く剝ける程度の軽度のものは汗疱とも呼ばれている．
- 発汗で増悪することが多く，夏季に好発することより汗と関連がある発疹と考えられている．
- 臨床像は手掌や足底，指趾に小水疱，紅斑が左右対称性に生じる．小水疱は融合し大型の水疱を形成することもある．爪甲の変形を伴うこともある．
- 好発部位は趾腹部，土踏まず部で，紅斑，水疱，びらんを形成し，慢性化すると硬くなり角化，亀裂を伴うようになる．
- 水疱の早期は透明であるが，次第に黄色調となり，徐々に乾燥し落屑となり軽快するが再発を繰り返すことが多い．
- 水疱は通常無菌性であるが，ときにブドウ球菌などの二次感染を生じる．
- 自覚症状は違和感や軽度の痒みがあるが，多くは無症状である．しかし，症状がひどくなると強い痒みや痛痒さを訴える．
- 病因として，アトピー性皮膚炎，金属アレルギー，薬剤（免疫グロブリン大量静注後など）の関連が報告されている．小児では，多汗症の合併，暑い時期の発症が多く，アトピー性皮膚炎の合併が多くみられるが，成人で多いとされる金属アレルギーとの関連はみられないとされている．
- 鑑別疾患として，アレルギー性接触皮膚炎（かぶれ），運動靴皮膚炎や足白癬，手足口病などがある．
- 治療は，軽症の場合は経過観察をする．湿疹化，痒みの強い水疱形成を認める場合はステロイドの外用を行う．
- 多汗症を伴う場合は塩化アルミニウムの外用など，発汗を抑える治療で発症を予防できることもある．

問・視・触診のコツ

まず何をきくか

異汗性湿疹は夏季に発症することが多い．また，アトピー性皮膚炎や多汗症の合併も多い．そのため，発症時期の問診を行い，発症時期（いつ発症したか），既往歴はないか（アトピー性皮膚炎の既往があるか，靴下がびしょびしょになるなど足の多汗があるか等）などについて聴取する．

鑑別疾患として，アレルギー性接触皮膚炎，足白癬，手足口病などがある．何かに触れて悪化することはあるか，発症のきっかけはあったか，家族内に足白癬の人はいないか，足底に刺激となっているものはないか（使用している運動靴の底の状態，素足で靴を履いていないかなど）を確認する．さらに，手足以外に病変がないか，自覚症状の有無（痒いか，痛いかなど）も確認する．

どこをみるか

異汗性湿疹は手足に左右対称性に生じる．足の好発部位は趾腹部，土踏まず部になる．そのため，皮疹の出現している部位の確認を行う．爪甲に変形を伴うこともあるため爪甲の変形の有無の確認を行う．

病変は再発を繰り返すことが多く，新旧混在した皮疹を認めることが多い．初期の皮疹の確認（どのようなものからはじまったか），その後の皮疹の経過確認（初発の皮疹がどのように経過していくかなど）をする．

どのように触診をするか

瘙痒や疼痛の有無を確認する．

紅斑を認めている部位に小水疱の多発を認めていることがあるので，紅斑部を触診し水疱の有無を確認する．

水疱により疼痛などの自覚症状を伴っている場合，無菌的に水疱を破り皮疹を乾かすことによって早期に軽快する場合もある．水疱内に液体貯留があるかを触診で確認し，排出したほうがよいかを確認する．

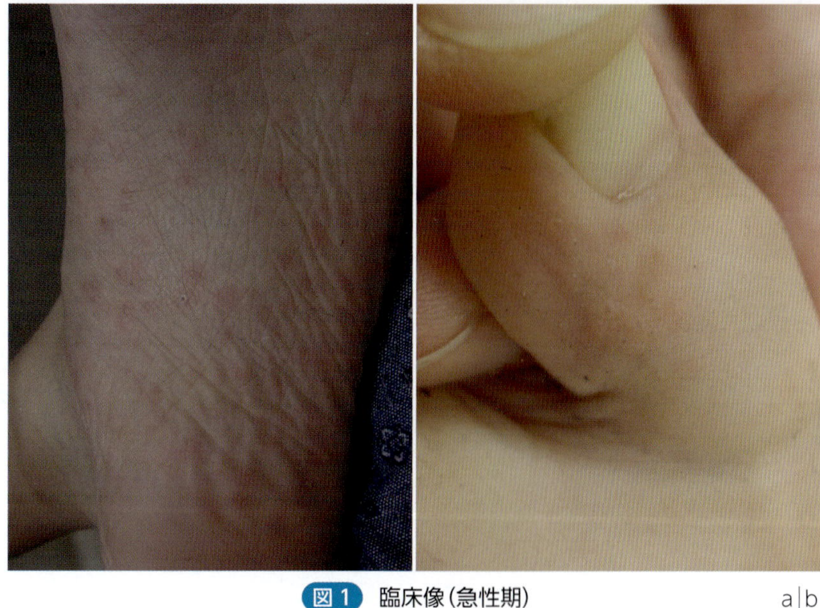

図1 臨床像(急性期) a|b

a：土踏まず，足縁部に丘疹，水疱が多発する．
b：水疱は集簇傾向を認める．

異汗性湿疹の概念と臨床像

異汗性湿疹は手掌，足底に限局して水疱が多発することを主徴とする疾患である(図1)．初期症状は小水疱で始まることが多く，手足の皮膚が薄く剝ける程度のものは汗疱とも呼ばれている(図2)．発汗で増悪することが多く，夏季に好発することより，汗と関連がある発疹と考えられている．

臨床像は手掌や足底，側縁，指趾側縁に小水疱や紅斑が左右対称性に生じる(図1)．水疱は早期には透明であるが，次第に黄色調となる．初期の水疱は無菌性であるが，ときにブドウ球菌などの二次感染を伴うこともある．

水疱は次第に乾いて痂皮化する．通常は数週間で落屑となって消退する(図3)が，再発を繰り返すことが多い．

軽症例では水疱を形成せず鱗屑のみで，慢性化すると苔癬化，亀裂を伴う．ときには爪甲の表面に凹凸を形成，あるいは肥厚するなど爪甲が変形することもある．

自覚症状は小水疱形成時に違和感や痒みを軽度伴うこともあるが多くは無症状である．しかし，症状がひどくなると強い痒みや痛痒さが生じる．

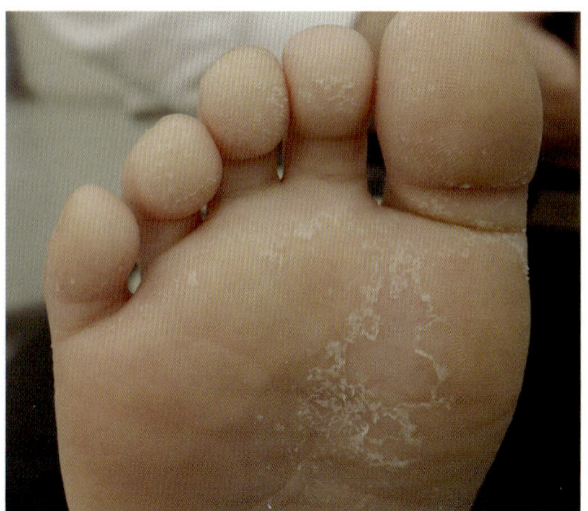

図2 汗疱

小水疱をほとんど伴わず，環状の落屑が多発し薄く皮膚が剝けている．

本症は多汗症患者に多くみられること，夏季など季節の変わり目にみられることが多いことより発汗，汗腺との関連が示唆されるが，病理組織学的には証明されていない．だが，多汗症状のある症例で塩化アルミニウムによる発汗を抑制する薬剤を使用することにより症状が改善することもあり，発汗との関連は未だに論議されている事項である．発生機序として，汗が排出される汗管の表皮の出口の異常[1)]，汗に含まれる成分や体内から排出される金属に対するアレルギー[1)2)]，過剰な

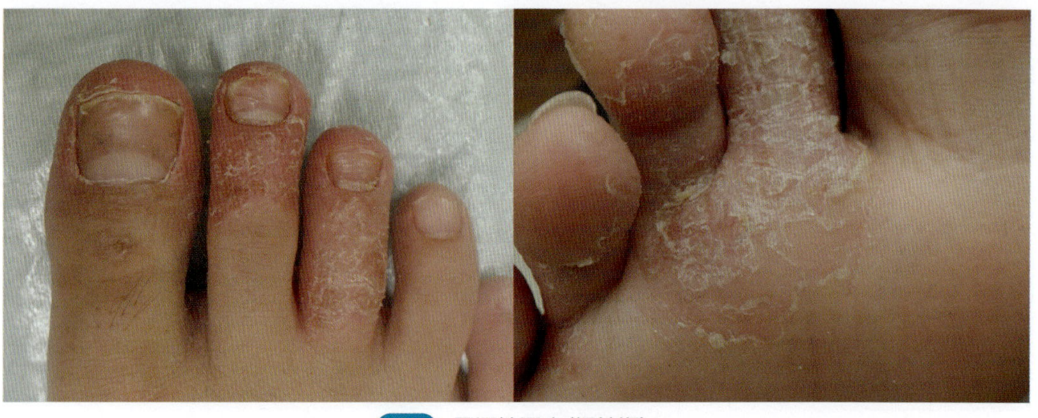

図3 異汗性湿疹(慢性期)
数週で水疱は破れ落屑となり紅斑，苔癬化，亀裂を伴うようになる．爪甲の変形も伴う．

汗により放出される局所の炎症を誘発するサイトカインの関与などがいわれている[3]．

異汗性湿疹の病因

アトピー性皮膚炎，金属アレルギー，薬剤(免疫グロブリン大量静注後など)の関連が報告されている．

小児では，初夏～初秋の気温が高い時期に発症することが多くみられる．小児の汗疱症例18例を集めた報告[4]によると，多汗症の合併，暑い時期の発症が多く，アトピー性皮膚炎の合併が多くみられるが，成人で多いとされる金属アレルギーとの関連はみられないとされている．

鑑別疾患

以下の疾患が鑑別として挙げられる．

1 糸状菌感染

小水疱型の足白癬は鑑別が必要であり，検鏡にて菌糸の有無を確認する．

2 アレルギー性接触皮膚炎

接触皮膚炎として水疱が多発することがある．接触アレルゲンとしては石鹸，靴に含まれるゴム，接着剤，革のなめしに使用されるクロムなどがある．

3 砂かぶれ様皮膚炎

砂遊び後に足が赤く腫れてかぶれたような状態になることより，砂かぶれ様皮膚炎と呼ばれている．原因は砂ではなくウイルス感染が考えられている．

4 運動靴皮膚炎

趾腹部から足底にかけての皮膚が，乾燥，角化，亀裂を生じる．冬季に好発し，アトピー素因を有する小児に多くみられる．靴底の布が擦り切れてゴムに直接皮膚があたる，摩擦などの機械的刺激，靴下の刺激などに対し抵抗性の低下があり発症するとされている．水疱形成はみられない．

5 手足口病(図4)

エンテロウイルス群の感染症の1つで，主としてコクサッキーウイルスA16とエンテロウイルス71が病原体である．軽度の発熱，口内炎が現れ，その後手掌，手背，足底，足背，肘頭部，口囲，肛門周囲などに数mm程度の紅暈を伴う水疱，丘疹がみられる．臨床経過より，ほぼ鑑別可能であるが，診断法として水疱内容物，咽頭ぬぐい液，便などからウイルス分離を行い，補助的に血清診断を行う．

6 点状角質融解症(pitted keratolysis)

主に足底や足縁部などの加重部位に生じる点状

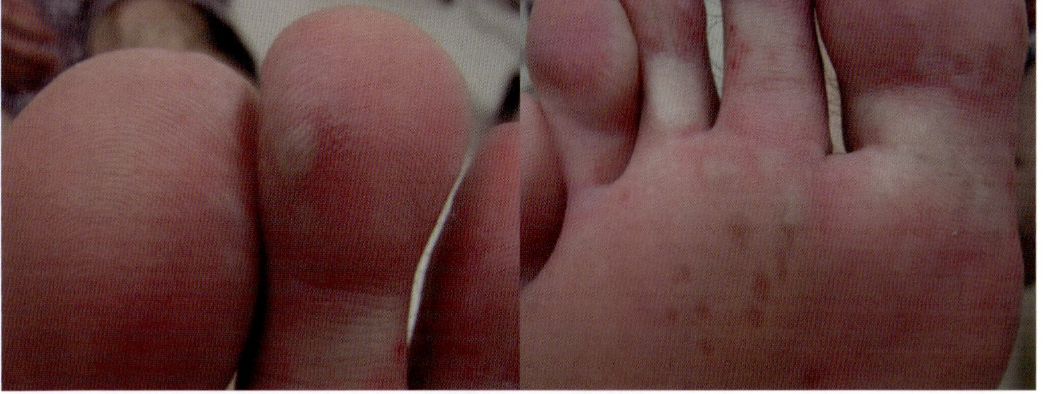

図4 手足口病
数 mm 大の赤みを伴う灰白色の水疱が主に足底，足趾，趾間部にまたその他の部に多数みられる．

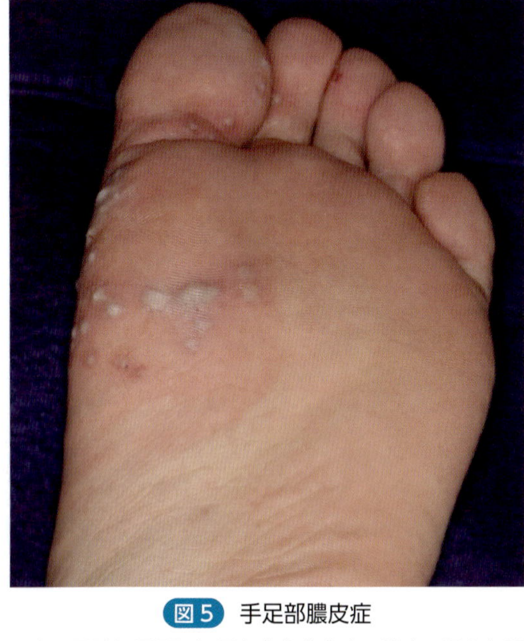

図5 手足部膿皮症
足底，足趾に周囲に紅暈を伴う小水疱，膿疱の混在を認める．本症例では細菌培養で A 群 *β-streptococcus*, *Staphylococcus aureus* が陽性

の病変である．白く浸軟した病変内にパンチで打ち抜いたような点状の部分的な角質欠損を認める．浅在性の細菌感染によって生じる．グラム陽性球菌，桿菌の増殖が検出され，においの原因と考えられている．自覚症状は足がふやける，皮がむける，足のにおいが気になる，などで，ひりひりした痛みを訴える．痒みを訴えることはほとんどない．

7 手部(足部)膿皮症(図5)

手足などの角層が生理的に厚い部位に生じた伝染性膿痂疹で，手掌，足底に水疱，膿疱が出現する．原因はブドウ球菌であることが多いが，溶連菌感染症との混合感染の場合もある．

検査・診断

掌蹠に限局する水疱を呈する疾患は多種あるため，臨床像のみでは鑑別が難しいことも多い．そのため，鑑別のために以下の検査を行う．

1 真菌検査

水疱部，落屑部で検鏡を施行し，菌糸の有無を確認する．

2 細菌培養

表皮を消毒し表面の雑菌を除去後に水疱蓋を破り内容液を細菌培養に提出し，無菌性かを確認する．

3 血液検査

手足口病が疑われる場合はコクサッキーウイルス A6, 10, 16 やエンテロウイルス 71 などの抗体価を測定する．

4 パッチテスト

問診上，接触皮膚炎が疑われる場合はパッチテストの施行も考慮する．金属アレルギーが疑われる場合は，金属パッチテストを施行する．

治　療

基本的に経過観察のみでよいが，湿疹化した症例では，ステロイドの外用を行い，瘙痒が強いときは適宜内服も追加する．

1 ステロイド剤外用

通常は very strong クラス以上のステロイドを外用する．亀裂やびらんがある場合は亜鉛華軟膏をガーゼやリント布にのばしたものを貼付する．ステロイド含有テープを使用する場合もある．水疱はそのままでも吸収されて痂皮化するが，無菌的に水疱を破り内容液を出して乾燥させることにより早期に軽快することもできる．通常ステロイドを外用すると 1 週間程度で症状は軽快傾向を示す．炎症が治まったら保湿による対応を行う．

1) 軽症例の処方例(保湿対策)

①尿素含有軟膏：1 日 2～3 回
②ヘパリン類似物質軟膏：1 日 2～3 回

2) 中等度～重症例の処方例

①ベタメサゾン軟膏：1 日 2～3 回外用
重症例では外用後ラップなどで密封療法(occulusive dressing technique：ODT)を行う．
②亜鉛華軟膏：1 日 2～3 回亀裂部に重ね塗り
③フルドロキシコルチド貼付剤：1 日 1 回

2 抗ヒスタミン剤内服

瘙痒が強い場合は抗ヒスタミン剤を内服する．

1) 処方例

①ケトチフェンフマル塩酸シロップ 0.02%：4 ml (6 か月～3 歳)
②オロパタジン細粒：1 g　分 2(2～7 歳)
③ロラタジン錠：10 mg　分 1(7 歳以上)

3 多汗症治療薬

多汗症症状を伴う症例では，多汗症の治療薬である塩化アルミニウム液の外用にて軽快することがある．さらに，毎年発症する前から塩化アルミニウム液の外用をすることにより発症を予防できる可能性がある．

ホームケア・発症予防

水疱が軽快した後の皮膚は菲薄化していること，また再発を繰り返す疾患であるため，予防も兼ねて尿素入り軟膏外用による保湿が有効である．さらに，発症予防として，高温多湿を極力避けるようにし，通気と乾燥を心がける．サンダルなどむれにくい履物にし，靴下の着用，また汗で濡れたらこまめに取り替えるなどの生活指導も必要になる．

小児の異汗湿疹の経過

小児は成人と比較し手足の角質層が薄いが，学童期になると徐々に角質，表皮が厚くなってきて小児期から毎年出ていた症状が起こらなくなってくることが多い．徐々に発症しなくなる可能性があることを話すのもよいと思われる．

(西澤　綾)

文　献

1) 西澤　綾ほか：手湿疹の治療．MB Derma．248：34-40，2016.
2) 足立厚子ほか：全身型金属アレルギー―食事制限の有効性について―．臨皮．46：883-889，1992.
3) Lee WJ, et al：Pompholyx with bile-coloured vesicles in a patient with jaundice：are sweat ducts involved in the development of pompholyx?. J Eur Acacd Dermatol Venerol. 24：235-236, 2010.
4) Scotelaro-Alves HG, et al：Clinical profile of recurrent vesicular palmoplantar dermatitis in children and adolescents. Clin Cosmet Investig Dermatol. 12：23-28, 2019.

●皮膚科領域

白癬

疾患の概要

- 白癬とは皮膚の角質層や爪，毛髪に白癬菌というカビが感染することによって発症する表在性の皮膚感染症である[1)].
- 白癬菌は糸状の菌糸を伸ばしながら増殖する.
- 白癬菌は角質層に蓄積しているタンパク質であるケラチンを栄養源とする．白癬菌はタンパク分解酵素を分泌することで，ケラチンを分解し細胞内に吸収する.
- 白癬菌以外に酵母真菌であるカンジダが皮膚や爪に感染し皮膚カンジダ症を発症させる．一般的に皮膚カンジダ症は手の指の間，白癬は足趾の間に発症しやすい．症例数はカンジダ症より白癬のほうが圧倒的に多い.
- 足の皮膚に白癬菌が感染した状態が足白癬であるが，俗称では水虫と呼ばれる.
- 爪器官は角質層が特殊に変化した硬い爪甲とそれを下から支える爪床，爪甲を細胞分裂によって形成する爪母，爪を取り囲む爪郭から構成される.
- 白癬菌は爪甲にも感染し，爪白癬を発症させる．カンジダは爪囲炎や爪甲剝離（爪甲が爪床から剝がれた状態）を引き起こす.
- 爪白癬はいくつかの病型が存在するが，最も頻度が高い DLSO 型爪白癬は足白癬を治療せずに放置することが原因と考えられている．爪白癬は治療が難しい真菌感染症なので，足白癬は早期に治療すべきである.
- 体部白癬は糖尿病などの合併症や不適切な治療が誘因となることが多い.
- 相撲，柔道などの格闘技選手に罹患患者の多いトンスランス感染症は体部白癬，頭部白癬として発症する.
- ペットとして飼われているネコやげっ歯類が保菌している白癬が感染することがあり，その場合も体部白癬，頭部白癬として発症することが多い.
- 白癬は非常に患者数が多い疾患であり，皮膚科外来受診患者の 12%程度を占める.
- 白癬に罹患している自覚がない患者も多く，足白癬は人口の 13.7%，爪白癬は 7.9%が罹患していると推計されている.
- 白癬は中高年に患者が多い．足白癬は 40～50 歳台に患者数のピークがある．爪白癬はさらに高齢者が多く，80 歳以上に患者が多い[2)].
- 一方，若年者の足白癬，爪白癬患者は少なく，特に 10 歳台の爪白癬患者は稀である[2)3)].

- 足白癬は足白癬患者，爪白癬患者から環境中に散布された白癬菌が足に付着することで発症する．
- 白癬は真菌なので，湿潤した環境を好む．プールやサウナ，温泉などでは環境中に白癬菌が生息している．
- 前述したように高齢者は白癬に罹患していることが多い．高齢者と同居しているこどもは白癬菌の感染のリスクが高い．

問・視・触診のコツ

まず何をきくか

上述したように，足白癬，爪白癬は家族内感染が多い疾患である．加倉井らは 12 歳以下の足白癬患者の68.1%は家族に白癬があったと報告している[4]．したがって，同居家族に足白癬や爪白癬の患者がいるのか，確認することが重要である．さらに，同居家族の治療歴を確認することも必要である．皮膚科を受診し，白癬と診断されたのか，それとも自己判断で水虫と診断し，OTC 医薬品を外用しているのかを確認する．OTC 医薬品でも十分に足白癬は治療可能であるが，そもそも足白癬という診断が誤っている症例が多い．接触皮膚炎，掌蹠膿疱症（手掌，足底に無菌性の膿疱を生ずる），慢性湿疹，異汗性湿疹，紅色陰癬（細菌感染）など，足白癬と類似の皮膚症状をきたす疾患は多く，視診のみでは足白癬と診断することは不可能である．

アトピー性皮膚炎に罹患しているのかを聴取することも重要である．アトピー性皮膚炎患者は皮膚のバリアー機能が低下しており，機械的な刺激のみでも湿疹病変を生ずる．したがって，アトピー性皮膚炎の小児に生じた足底の病変は白癬より湿疹の可能性が高い．

どこをみるか

足白癬は臨床症状から趾間型，小水疱型，角質増殖型に分類される．趾間型は足趾の間に鱗屑，紅斑，浸軟（ふやけた皮膚が付着する），びらんなどが出現する病型である．第 4 趾間（第 4 趾と第 5 趾の間）が最も罹患頻度が高い．水虫は一般的に「痒い皮膚病」として認識されているが，瘙痒がない症例のほうが多い．さらに趾間部は患者の目に届きづらく，鱗屑のみが付着している軽症例では患者も足白癬の存在に気づいていない場合が多い．したがって，注意深く趾間部を観察することが重要である．

小水疱型，角質増殖型では足底に小水疱や過角化（角質層が厚い状態）が出現する．小水疱型の軽症例では水疱が認められず，しばしば水疱内容が乾燥して輪状の鱗屑のみしか確認できない．足底では歩行時に擦れる部位は過角化を生じるが，土踏まずなどのように物理的な刺激に曝されない部位を注意深く観察し，鱗屑が付着しているようならば，足白癬を疑うべきである．

爪白癬では大部分の症例で白癬菌が爪床（爪の下の皮膚）から侵入する．このため，病期が進行しないと爪甲の表面には異常がみられない．爪甲の変色や肥厚，足趾の末端部の爪甲と爪床の間の角質増殖が認められた場合には，爪白癬を疑う．症例数はやや少ないが，爪甲の表面から白癬菌が侵入する表在型爪白癬では，爪甲が白色に混濁するので異常をみつけやすい．

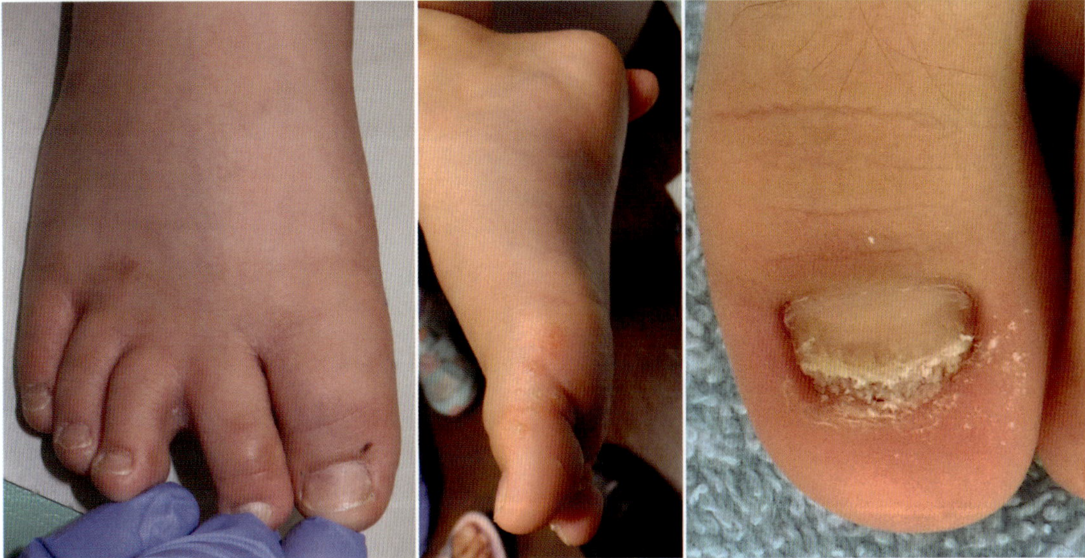

図1 足白癬，爪白癬の臨床症状 a|b|c

a：趾間型白癬．右足の第 2，第 3 趾間に鱗屑が付着している．
b：小水疱型白癬．右足の内側縁に小水疱が認められる．
c：小児の爪白癬．右母趾の爪甲の先端が粗糙化し，爪床が過角化している．

はじめに

白癬とは皮膚の表面を覆う角質層に白癬菌(カビ)が感染することによって発症する表在性の真菌感染症である．白癬菌は全身の皮膚のどこにでも感染し，病変を形成するが，通常，白癬が発症する部分は足と爪である．足に白癬菌が感染した場合が足白癬であり，いわゆる水虫の状態である．足白癬は人口の 13.7%，爪白癬は人口の 7.9%程度が感染していると推計される非常に患者数の多い疾患であるが，10 歳台以下の小児には発症頻度は低い[2)]．

白癬菌の種類

足白癬，爪白癬を発症させる主な白癬菌は *Trichophyton rubrum* と *Trichophyton interdigitale* であり，これらの 2 つの菌種が 90%以上の足白癬，爪白癬の症例から分離される[3)]．一方，柔道，レスリング，相撲のように肌が触れ合うスポーツ選手の体部白癬や頭部白癬からは *Trichophyton tonsurans* が分離されることが多い．また，最近ではペットを飼う家庭が増えたことを反映し，ネコ由来の白癬菌である *Microsporum canis* が原因となる頭部白癬，顔面白癬，体部白癬がしばしばみられる．*Trichophyton rubrum* や *Trichophyton interdigitale*，*Trichophyton tonsurans* はヒトに適応した真菌であり，免疫系の監視から逃れているため，症状が軽度である．一方，ネコに付着している *Microsporum canis* はヒトに感染すると強い免疫反応が起こる．

診断と検査

1 足白癬

足白癬は足趾間に鱗屑や紅斑が出現する趾間型(図 1-a)，足底や足縁に水疱が認められる小水疱型(図 1-b)，足底が角化する角質増殖型に分類される．足にこれらの症状が認められれば，足白癬を疑うことは容易である．しかし，掌蹠膿疱症，異汗性湿疹，紅色陰癬など，足白癬と鑑別が難しい症状を呈する皮膚疾患は数多くあり，足白癬と診断を確定するには，鱗屑や水疱から検体を採取し，KOH(苛性カリ)で角質を溶解後，顕微鏡で観察する顕微鏡検査や皮膚の検体を培養する真菌培養

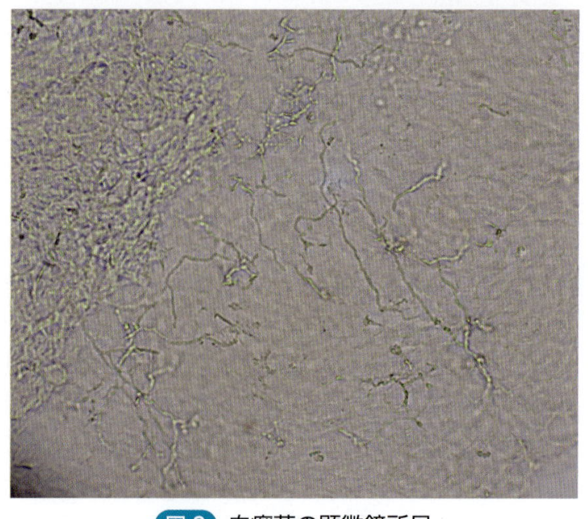

図 2　白癬菌の顕微鏡所見

病変部の角質層を採取し，KOH で角質を溶解した後の顕微鏡像である．糸状の菌糸が確認できる．

検査が必須である(図 2)．視診のみで「足白癬」と診断され，不適切な治療により臨床症状が改善しない症例を皮膚科外来では，しばしば経験する．

2 爪白癬

爪白癬も数種類の病型に分類されているが，最も頻度が高い病型は白癬菌が爪床から侵入する遠位側縁爪甲下爪型である．この病型では，爪甲の末端が爪床から剝がれていたり，爪甲の下の角質が増殖していたりすることが多い(図 1-c)．また，爪甲の表面から白癬菌が侵入する表在型の爪白癬では，爪甲が白色に混濁する．これらの異常所見が出現した場合には爪白癬を疑うが，足白癬の場合と同様に，爪白癬と似た症状を呈する皮膚疾患があり，爪白癬と診断を行うには，KOH(苛性カリ)を用いた顕微鏡検査を行う必要がある[5]．爪に感染した白癬を顕微鏡検査によってみつけ出すにはある程度経験を要するが，数年前から爪白癬の診断キットが販売され，診断困難例にも対応しやすくなった[6]．

治　療

1 足白癬

足白癬治療の原則は抗真菌薬の外用である．数種類の抗真菌薬が処方可能であり，どの薬剤を選択しても，治療効果はほぼ変わらず，一定の治療効果を得ることが可能である[1]．また，足白癬の治療に用いられる抗真菌薬は OTC 医薬品としても販売されており，配合されている抗真菌成分も医師によって処方される抗真菌薬とほぼ同じである．しかし，市販薬には抗真菌薬以外に，瘙痒を軽快させる抗ヒスタミン薬や使用感をよくするメントール，炎症を緩和させるグリチルリチン酸などが混合されており，これらの成分が接触皮膚炎(かぶれ)を引き起こすことがあり，OTC 医薬品のトラブルによって病変が悪化し，専門医の受診が必要となる患者も多い．さらに，足白癬によって生じたびらんに対して，抗真菌薬クリームを塗布すると，クリーム基剤の刺激により炎症が増悪することもあるので，正しい診断と的確な治療を受けるためにも，足白癬と自己診断せずに専門医を受診することが勧められる．

足白癬に対する外用薬は，表皮細胞が細胞分裂によって新生し，角質となって剝がれ落ちる期間である，1 か月程度，外用を継続することが推奨されている．外用薬は内服薬に比べ，患者のコンプライアンスが低下する傾向にあるので，足白癬の治療を成功させるには，患者へ足白癬治療の重要性を繰り返し説明することが大事である．患者の自己判断による抗真菌薬の中断は再発の大きな要因の１つである．

2 爪白癬

爪白癬は難治性の真菌感染症であり，通常，治療の際には内服抗真菌薬が選択される[5]．しかし，現在日本で処方される，テルビナフィン，ホスラブコナゾールなどの内服抗真菌薬は添付文書に小児に対する安全性は確立していないと記載されており，小児の爪白癬症例には内服薬を選択しづらい．

一方，内服抗真菌薬に比べ，治癒率は低いが，爪白癬に保険適用を有する外用抗真菌薬も上市されている．これらの外用薬も内服薬と同様に小児に投与する臨床試験は行われていないものの，主な副作用は接触皮膚炎であり，内服薬に比べ安全性が高い．外用抗真菌薬で治療した小児の爪白癬症例も報告されている[7]．

外用抗真菌薬による爪白癬治療を成功させるためには，足白癬の外用治療と同様に継続的な薬剤の塗布が必要である．爪白癬は治療を中断する患者が多く，爪白癬の外用薬は開始してから１か月で半数の患者が塗布を中断するという報告がある[8]．受診の際，治療継続の必要性を説明することや，写真撮影を行い，治療経過を患者に提示するなど，診療の際には工夫し患者の治療継続を促すことが重要である．

白癬菌の予防

白癬菌は環境中の至るところに生息しているため，足白癬は再感染が多い感染症である．サウナやジム，プールのように不特定多数の人が素足になる場所では足白癬患者から白癬菌が散布されており，そのような場所を歩くと足底に白癬菌が足に付着する．加藤らは足白癬を有しない被検者が銭湯，プール，居酒屋などを素足で歩くと，足底から白癬菌が培養されるようになると報告している[9]．

環境中の白癬菌の感染を予防するには，帰宅後，足底を洗浄することが有用である．Watanabe らは，健常人の足底に付着した白癬は，タオルで拭く，石鹸で洗う，裸足で１時間過ごすなどの処置により消失ないしは減少したと報告している[10]．また，Ninomiya らは健常人から採取した足底の角質に，白癬菌を付着させ，湿度 85%，90% もしくは 100% で培養し，白癬菌の角層内への侵入速度を検討している．その結果，湿度 85% の条件では７日間経過しても菌の侵入は認められなかったと報告している．このことは，足底の洗浄とともに自宅では素足になり，足底を乾燥させることも白癬菌感染の予防として重要であることを示している[11]．

家族内感染も再発の重要な原因である．前述したように足白癬，爪白癬は高齢者に多く，高齢者と同居している小児は白癬の罹患のリスクが高い．白癬は症状が軽微であり，存在に気づいていない患者も多い．特に高齢者は爪白癬による爪甲の肥厚や変形を加齢現象と思い込んでいることも多く，しばしば未治療のまま放置されている．

Maruyama らは足底に真菌を培養できる培地を数秒間密着させただけで，足白癬患者 71.4% から白癬を分離できることを報告している[12]．また，藤広は，足白癬患者にスリッパを 10 分間着用させた後，セロファンテープでスリッパより検体を採取し培養すると，64.5% から白癬菌が分離されたと報告している[13]．さらに新村は，家庭塵埃中の白癬菌は９か月放置された後にも培養できることから，白癬患者から散布された白癬菌は長期間環境中に生存していると報告している[14]．これらの結果は足白癬患者の足底からは感染力がある白癬菌が散布され，環境中で長期間生存していることを示している．

爪白癬も足白癬と同様に，感染拡大の関与することが報告されている．老人病院，老人介護施設などで発生した複数の足白癬，爪白癬の患者から分離された白癬菌が，遺伝子検査の結果，同一のものであることが証明されている[15]．さらに，患者から分離された白癬菌と同一の遺伝子を持つ白癬菌が浴室からも検出されており，感染拡大の場として，浴室が重要であることも示されている．

最後に

以上のように，足白癬や爪白癬の患者からは白癬菌が環境中へ散布されており，新たな白癬患者の発症や，白癬の再発に重要である．小児の足白癬，爪白癬患者を診察した際には，同居している家族構成を確認し，同居家族，特に同居している高齢者に足の角化がないか，爪は変形してないかを聴取することが重要である．もし，そのような家族がいる場合には，治療を行うように皮膚科受診を勧め，家族内感染を断ち切ることが再発予防となる．

（原田和俊）

文　献

1）日本皮膚科学会皮膚真菌症診療ガイドライン改訂委員会監：日本皮膚科学会皮膚真菌症診療ガイドライン 2019．日皮会誌．129：2639-2673，2019．

2）畑　康樹ほか：足白癬・爪白癬の実態と潜在罹患率の大規模疫学調査（Foot Check 2023）第 1 報．日臨皮医誌．41：66-76，2024．

3）Shimoyama H, et al：2016 Epidemiological Survey of Dermatomycoses in Japan. Med Mycol J. 60：75-82, 2019.

4）加倉井真樹ほか：最近 2 年間に茨城県西部の診療所で経験した小児足白癬63例の統計的観察．日臨皮医誌．32：455-460，2015．

5）原田和俊：わが国における爪白癬治療の現状と問題点．日医真菌会誌．63：1-6，2022．

6）Tsuboi R, et al：Validation of a lateral flow immunochromatographic assay for tinea unguium diagnosis. J Dermatol. 48：633-637, 2021.

7）加倉井真樹ほか：エフィナコナゾール爪外用液で治癒した小児爪白癬の 2 例．臨皮．74：536-540，2020．

8）佐藤友隆ほか：レセプト調査および患者アンケート調査に基づく爪白癬治療の実態把握．日臨皮医誌．34：742-752，2017．

9）加藤卓朗ほか：共同浴場利用後の非罹患者の足底からの皮膚糸状菌の分離　複数利用による個人，男女の比較．日医真菌会誌．37：223-237，1996．

10）Watanabe K, et al：Adhesion of dermatophytes to healthy feet and its simple treatment. Mycoses. 43：45-50, 2000.

11）Ninomiya J, et al：Experimental penetration of Trichophyton mentagrophytes into human stratum corneum. Mycopathologia. 141：153-157, 1998.

12）Maruyama R, et al：Demonstration of dermatophyte dissemination from the infected soles using the foot-press method. Mycoses. 41：145-151, 1998.

13）藤広満智子：足白癬患者からの白癬菌散布状態の検討．日医真菌会誌．34：43-55，1993．

14）新村陽子：白癬患者および家塵からの皮膚糸状菌の分離．真菌と真菌症．26：74-80，1985．

15）Watanabe S, et al：High prevalence of superficial white onychomycosis by Trichophyton interdigitale in a Japanese nursing home with a geriatric hospital. Mycoses. 60：634-637, 2017.

●皮膚科領域

凍瘡(しもやけ)

疾患の概要

- 寒冷曝露によって血行障害を生じるために起こるとされている.
- 冬季から初春の寒い時期に発症しやすい疾患である.
- 指趾に好発する他，耳介や頬部，鼻，膝蓋，前腕など，寒冷刺激を受けやすく循環障害が起こりやすい場所にみられる.
- 発赤，腫脹，うっ血，ひどい場合には水疱，びらん，潰瘍を生じ，瘙痒を伴う．瘙痒は入浴で増強する.
- 小児や女性に多くみられる.
- 生活習慣や靴・衣類の防寒機能の改善に伴って，近年減少傾向にある.
- 季節外れの凍瘡や難治例では，全身性エリテマトーデス(SLE)等の自己免疫疾患などの鑑別が必要である.

問・視・触診のコツ

まず何をきくか

寒冷に曝露した既往がないか，生活歴を確認する．寒い時期のみに生じるのか，季節を問わず生じているのか，経過を聴取する.

どこをみるか

足だけでなく手や耳など，他に皮疹がないかを診察する．靴はどのようなものを履いているのかを確認する.

どのように触診をするか

皮疹部の温度や炎症の深さを触診する．重症な場合は感覚の低下の有無を確認する.

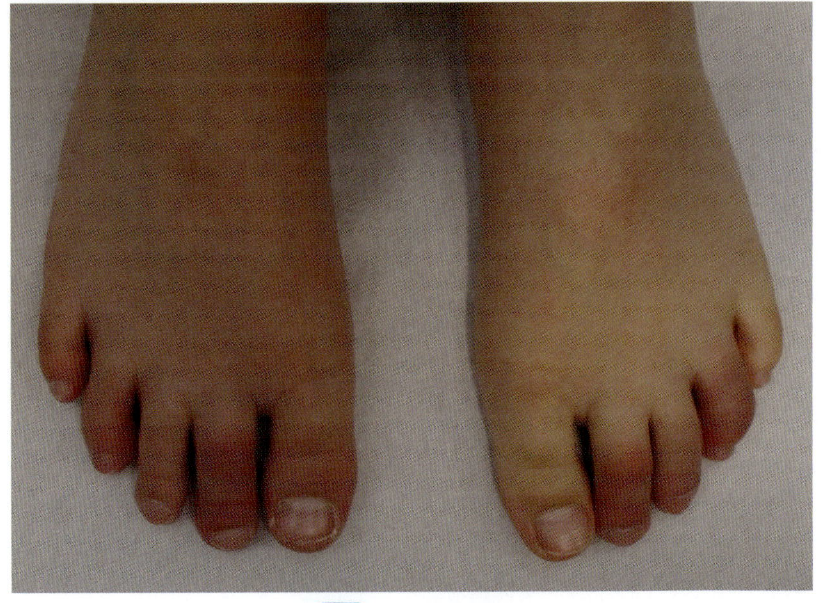

図1 10歳，男児
(医療法人社団廣仁会札幌皮膚科クリニック　山口泰之先生よりご提供)

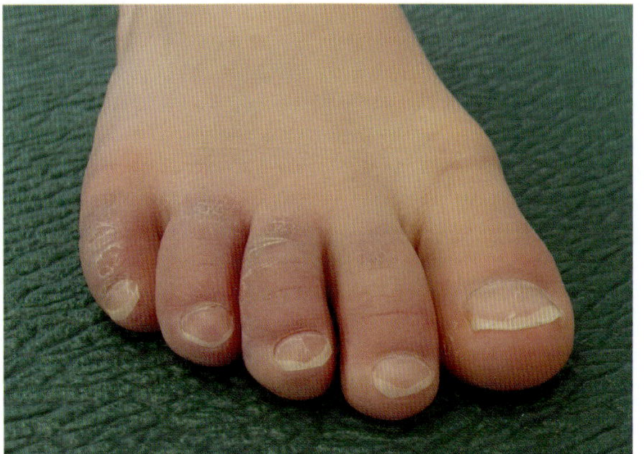

図2 7歳，男児
(埼玉県済生会川口総合病院　高山かおる先生よりご提供)

はじめに

凍瘡(しもやけ)は，主に冬季にみられる．気温が4～5℃で1日の気温の差が10℃以上といった寒暖差が激しい状況下，つまり真冬というよりも初冬や初春に起こりやすいといわれている[1)]．寒冷曝露しやすく，血行の悪くなりやすい場所，すなわち手足の指先，耳介，頬，鼻，膝蓋，前腕などに症状が出る．凍瘡の症状は，皮膚に発赤と腫脹，うっ血がみられ，悪化時には水疱，びらんや潰瘍を起こすこともある．痒みを伴い，入浴などにより温まると痒みが強くなることも特徴である．一般的にこどもに多い病気で，女性では大人になっても繰り返す人もいる．凍瘡の病因は寒冷刺激による血流障害と続発性の炎症性変化が発生機序として推定されているが，血管自体の形態的な異常はなく正確な発生機序は不明とされている．同じように寒冷曝露しても，凍瘡を生じやすい人と生じにくい人がいることが知られており，凍瘡のできやすい方へ問診した際には，しばしば父母に凍瘡の既往があることから，遺伝性因子の関与が疑われている．凍傷の生じやすさに個人差があるのは，寒冷曝露後の血流の障害の程度とそこからの回復に遺伝的な差があるためではないかと推測されている[2)]．

症　状

凍瘡の症状は，樽柿型(T型)，多形紅斑型(M型)に分けられている[2)]．樽柿型は小児に多くみられ，全体が紫藍色にうっ血性に腫脹する．多形紅斑型は成人に多くみられ，浸潤性小紅斑と腫脹を呈する(図1，2)．

治　療

凍瘡の治療には，局所の徹底した保湿剤による保湿管理と血流改善のためのマッサージを行う．その際，水疱や潰瘍がある部位は避ける．その他，血管拡張作用のあるビタミンEの外用薬や炎症を抑えるためにステロイドの外用を行う[3]．毎年のように繰り返す場合，治りにくく，範囲も広いといった症状の強い場合には，循環障害を改善するためにビタミンEの内服も行う．症状が重度で潰瘍病変を伴う場合はCa拮抗薬，プロスタンディン製剤などの末梢血管拡張薬や血小板凝集抑制剤を使用することがある[4]．

予　防

発症予防としては，冷気を避けることが第一である．防水防寒のしっかりとした靴，具体的には，地面からの冷気を受けにくいように，ある程度靴底の厚みがあるものや防水防寒機能が十分に保たれた素材でできたブーツを選ぶ．ブーツには防水スプレーを定期的に噴霧する．汗をかいて靴下が濡れてしまうことで足趾を冷やしてしまい，凍瘡を生じることがあるため，吸水力のある厚手の靴下を履くことも予防となる．長時間ウィンタースポーツを行う場合であれば，途中で靴下を履き替えることも対策の1つである．防水の靴は靴の中まで自然に乾きにくいため，靴を脱いだ後に靴の中が湿っている場合には，靴用のドライヤーなどでしっかり乾かしておくことも，翌日足趾を冷やさないために必要である．足以外も，手袋や耳あて，マスク，帽子などの防寒着を着用して，しっかりと冷気を避けることが大事である．

検　査

凍瘡そのものに対する検査はないが，全身性エリテマトーデス(SLE)などの自己免疫疾患での出現頻度が高いことや甲状腺機能低下症の合併もあることから，冬季以外で発生する場合には，抗核抗体や甲状腺機能などの検査を行う．

鑑別診断

鑑別診断としては，凍瘡様の皮疹を生じる，SLE，皮膚筋炎，シェーグレン症候群，抗リン皮質抗体症候群といった自己免疫疾患や，Aicardi-Goutières症候群と家族性凍瘡様ループス，micro-geodic disease，中條-西村症候群といった自己炎症性疾患[4]，また肢端紫藍症，網状皮斑，サルコイドーシス[5]などが挙げられる．

小児での発症が少なくない自己免疫疾患としてSLEが挙げられる．SLEの有病率は小児人口10万人あたり3.9～4.7人，成人人口10万人あたり6.6～8.57人と成人と比較して決して低い値ではないので[6]，長引く凍瘡をみた際には念頭に置く必要がある．SLEの皮膚症状の1つで，凍瘡とよく似た皮膚症状を凍瘡様狼瘡というが，萎縮性瘢痕の形成を認めることが診断の参考となる．発熱や関節症状，蝶形紅斑など他の症状がないかを確認し，血液検査では自己抗体や補体の低下や腎機能の低下の有無を調べる．必要に応じて皮膚生検を行い，蛍光抗体直接法により基底膜における免疫グロブリンや補体の沈着を確認する．凍瘡では蛍光抗体直接法は陰性である．抗リン脂質抗体症候群はSLEに合併することがしばしばあり，凝固系の異常がないかを確認する．異常があれば抗カルジオリピン抗体などの自己抗体の有無，ループスアンチコアグラントの確認，全身における血栓や塞栓症状がないかを確認する．皮膚筋炎は，皮膚・皮下の石灰化や血管炎による病変，ヘリオトロープ，Gottron徴候などの皮膚症状や，筋症状疹がみられる．また，ドライアイやドライマウスなどの乾燥症状，環状紅斑や関節痛の症状があるようであれば，シェーグレン症候群を疑い，抗SS-A/SS-B抗体など自己抗体の有無を採血にて確認する．

これらの自己免疫疾患は，初めのうちは症状が限られて診断基準を満たさなくても，後に他の症状が出現してくる場合もある．凍瘡様紅斑が初発症状の可能性があるので，長引く凍瘡をみた場合には，早期の確定診断と早期の治療介入のために専門医への紹介を検討されることを推奨する．

乳幼児に発症する凍瘡様の皮疹を呈する疾患としては以下の自己炎症性疾患が挙げられる[4]．いずれも確定診断には遺伝子検査などが必要となるので，大学病院など中枢機関への紹介が必要となる．

中條-西村症候群は常染色体劣性遺伝子疾患で乳児期に発症する凍瘡様紅斑で，特徴的な指，肝脾腫，大脳基底核の石灰化，繰り返す発熱，進行性の限局性脂肪筋肉萎縮などの多彩な症状がみられる．Microgeodic disease は凍瘡様紅斑と熱感と疼痛を伴う指趾の発赤と腫脹がみられ，画像所見では腫脹部位とは一致しない骨髄炎様の所見を認める．X 線検査では多数の小円形の周囲に骨硬化像を伴った晶洞石様の骨透亮像を認める．家族性凍瘡様ループスは Aicardi-Goutières 症候群の亜型であり神経症状を伴わず，凍瘡様皮疹のみを主体とした疾患である．Aicardi-Goutières 症候群は乳幼児期に好発し，不明熱，皮疹に神経症状，脳内石灰化，髄液検査異常を合併する．

長引く凍瘡の鑑別診断の 1 つであるサルコイドーシスのびまん浸潤型は，好発部位は指趾や頬・耳介などと凍瘡と同じである．凍瘡と異なるのは，皮疹は浸潤が強く通常は自覚症状がなく，通年性で季節変動がない，びらんや潰瘍化することがないという点である[5]．皮膚生検で鑑別できる．他臓器に生じていないか，全身検索を行う必要がある．

寒冷刺激によって起こるといった点で鑑別診断に挙がるのが凍傷である．凍瘡は寒冷による循環障害であり，凍傷は寒冷による組織傷害である．栄養状態不良・高齢者・るい痩・糖尿病などの基礎疾患がある方は重症化しやすく，寒冷地での登山・飲酒酩酊・遭難・スポーツや冬季の戦争といった過酷な寒冷環境が背景因子となる[7]．凍傷は熱傷と同様にⅠ～Ⅲ度に分けられる．第Ⅰ度凍傷では浮腫性紅斑を呈し，軽度の痺れ感と痛みあるいは痒みを感じる．第Ⅱ度になると強い浮腫や水疱・血疱を生じ，知覚は鈍麻する．一般的にはⅠ度およびⅡ度では瘢痕を残すことなく治癒するが，第Ⅲ度では感覚は消失して，組織は壊死して潰瘍化する．受傷早期ではⅡ度とⅢ度の判別が困難な場合があるため，強い浮腫・水疱・血疱・知覚の鈍麻といったⅡ度の症状がみられた際には，専門医を紹介することを推奨する．

最後に

以上の鑑別診断をまとめると，凍瘡様の皮疹が「暖かくなっても続く」，「症状が強い」，「皮膚以外の症状がある」，「感覚低下がある」，といったサインが，専門医へ紹介するタイミングだと考えられる．

（秋野　愛）

文　献

1) 林　伸和：凍瘡．最新皮膚科学大系（16 巻）．玉置邦彦ほか編．222，中山書店，東京，2003．
2) 神村瑞夫：現代皮膚科学大系（20 巻 A）．山村雄一ほか編．57-63，中山書店，東京，1984．
3) 沢田泰之：熱傷，凍瘡．小児診療．78：1475-1479，2015．
4) 江波戸孝輔ほか：乳幼児期に発生した難治性の凍瘡．皮病診療．41（5）：453-456，2019．
5) 五十嵐直弥ほか：凍瘡 vs サルコイドーシス．皮膚科の似たもの同士．塩原哲夫編．166-169，学研メディカル秀潤社，東京，2010．
6) 石川　治ほか：全身性エリテマトーデス．最新皮膚科学大系（特別巻 1）．玉置邦彦ほか編．158-160，中山書店，東京，2004．
7) 臼田俊和ほか：凍瘡・凍傷．MB Derma．329（12）：57-64，2022．

●皮膚科領域

トラブルを防ぐ足のケア

指導のコツ

現代の長寿社会において，幼少期からの足のケアが重要である．歯科の「8020 運動」に倣い，日常的なケアと検診を行うことで多くの足のトラブルを防ぐ可能性がある．

＜足のケア習慣について＞

- **洗　浄**：こどもの約半数が足を意識して洗っておらず，爪周囲に汚れが残っていることが多い．
- **爪切り**：約７割が正しい爪切りを実践しているが，成長に伴い切り方や切る人が変わるため，適切な切り方の指導が必要である．
- **靴の選び方**：靴のサイズを測って購入する割合は半数以下で，成長に合わせた靴の買い替え頻度も低いことが判明した．
- **運　動**：高学年になるほど運動不足が顕著であり，特に女子でその傾向が強い．

＜具体的なケア方法について＞

- **洗　浄**：足は日常的に汚れが溜まりやすいため，入浴時に石けんで爪周囲や足趾間，足裏を丁寧に洗うことが推奨される．
- **保　湿**：洗浄後は水分を十分に拭き取り，踵や爪周囲に保湿クリームを塗ることが重要である．
- **爪切り**：爪を適切な長さで四角く切り，側縁を深く切り込まないようにし，角だけ少し切り，スクエアオフに整える．必要に応じてヤスリで整える．
- **角質ケア**：こどもに角質ケアはほとんど必要ないが，角質が厚くなる場合には細かいヤスリで軽く削り，保湿を行う．

はじめに

人生100年といわれる現代社会において，足の健康を守るためには，こどもの頃から適切な足のケアを身に付けておくことが必要である．歯科の取り組みである8020運動に倣い，日頃からの衛生，検診を繰り返すことによって，多くの足に起こるトラブルは改善できる可能性がある．

1 足のケア習慣

足の健康を保つためには足をよく洗い，フットウエアを適切に選び，適切に履き，適度な運動をすることが大切である．また日頃からこどもの足を観察し，異常があった場合には早めに対応することによって，様々な整形外科的疾患も発症を遅らせることができる可能性がある．足育研究会と日本臨床皮膚科医会が合同でアンケート調査を行い，小学生のこどもたちが足の健康を守るためのケアの習慣があるかについて調べた[1)]．

1) 足の洗浄について

「入浴時に足を意識して洗浄する」と答えたのは，半数しかいなかった．「洗浄していない」と答えたこどものなかには，「爪の周りに汚れがある」と答えた割合が多かった．

2) 足の爪切りについて

普段の足の爪の切り方についての問いで，「指先くらいまでの長さで四角く切る」が7割いたが，「短めに切る・角を斜めに切る」が2割，「むしってしまう・その他」，「指先より長めに切る」が2割いた．また足の爪切りの施術者について聞いたところ，低学年は保護者が切り，高学年になると自分で切ると答えた割合が多く，親の切り方がこどもの切り方になる可能性が示唆された．

3) フットウエアについて

靴を選ぶときに足のサイズを測ってから購入しているかについて聞いたところ，「サイズを測ってから買っている」と答えたのは，半数以下にとどまった．

また足の成長に合わせて通学用の靴を買い替える頻度については，1年間で「1回」もしくは「0回」と答えたこどもが半数以上いた．そして靴を履くとき，ひもやベルトを締める習慣があるかどうかを聞いたところ，「はい」と回答したのは，半数未満であった．

4) 運動習慣について

学校の活動以外での外遊びやスポーツをする時間が1週間に何時間程度あるかという問いに対して，3時間以下の群は半数以上で，高学年になるにつれて運動不足の割合が増えた．特に高学年で運動時間は二極化し，3時間以下の運動時間が短い群が増加する一方，8時間以上の運動時間の長い群も増加した．また女子に運動不足の傾向が強かった．

アンケート結果を総じると，足の皮膚や爪のケア，適切な靴選びや履く習慣，運動習慣ともに半数以上が十分ではない可能性が示唆され，学校教育，家庭教育の欠如が影響していると考えられた．

2 足のケアの実際

靴や運動に関しては他の項目にゆずり，ここでは実際に足の皮膚や爪に対し，どのようなケア習慣を持つべきかを提案する．

1) 洗　浄

足は地面に触れる唯一の部位であるため，思っている以上に汚れる．入浴だけでは落ちない汚れがあるので，石けんをよく泡立て，まずはブラシで爪の周りを洗浄する（図1-a）．その次に足趾間を広げながら，ブラシまたは手の指を使って細かいところまでよく洗浄する（図1-b）．その後足の裏をしっかり洗う．

2) 保　湿

洗い終わったら，足趾間の水分をよく拭き取る．その後，踵と爪，爪周囲に保湿クリームを塗る．保湿クリームの種類は特に問わないが，成分によって効能がやや違う（表1）．爪にはオイルを塗る場合もある．足全体に保湿クリームを塗る場合には2 FTU（finger tip unit）（図2）が必要で，擦り込むというよりは，皮膚の溝に沿って広げ，手

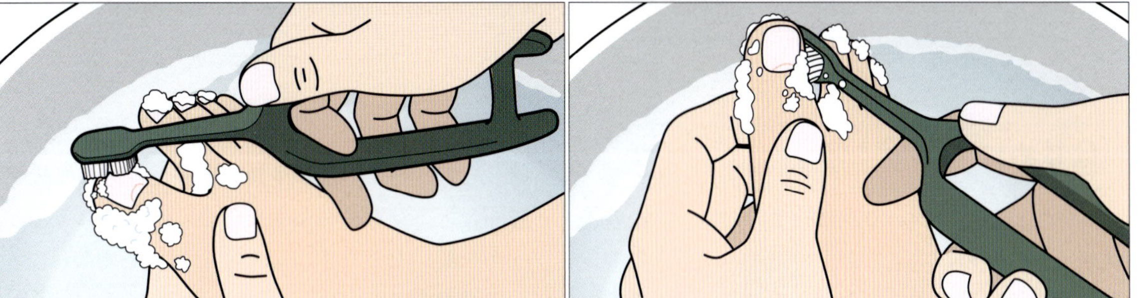

図1 足の洗い方のポイント　a|b

泡立てた石けんと柔らかいブラシを用いて丁寧に洗う.
a：爪の周りの溝を優しくこする.
b：足趾間を広げながら細かいところまでよく洗浄する.

表1 足の保湿に用いられる薬剤例

ほとんどのものは角質の保湿を目的に処方するが，ビタミン含有製剤や尿素軟膏含有製剤は効能を期待して処方することがある．これ以外にも一般的に販売される医薬部外品や化粧品などもある.

種　類	商品例(処方薬)	用　途
油脂性基剤	白色ワセリン®，プロペト®，アズノール®	皮膚の保護，保湿(エモリエント)
乳剤性基剤	親水軟膏®，ヘパリン類似物質含有クリーム	保湿(モイスチャー)
水溶性基剤	ヘパリン類似物質含有ローション	保湿(モイスチャー)
ビタミン含有製剤	ユベラ®軟膏(ビタミンE)，ザーネ®軟膏	ビタミンE：角質軟化，血流改善 ビタミンA：ターンオーバー亢進
尿素軟膏含有製剤	ウレパール®，ケラチナミン®	角質軟化

の温かみでなじませるように塗るとよい.

3) 爪切り

足趾には歩行や運動時に強い力がかかる．強い力は爪があることで，効率よく爪の先端まで伝えることができる．爪にトラブルがあると転倒リスクが高くなったり，下肢機能が低下するという報告もあり，爪の長さは重要である．また爪を深く切り込むことで，爪の側縁が周囲の皮膚に食い込み陥入爪が発症する．足は靴や靴下で圧迫されて，なかなか安静にできないため，数年にわたって炎症を繰り返すこともある.

爪切りは小ぶりの歯まっすぐなものを使用し，端から端まで数回に分けて切る．はじめに爪の角を少しだけ斜めに切り，そのあと足趾先端の長さに合わせてまっすぐ切る．このとき両側は深く切り込まないように気を付ける．最後もう一端を少しだけ斜めに切り，スクエアオフに整える(図3, 4)．切った断面にヤスリかけをすると，靴下や布団にひっかかるというトラブルを防ぐことができる.

4) 角質ケア

こどもは体重も軽く，汗をよくかくので，踵や足裏に厚い皮膚ができることは少なく，踵を削るということはほとんどの場合必要ない．もし行う場合には目の細かいへら型のヤスリを用いて，一定方向に軽く削り，そのあと保湿クリームをしっかり塗る.

終わりに

手洗いや手の爪切りに関しては，学校教育のなかで衛生を維持する目的で，指導されることが

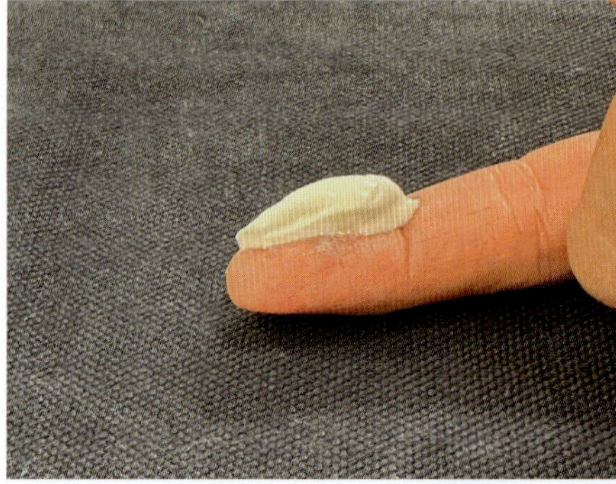
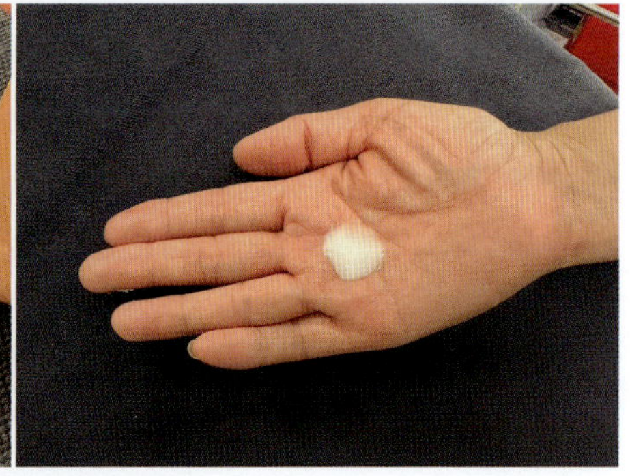

a|b

図2　軟膏を塗る量の目安

クリームなら人差し指の第 1 関節にのせた分(a)，ローションなら 1 円玉大で 1FTU(約 0.5 g)となり(b)，手のひら 2 枚分の外用量の目安となる．足全体を保湿するなら片足で 2FTU 必要となる．

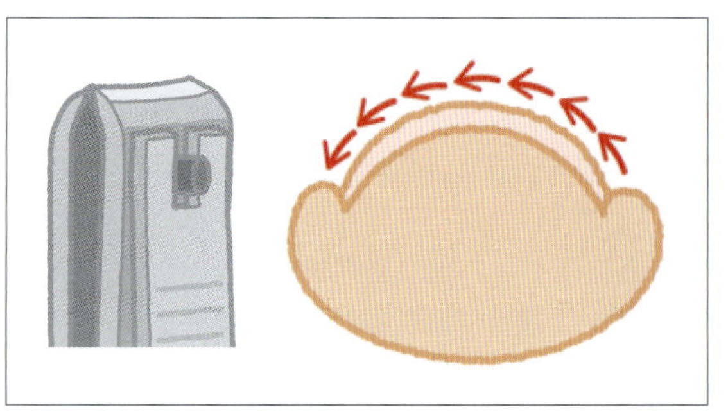

図3　爪の切り方

爪は端から端までを少しずつ切る．
(高山かおる：足育学　外来でみるフットケア・フットヘルスウェア巻末　明日から使える「指導箋」，全日本病院出版会，東京，2019．より)

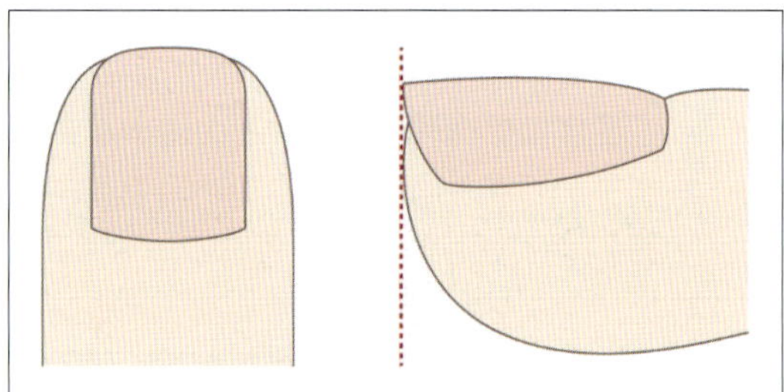

図4　爪の長さ

足の爪は足趾の長さと合わせて，四角く，そして爪の角は少しだけ斜めに切り，スクエアオフに整える．

あっても，足の洗浄や爪切りについては教育が行われていない．靴選びや靴の履き方に関しても同様の状況である．足は衛生と同時に機能を保つ目的で適切にケアする習慣を持つことが，長寿を乗り切るコツであり，将来の足の健康を守る目的での学校教育，家庭教育が充実することが望まれる．

（高山かおる）

文　献

1）秋野　愛ほか：小学生保護者アンケートから見えた学童への足育の必要性．日臨皮医誌．2024．in press.

Column

健康診断に足測定を入れよう！

あなたの身長は何 cm ですか？　体重は何 kg ですか？　皆さんご存じですよね．
では，足のサイズは何 cm ですか？　履いている靴のサイズではありません．自分の足の縦の長さです．右足，左足それぞれ答えられますか？　身長，体重のように正確なサイズをパッと答えられる人は多くないと思います．

なぜ答えられないのでしょうか？
理由は明確で，測定しないからです．こどもの頃から定期的に健康診断があり，身長，体重を測ります．視力，聴力，握力なども測定しますよね．それなのに足のサイズを測定しない理由は，(西洋)靴の歴史が浅く，日本が家の中では履物を脱ぐ文化であることが影響しています．

西洋に比べ靴の歴史が浅い日本ですが，日本人の足のトラブルは西洋と肩を並べるほど多いです．これは日本が家の中では履物を脱ぐことが多いために，靴を履いているときのフィット感よりも着脱のしやすさを優先してきたことや，靴の歴史が浅くフィッティング(靴合わせ)の考え方が成熟していないために，上履きや制靴などの「足を靴に合わせる」といったことが未だに存在していることにも起因しています．そして，それらの履物が一因だと考えられる，こどもの足のトラブルが増えているように感じています．

それらのトラブルからこどもの足を守るためには，足に正しくフィットする靴を履く習慣を身に付けることが大切です．足にフィットする靴を履くことは，自分の足の正確なサイズを知ることから始まります．そのためには，こどもの健康診断に足測定を入れることが必要だと考えています．
では，健康診断で足測定をする際は，足のどの部分を計測すればよいでしょうか．それを検討するには，シューフィッターが普段の足型計測で測定している部位が参考になります．

シューフィッターは片足で 11 か所(足長，足囲，足幅，踵幅，内踏まず長，外踏まず長，第 1 趾高，足高，外果端高，第 1 趾側角度，第 5 趾側角度)を計測します．健康診断でも同じ部位をすべて計測することが理想ですが，実際は技術的，時間的に難しいです．そのため，健康診断の足測定では靴のサイズを選ぶ際のベースとなる「足長」「足囲」「足幅」の 3 か所を計測するとよいでしょう．

「足長」は踵の最も後方の部分から足の一番先の指(親指または人差し指)の先端までの距離，足の縦の長さです．一般的に靴のサイズはここの長さで選びますよね．
「足囲」は親指と小指の付け根で最も出っ張っている部分の周径です．靴のサイズ表示でときどきみるEEEやEEEEといったアルファベットは，足長と足囲から割り出されるJIS規格の表記で，わかりやすくいうと足の太さです．

「足幅」は親指と小指の付け根で最も出っ張っている部分の直線距離で，名前の通り足の幅です．足囲と足幅，同じ部位を2通りの方法で計測するには理由があり，足囲と足幅の数値を見比べることによって，足の横アーチがどれくらい落ち込んでいるかの目安を付けることができます．

「足を正確に計測できる」技術と知識を持つシューフィッターは，健康診断に足測定を入れる際の重要な存在になると思います．

健康診断に足測定を入れて，日本の将来を担うこどもたちの足を守りましょう！

（原田　繁）

こどもの靴を考えよう！

靴の基本とこども靴の正しい選び方・履き方

Point!

- 一般的な靴の構造で重要なことは，足と靴をフィットさせて足元が安定して快適に歩行ができることである．またファッションと深く関わっているため，美や低価格を重視して作られた靴の中には，基本的な構造や機能の一部が省かれているものがあり，足のトラブルの原因となる場合がある．
- こども靴の特徴については，成長過程のこどもの足の特性や歩行の発達を妨げない作りと機能性が必要とされる．屋外用の運動靴，通学用の革靴はもちろん，特に校内で履く上履きは構造が軟弱で足の成長に大きく影響を及ぼすことが懸念されている．
- ファッションとして人気のあるスニーカーやブーツなど，大人の靴をそのまま縮小したようなものは，適切なこども靴と言い難い．毎日の公園遊びで履く靴ではなく，よそ行き用の靴と認識したほうがよい．
- こども自身が足と靴が合っているかを判断することは困難であり保護者でも難しい．購入時から足と靴が合っていなかったケースによく出会う．専門知識を備えたシューフィッターのいる売り場を活用することは足の成長を守る対策の１つである．
- 靴の履き方によって，足に合っている靴でもトラブルを生じ足の成長を妨げる可能性がある．大人でも正しい履き方ができていない現状の中で，こどもに実践させることは難題である．まず大人の意識を向上させたうえで，家庭内，学校内で正しい履き方の指導を根気よく続けることが必要である．

一般的な靴の基本

1 靴の構造と部品名称

靴の製造方法や構造は様々であるが，大まかにいえば，足を包むアッパー(天然皮革，人工皮革，合成皮革，布，化学繊維など)，体重を支え靴の型崩れを防ぐ中底とシャンク，クッション性と履き心地に関わる中物と中敷，安定した歩行を可能にする本底とヒール(ヒールベース＋トップリフト)，足趾の保護と靴の形状を保つ先芯，踵を支える月型芯，足を固定する靴ひもやベルトなどで成り立っている(図 1～3)．

2 靴型(ラスト)(図 4)

足の採寸データとメーカーのノウハウが詰め込まれ，靴のスタイルやサイズ，履き心地まで決める靴作りに欠かせない道具である．靴の製造時に底面に中底を仮止めした状態でアッパーを引っ張りながら包み込み，時間をかけて靴型に密着させて成型していく．その後中敷を入れる工程まで靴型は入ったままである．

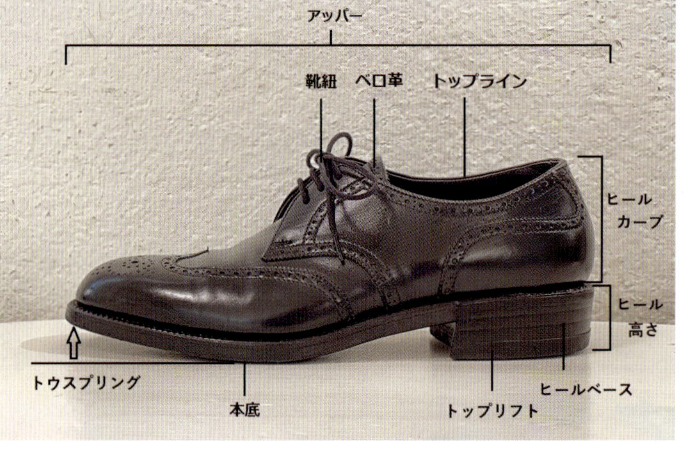

図1 一般的な靴の構造

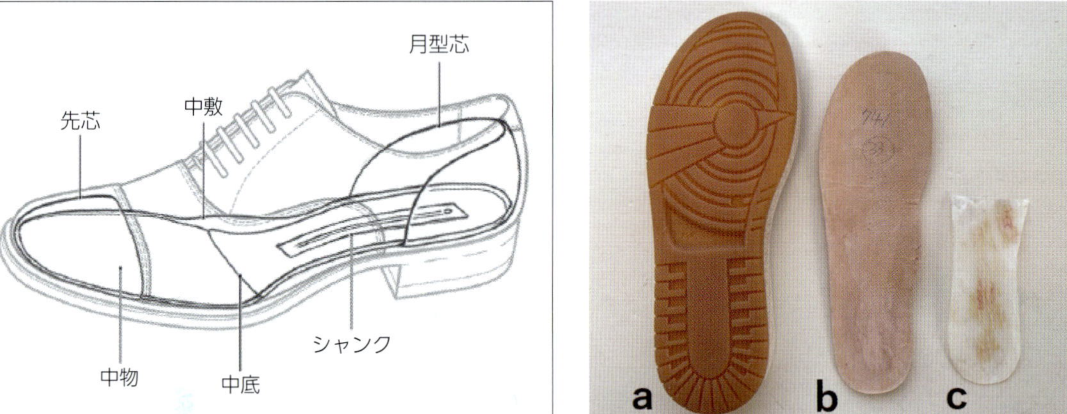

図2 靴内部の主要部品

(文献 1，p.7-30. より)

図3 こども靴の部品

a ：ゴム製本底
b ：パルプ製中底
c ：樹脂製シャンク

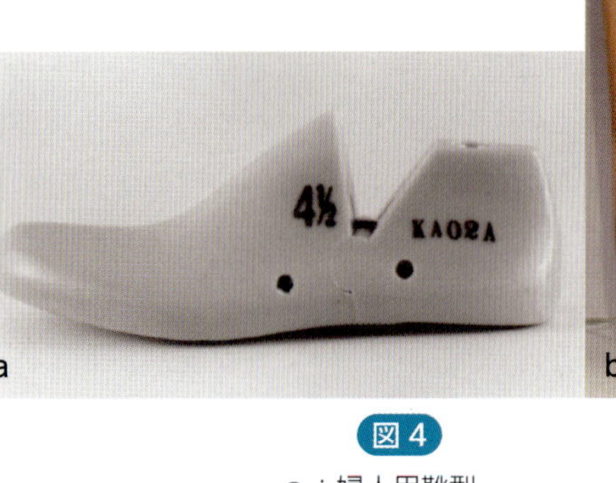

図4

a ：婦人用靴型
b ：こども用靴型

(文献 1，p.7-30. より)

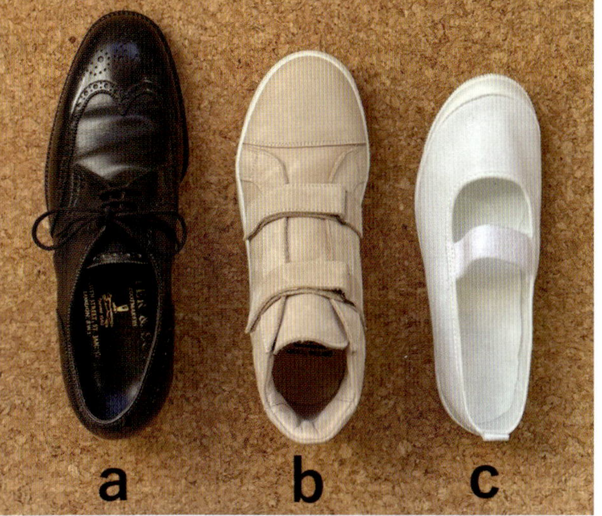

図5 靴の特徴比較

a：婦人革靴
b：こども靴(革製スニーカー)
c：バレータイプ上履き

こども靴の特徴

図5-aの婦人靴では履き心地とともに外観の美しさが重要視され，靴のつま先の形状を細く小さく，ヒールを高くすることで靴を履いたときの美しさをアピールしている．そのため足趾の配列と靴のつま先の形状が合わない，足の幅と靴の幅が合わない状態で履き続けると，足趾が圧迫され足のトラブルを生じる原因となる．一方，図5-bのこども靴は，外観の美しさよりも足の成長を妨げない構造や機能に特化して作られている．足趾の圧迫を防ぎ，自由に動かせるように，つま先の形状は絞らずに丸い形に作られ，靴底は歩行に合わせて足趾の付け根付近で曲がりやすくできている．靴ひもを自分で正確に結べるようになるまでは面ファスナー(ベルクロ)式ベルトがほとんどである．図5-cのバレータイプの上履きは足を固定する機能が乏しく，月型芯やシャンクも入っておらず，簡単にねじれてしまい足を支える構造ではない．

こども靴の選び方と履き方

1 サイズ選びの注意点

日本で作られる大人の靴の多くは，足入れサイズという自分の足の実寸法と同じサイズの靴を選ぶことでちょうどよく感じるように設計されているが，こども靴はそうではない．メーカーの違いによって，またはメーカー内でもモデルによりサイズ設計はまちまちで，消費者を困惑させている．例えば，国内大手スポーツメーカーのサイズ18.0 cmの靴の中の寸法は18.3 cmであり，米国大手メーカーの18.0 cmの靴の中は19.5 cmと大きく差がある．また，靴のサイズ表記よりも靴の中の寸法が小さいものも存在するため注意が必要である．

2 捨て寸(靴の中の趾先に設ける余裕寸法)の考え方

例えば，イギリスのメーカーではこども靴のフィッティングの際，捨て寸を最低14 mm設けているが，日本の靴メーカーの考え方では5～10 mmと少なめの設定となっている．筆者の考え方では月齢や足の個体差によって大きく変化するが13～15 mm，場合によっては18 mm程度に設定している．

3 靴の幅サイズの重要性

足と靴をフィットさせるためには，靴の長さだけでなく幅のサイズが重要となる．日本で販売されている靴の大部分の幅のサイズ(JIS規格S5037の足囲サイズ)はEE(中間幅)またはEEE(やや幅広)であり，幅が狭いタイプやエクストラワイドのような種類が非常に少なく，困っている消費者は多く存在している．イギリスやドイツのこども靴メーカーのように靴の幅にもサイズ展開を要望したい．

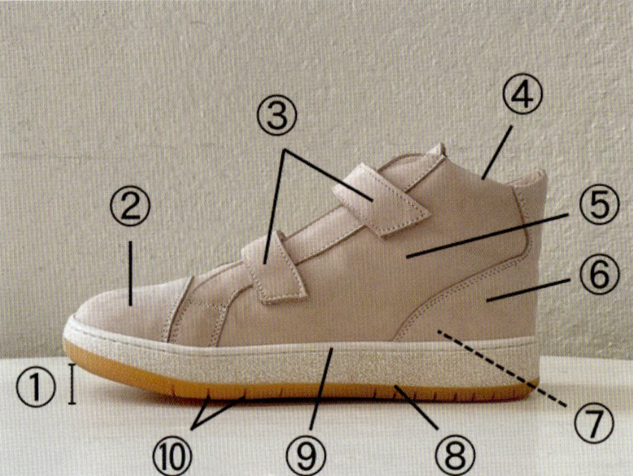

図6　こども靴を選ぶ10のポイント

4 適切なこども靴の選び方(図6)

①適正なトウスプリング(つま先の反り)があり，つまずきを防ぎスムーズな蹴り出しができる．
②靴の中のつま先に高さがあり，先芯が入っていることで，つま先形状の保持と足の爪，足趾を保護している．
③折り返し式の面ファスナー(ベルクロ)式ベルトである．
靴を履く際にベルトをリング状のカンに通して折り返して留めるため，こどもの力でもしっかりと締めることができる．
④小さな履き口は着脱に時間はかかるが，足首にフィットして足元を安定させることができる．
⑤足になじみやすく丈夫で通気性のよいアッパー素材や中敷を使用している．
⑥硬めの月型芯が入っている．
幼少期は踵が内側に倒れやすい傾向にあり，硬めの月型芯が入っていることで，踵のブレや倒れこみを抑える効果がある．
⑦シャンク(踏まず芯)が入っていること．
中底にセットして使用する．踵部から土踏まずあたりまでを補強し，体重による靴底の変形を防ぎ，靴の正しい場所で曲がる機能にも貢献している．
⑧本底は滑りにくいデザインと適度なクッション性を備えている．
⑨ねじれに強い構造である．

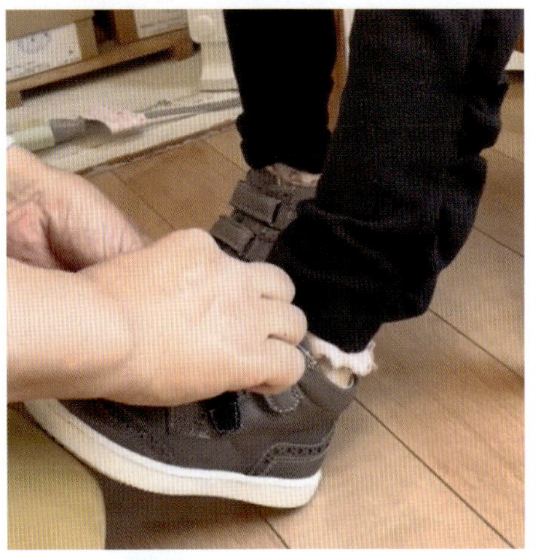
図7　正しい靴の履き方

雑巾を絞るように靴をねじってみたとき，低価格で基本構造にコストをかけられない靴は，簡単に絞ることができてしまい，遊びまわるこどもの足を支えることはできない．
⑩足趾の付け根付近で靴が曲がること．
足の曲がる位置で靴も曲がりやすくすることでスムーズな歩行を促進し，足の筋肉の発達も促すことができる．

5 靴の正しい履き方(図7)

①椅子に座るか床にお尻を付けて足を靴に入れる．
②靴のつま先を若干持ち上げて，ヒールをトントンして，踵を密着させる．
③つま先は持ち上げたまま，ベルト(またはひも)をしっかりと締める．2本ベルトの場合は上か

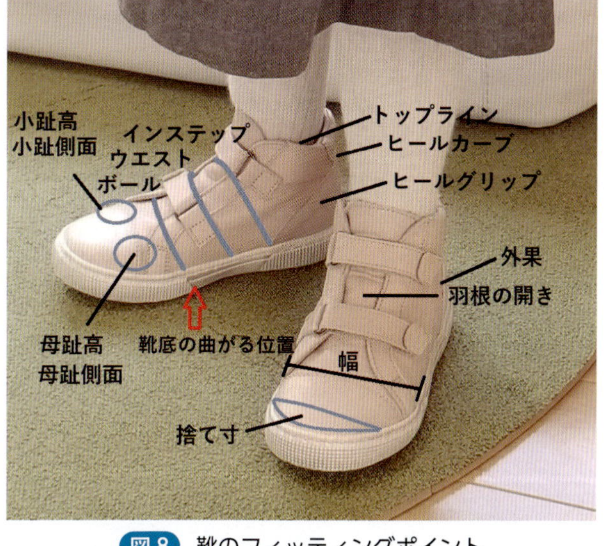

図8　靴のフィッティングポイント

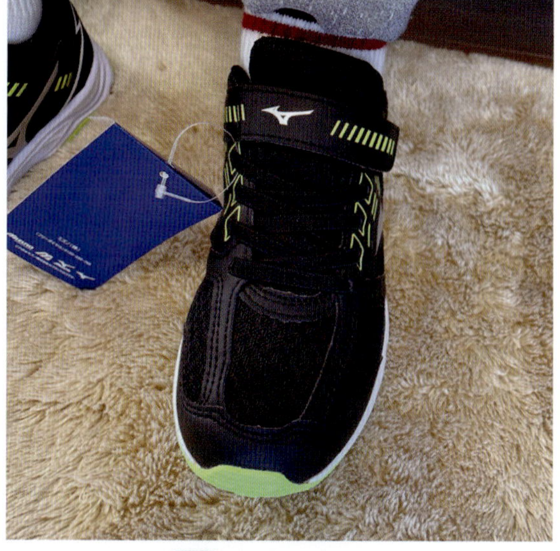

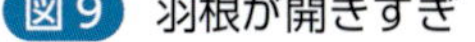
図9　羽根が開きすぎ

ら先に締める．

④立ち上がったときに足の裏と中底(またはインソール)の形状がフィットすることで靴の中での足の広がりを抑制し，前滑りも防ぐことができる．

6 靴のフィッティングポイント(図8)

座位および立位では足部の形状が異なるため，両方の状態において各部位を触診し，靴が足に適合しているかどうかを判断することが重要である．隙間が過剰に空いている，もしくは隙間がなく圧迫されている場合，適切なフィッティングとはいえない．また，靴下の厚さや幅，サイズ(大きい，小さい)によってフィット感は大きく変動するため，靴下の選定にも留意する必要がある．

①ヒール部

トップライン，ヒールカーブ，ヒールグリップのフィット感を評価する．トップラインやヒールグリップに隙間が多い場合，足部が固定されず不安定となり，ヒールカーブが適合していない場合は靴擦れの原因となる．また，ローカットシューズにおいては外果にトップラインが接触しないこと，および外脛骨が存在する場合は骨が圧迫されていないことを確認する．

②トウ部

捨て寸が適正範囲内にあるかを確認し，母趾および小趾の高さ(爪が当たっていないか)，および側面の圧迫の有無を確認する．

③ボール部

足の幅と靴の幅が適合しているか，ボール部(中足趾節関節)と靴底の曲がる位置が一致しているかを確認する．

④インステップ部

インステップ，ウエスト，および羽根の開き具合を確認する．甲部をつまんで余りがある場合や，大きな皺が生じている場合は，靴内部に過度な隙間が生じており，不適合である．また，羽根が過度に開いている場合は，そもそも選定した靴のサイズが小さい，もしくは足の幅や甲の厚みに対し靴がタイトな状態と考えられる(図9)．

以上のフィッティングポイントを経て，最終的に歩行を観察し，問題がないことを確認することが重要である．

(寺杣敦行)

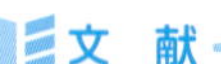

文献

1) 田島智司：第7章 靴の知識．シューフィッター養成講座プライマリーコーステキスト新3版．7, 2022.

こどもの上靴

Point!

- 小学校の上靴は 1950 年代にその原型が発売されてから，進化しない不思議
- 上靴の主な製法と流通について．進化しない不思議はココにヒントが隠されている？
- 上靴と外履きに区別が必要なのだろうか？　校内と校外，こどもの動きに違いがあるの？
- 現在の上靴の現実
- 理想の上靴なんてあるのか？

孫から祖父母まで，共通の認識である「学校の上靴」

筆者が小学校の児童として通学したのはもう40年も前のことである．

40年とは非常に長い年月で，500円はコインではなかったし，父の給料も現金の手渡し，スーパーのレジは，商品ごとにレジに打ち込んでいて，そろばんを使う八百屋や焼き鳥屋なんかもあった．

もちろん，携帯電話もYouTubeもなく，男児は冬でも短パン，漫画本を自転車のかごに入れて，女児もみんなで公園の遊具やグラウンドでサッカーや野球をして，暗くなるまで遊んだものだ(ファミリーコンピューターはこの頃に登場する)．

この昔話を懐かしんだり，頷いたりするのは，1980年代以前に小学生だった皆さんで，それ以降に通学した方には，おおむね伝わらない未知の話ではないだろうか．

そこが，今回のポイントであり，問題点である．

40年の年月で，様々なものが変化した日本社会において，筆者の児童であった頃の思い出は，現在のこどもたちのそれとは，全く違っても不思議ではないのだが，上靴についてはどうだろう．

現在の小学生から，その祖父母に至るまで，共通の変わらぬ思い出として，「上靴」は語ることのできるアイテムではないだろうか．

現在の小学校の上靴として，皆さんがイメージするのはこの図 1，2 のデザインかと思う．

代表的な「バレーシューズ」(図 1)と「Vゴムシューズ」(図 2)だが，これ以外に，地域によっては，家庭や施設で使うような「スリッパ」を学校指定の上靴として採用している小・中学校も存在する．

実はこの上靴のどれもが1950年代からほとんど進化していない．それどころか，昨今の低価格化の競争に巻き込まれ，品質は低下，退化しているものまで現れているのである．

現在の小学生は，パソコンやタブレットでプログラミングを学び，オンラインで人と話す．習い事以外で外に出て身体を動かす・遊ぶといった時間は1週間に2時間もないそうだ．祖父母の時代にはない変化が訪れているのに，進化しない靴をこどもたちは履き続けている．

進化しない上靴はどうやってつくられる？

「安価に上靴を買いたい」という保護者の意識

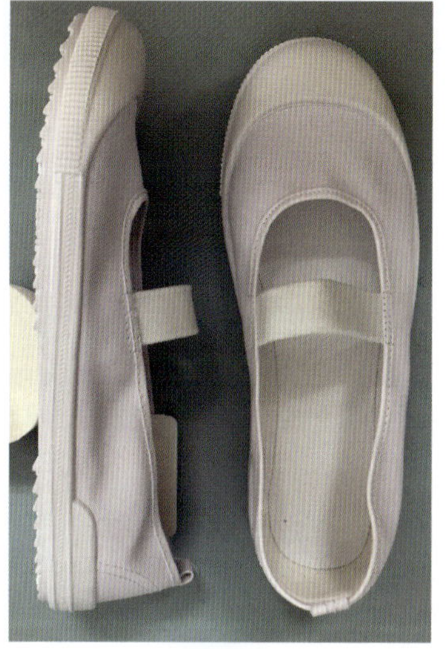

図1

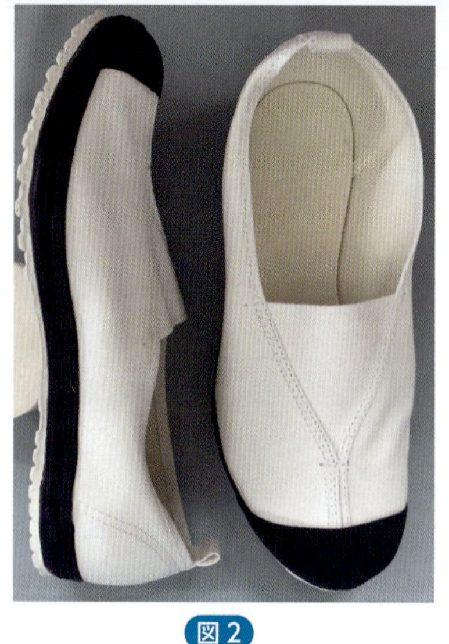

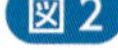

は，1950年代に上靴が登場した当時から現在まで根強い．

そのニーズに応えたものが流行り，広がるのは当然で，結果的に現在の「バレーシューズ」「Vゴムシューズ」の上靴はロングセラーとなっているわけだが，ここからは，その製法についてお話しする．

当初，上靴は「バルカナイズ製法」といって，ゴムのソール部分を加硫させて(ゴムに硫黄を加え，長時間高熱にかけて安定させる)，布の上物を合体させる製法で作られていた．この方法で作った上靴は，靴の機能性として大したことはないが，個体差の少ない，型崩れしにくく耐久性のあるものになる．

「バルカナイズ製法」で靴を作るには，長時間の高熱に耐えられる素材を使わねばならず，様々な材料を組み合わせることが困難である．上靴は当初，このような制約から，シンプルな布とゴム，という質素なデザインで始まったと考えられる(また，多くの材料を必要としないため，安価で提供できた)．

この「バルカナイズ製法」で作られる上靴は，2000年代前半までは上靴の製法としては主流であったが，価格としては2,000円前後となるため，その後，次に説明する「インジェクション製法」で作られたものに，その座を明け渡すことになる．

「インジェクション製法」は，ゴムではなくプラスティック由来の液体状の材料(合成ゴムともいわれる)を型に入れ，布の上物と同時に熱にかけ成型する製法である．

「バルカナイズ製法」より型崩れはしやすいが，しなやかで，ソールが返りやすい上靴ができあがり，何より生産のための大掛かりな機械などの初期投資が済めば，ほとんど人を使わず，大量生産が可能になる．人を雇わず，安定的に大量生産ができるのであれば，価格も下がり，流通の主流に変わるのは当然で，現在の2,000円以下の上靴のほとんどは，この「インジェクション製法」で作られている．

現在の上靴に進化がないのは，これらの製法にも原因がある．はじめに説明した「バルカナイズ製法」も「インジェクション製法」も生産に至るには，非常に高い初期投資を伴う．

また，「バルカナイズ製法」は長時間の熱に耐え得る材料のみしか採用ができないため，製法上，様々なデザインで生産することはできない(コンバースのオールスターが代表的なデザイン)．

「インジェクション製法」は人を使わず，一度に正確に大量生産はできるが，いったん専用設備にプログラムした材料，大きさ，デザインを変更することはほぼ不可能．布の厚みを3 mmのもの，素材は綿のこれ，と決めたら「もっと耐久力を上げた4 mmの厚さの化学繊維に変更した新しいデザインの靴を作ろう！」ということは簡単ではないのである．

この2つの製法には，共通して「大量販売のための莫大な初期投資」「設備設定上，デザインの変更が難しい」「高熱耐性がある素材を使う必要がある」というネガティブな要素がある．それゆえのこのデザインが，世の中に受け入れられていった．

そもそも上靴と外靴に違いが必要か？

「学校の上靴を履いて，外にお出かけしよう．公園で遊ぼう．犬のお散歩しよう！」と，こどもを誘ってみてほしい．

上靴だって学校内を移動するために履く靴である．違和感がある，と思った方は，その違和感はどこからきたものなのだろう．「ゆるゆるだから，走りづらいじゃない」「ソールが薄すぎて，外では足の裏が痛くなりそう」「スリッパで外に行かないでしょ．恥ずかしいし，犬が走ったら，引っ張られて脱げちゃう」そう思う大人が大半かと思う．

バレーシューズやVゴムシューズ，スリッパは，外では脱げてしまいそうだし，質素すぎて足の保護にならないような気がする，ということはなんとなくわかっているのではないかと推測する．

学校内でこどもたちは，「座って授業を受ける」他に，教室を歩き，進行方向をするりと替え，階段を上ったり下りたりして移動し，ときには走る．有事の際には全速力で逃げることもあるだろうし，障害物から足を守ることも必要になる．

学校内では床は平らで，ソールは薄くてもよいように思うかもしれないが，校内とはいえ冬は寒く，しもやけになるこどももいる．そう考えると，こどもの動きは外でも中でも変わらない．

上靴も外靴同様，人間の基本的な移動の動作を害することなく歩け，走れ，外的要因から足を守れるということが重要であるといえよう．

こどもの上靴の現状

さて，留め具がなく柔らかすぎる，代表的な「バレーシューズ」や「Vゴムシューズ」を履くことは，こどもたちの足にどのような影響を及ぼすのだろうか．

まず先述したとおり，校内でも校外と同じ動きをし移動するこどもたちだが，運動能力が高く動きは俊敏であっても，その身体の成長は未熟で繊細である．

軟骨だった足部の骨が，外的刺激（遊び，運動）によって硬い骨になり，その骨に付随して腱や筋肉が育つ．その成長はバランスよく，順序よくあってほしいと願う．本来，人間の足には様々な機能があり，その1つ1つの機能が重なり合って歩行ができるのだが，靴などの問題がある場合，その問題も解決させようとしながら歩行するようになる．

わかりやすいのが「スリッパ」である．スリッパを履いたとき，足の指を伸ばしたり，逆に曲げたりしてスリッパが脱げないようにしながら移動してとても疲れた，といった経験をした方は多いのではないだろうか．脱げるスリッパが歩行をするための動きを妨げ，歩行以外の「スリッパが脱げないようにする」動きを継続して行わなくてはならないために疲れるのである．

いわゆる代表的な上靴を履いているこどもたちの足には，常にそのような現象が起きている．「スリッパ」はもちろんだが，ゴム（または合成ゴム）底に布を乗せ，甲にいずれは伸びるゴムをあしらっただけの簡易的な上靴の中では，こどもの足は前にも後ろにも左右にも滑っていく．前に滑った足の先は靴の先にぶつかるが，こどもの感覚は大人ほど鋭くないのと，足自体も柔らかいことで，痛みを感じることはほとんどない．また，左右に動く足を止めようと，こどもの足は指先を伸ばし浮かせて，あるいは丸めて，靴を引っ掛け，安定を図ろうとする．こういった自由を失った，強制的で一定の動きの継続は，指先の変形や拘縮

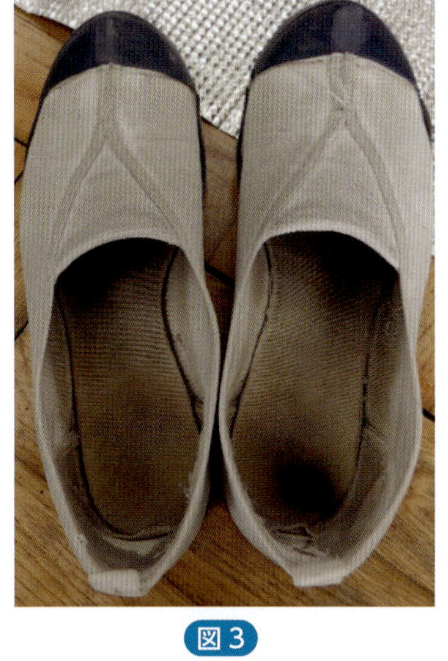

図3

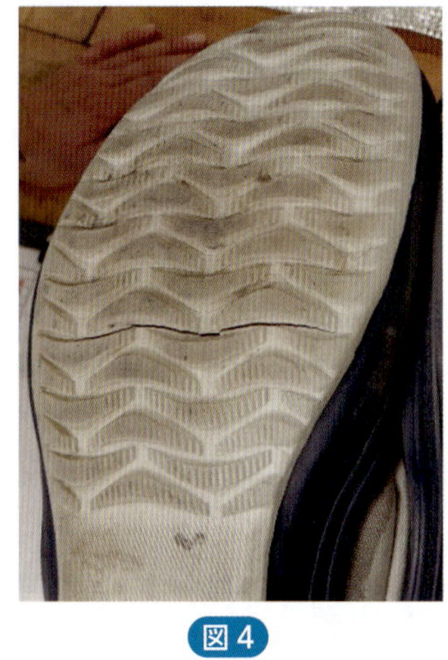

図4

をもたらし，指先の動きが悪くなることで，転倒しやすい，疲れやすい，ということを引き起こす．

また，小学1年生頃には，足にとても大切な「アーチ機能」ができあがる．いわゆる「土踏まず」であるが，これは地面や身体から足が受ける衝撃を吸収するクッションの役割を果たす機能で，生涯歩くために大切にしてほしいものの1つである（この機能は人間だけが有する）．

今，靴下を脱いで，ご自身の足をみてほしい．指先を伸ばしたり丸めたりすると，土踏まずが様々に形を変えることがおわかりいただけるだろうか．足の指が何にもぶつからず，歩行時に正常な動きをすることでアーチは動き，鍛えられ，育つのである．したがって，この動きを阻害する，留め具のない柔らかな上靴はこどもの足の成長に悪影響を及ぼす．

また，人間は歩行時にまず踵から着地する．このとき，少しアーチを内側につぶして衝撃を吸収するのだが，柔らかいこどもの足では，これが過剰に起こることがある．この状態が長く続くと，アーチがつぶれたままになり，いわゆる「扁平足」の状態になる．そうなると，クッション機能は失われ，衝撃が吸収できずに，外反母趾などの足の変形や膝痛，疲れやすいなどの症状を引き起こすことがある．ある程度しっかりした靴で（いわゆる外靴として販売されているものくらいの強度），留め具があるものを正しく履けば，過剰な内倒れを防ぐことはできる．

人間の足はもともと靴を履くことを想定して創られてはいない．足の動きを制限するような靴は，たとえ短時間であっても，室内であっても避けるべきで，成長過程にあるこどもの足ならなおさらである．

また，安価な現代の上靴に対しては，「洗わないで使い捨て」という消費者感覚も生まれている．そのため，こどもたちの上靴を観察すると，汚れが目立つ，破れている（図3），もともと薄いソールは割れている（図4），サイズも合っていないというものが目立つ．週に1回でも保護者が上靴を目にし，洗濯したりして，こどもの足に起きていることを確認してほしい．サイズは留め具のない上履きでは確認しづらいが，汚れてきたら新しいものに交換し，その際には靴屋店頭の上靴のサンプルの試着や計測器と使うなどして，サイズをマメに確認するなどの対策をお勧めする．

理想の上靴ってどんな靴？

上靴は外靴と同じであって構わないし，そもそも上靴と外靴を区別することをやめてはどうか．左右差や個人差の大きなこどもの足に，留め具のないデザインの靴を一律に履かせるということ自体に無理がある．

校内も硬いタイルやフローリングである．しっかりとした厚いソールがあって，足を守る強度の上物があり，留め具で靴の中の足の滑りを抑制する靴が必要である．留め具は低学年のうちはベルトタイプのもので構わないが，小学４年生頃にはひもが結べるようになることが望ましい．トレーニングすれば２歳の幼児でもできるので，過保護になりすぎないことも大切である．

留め具で支えられた土踏まずは過剰な内倒れをすることなく，衝撃を吸収し，さらに指先は自由な動きを得て，足は親指から元気に蹴り出せる．

ゆるゆると足に引っ掛かっているだけの上靴と違い，足と一体化できる上靴は，こどもの足に余計な動きを与えず，バランスのよい歩行や運動をもたらす．その足には健康な骨や筋肉が育ち，立派なアーチ機能を備え，素晴らしい身体パフォーマンスを可能にするだろう．

「留め具のある靴」であることを条件に，そのこどもと保護者，靴販売店が選んだ靴を，自由に選択できる学校生活であってほしい．

こどものうちに，靴の大切さを知り，靴を正しく選び，靴を正しく履く習慣を得ることは，草履の文化を持つ我々日本人には，今後必須となる．

消費者がよい靴を求めれば，流通は変わる．現在の上靴が昔話になることを望む．

（山口久美子）

制靴によって起こる足の障害

Point!

- 我が国では教育現場での履物に，各施設で規定がある(制靴)ことがほとんどである.
- こどもの発達/発育に適しているとはいえない履物が制靴として指定されていることが多い.
- 特に問題を生じないこどももいるが，その制靴によって足部の痛みや変形などを起こすことがある.
- その場合に他の履物を選ぶ選択肢がない(許可されない)ことすらある.
- こどもの足部・身体の成長のために個々の足に適した履物を選択する自由が必要と考える.

はじめに

我が国では，教育現場で履く靴を指定されていることがほとんどである．通園・通学の靴，園内・校内での上履き，体育館で履く靴などが挙げられる．筆者は30年にわたり足靴専門外来を開いており，多くの制靴による足部トラブルを診察してきた．それぞれ個人の足の形は違うが，画一的な靴を履くことを強制されるため，足部障害を起こすことがある．また，こどもの足部の成長のために必要な機能が満たされているとはいえない履物が指定されていることがほとんどであり，これも足部変形や疼痛，下肢の痛みや疲労感などの原因となっている.

筆者は2016年に日独小児靴学研究会を共同代表として立ち上げ，会として「子ども靴に必要な10の機能」を提唱した[1)]. こどもの足にとってよい靴を選ぼうとする際, 客観的に靴をチェックするために用いるとわかりやすい指標である. こどもの足部の発達に必要な靴の選び方は日本フットケア・足病医学会　学術委員会「子どもの足靴改革ワーキンググループ」がまとめ, 学会から刊行した「小児靴の手引き書2023」[2)]に詳述されている(表1). これをベースにして制靴の問題点を挙げていきたい.

表1

子ども靴に必要な10の機能	
1）軽量性	裸足感覚に近く，抵抗なく着用できる
2）フィット性	履き心地の良さ・皮膚感覚・歩行動作に追従する
3）安定性	路面環境や運動時の不安定さから関節の負担を軽減する
4）支持性	足根骨を支え，内外反などアライメント不良を防ぐ
5）固定性	歩行・運動時に必要な動きを補助し，不適切な運動を制限する
6）屈曲性	踏み返し動作に追従し，歩行・運動効率を上げる
7）衝撃緩衝性	路面環境や運動時の衝撃を緩和する
8）グリップ性	路面環境に適した支持性と安全性を保つ
9）耐久性	長時間・長期間の使用に耐え，機能を継続させる
10）通気性	靴内の湿気を放出し，皮膚衛生を保つ

(文献2より引用)

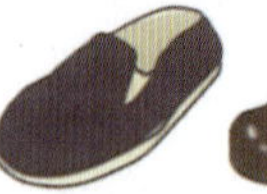

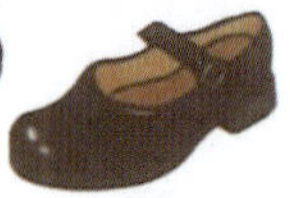

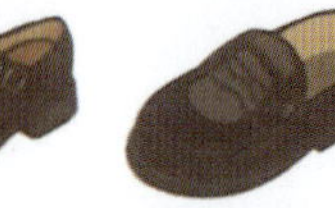
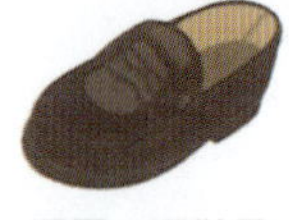

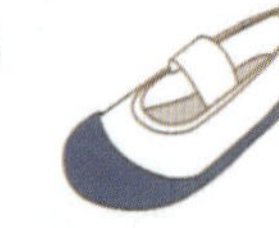
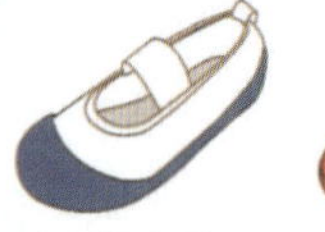

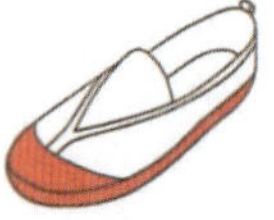

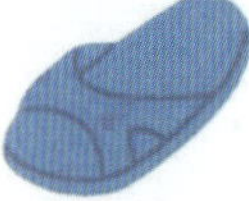
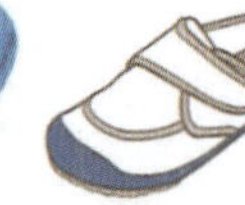

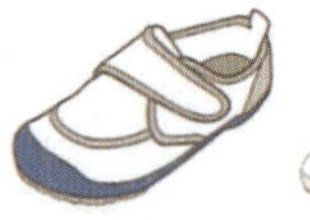
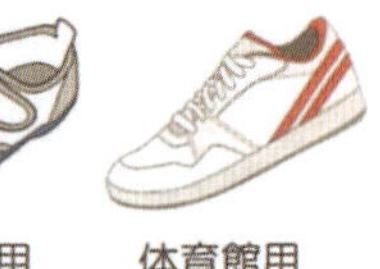

図 1 幼稚園・学校で多く指定または採用されている履物

（文献 2 より引用）

a
b

図 2

a：校内履きサンダル：踵が外にはみ出す．
b：体育館シューズ：足関節が内倒れしている．
（文献 3 より引用）

制靴の問題点

日本の学校現場で採用されていることが多い履物の一覧[2)]を図 1 に示す．これらの履物の問題点は，「子ども靴に必要な 10 の機能」をほとんど満たすことができていないことである．軽量性はまだしも，足周りが緩いためフィット性がないことをはじめとして，足根骨を支える支持性もなく，特に足部に合わせて留めることができないため（体育館用ひも靴を除き）固定性がなく，靴底が薄いため衝撃緩衝性もない．これらの履物を通学・在校時間中にずっと履くことを強要されることになり，足部の成長・発達に支障をきたしている例は後を絶たない．

症例 1：6 歳，男児，外反扁平足．小学校に入学して以来，下肢の疲労，だるさ，痛みを訴えるようになったと来院した．校内の上履きはサンダルで，歩行させると踵が外にはみ出てしまう．このサンダルでは内側縦アーチの支持ができず，踵骨の外反を助長してしまうためである．また，体育館シューズも踵周りの支持性，フィット性が弱く，足部に負担がかかっているためと思われた（図 2）[3)]．

症例 2：15 歳（高校 1 年生），女性．後爪郭部爪刺

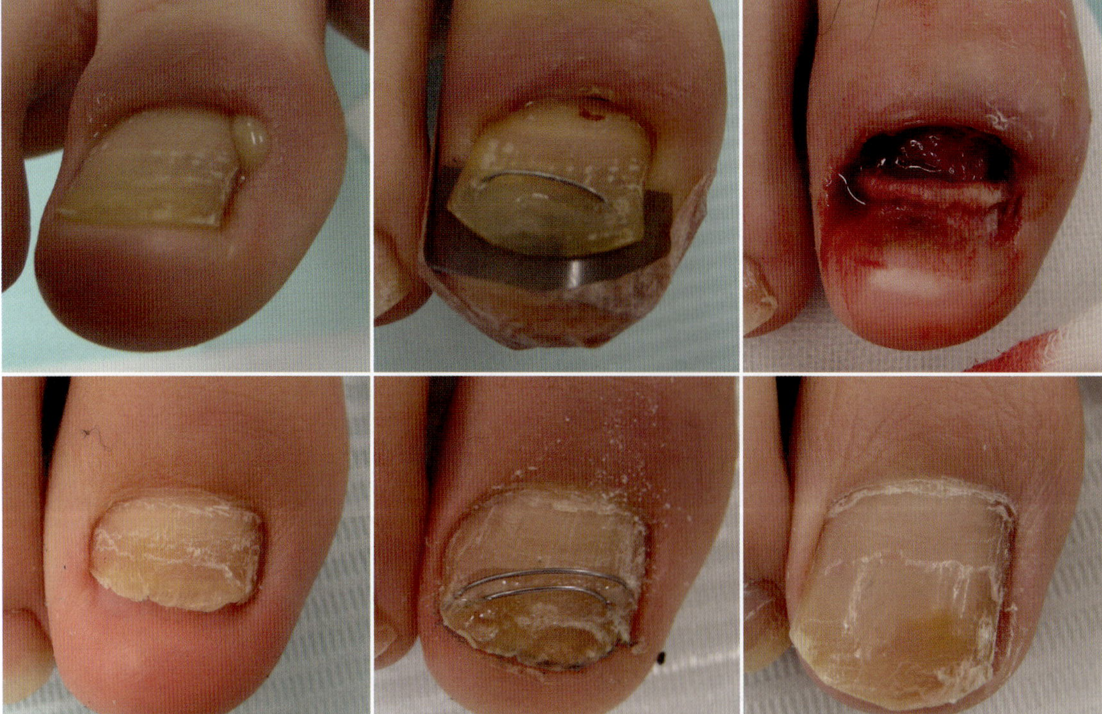

図3 指定のローファーにて後爪郭部爪刺しを生じた．

a：初診日
b：1か月後
c：2か月後
d：5か月後
e：11か月後
f：1年7か月後

し．学校の通学指定靴がローファーで，フィット性・固定性に欠けるため，つま先に余裕がなく，入学直後より母趾の爪に疼痛を生じていた．母趾の爪が基部のほうへめり込み，炎症を起こしている，いわゆる「後爪郭部爪刺し」となっていた．保存的治療を試みるも抜爪を余儀なくされ，テーピングや超弾性ワイヤー(マチワイヤ)などを用いて治癒まで1年半を要した(図3)が，再度ローファーを履いたことにより再発した．完治するまで3年以上を要した．一旦この症状を生じると治療に大変難渋するだけでなく，変形したままの爪になってしまうことすらある．また厄介なのが一度の爪の圧迫でも発症することである．その他，ローファーを履くことによって，外反母趾，内反小趾，外脛骨障害などの症状が悪化することがある(図4)．

考察

本書に寄稿くださっている秋野公造議員が，2017年(平成29年)の国会質疑でこどもの足に合った靴を履くこと，上履きの重要性について提言なさっている．制服は身体に合わせてサイズが調整できるため身体に悪影響を及ぼす可能性はまだ低いが，制靴は機能性が低く調整が困難なため問題が多い．

学校指定とされている上履きの内寸を測ったところ，表記サイズよりも小さいものがあった．たとえば，足長17 cmの児童が購入する靴は，捨て寸と成長を見越した余裕を含め，少なくとも靴内のスペースは最低18 cm以上が必要である．しかし，17 cmと表記されていても内寸が17 cmに足りていないものすらある．表示と規格の乖離が

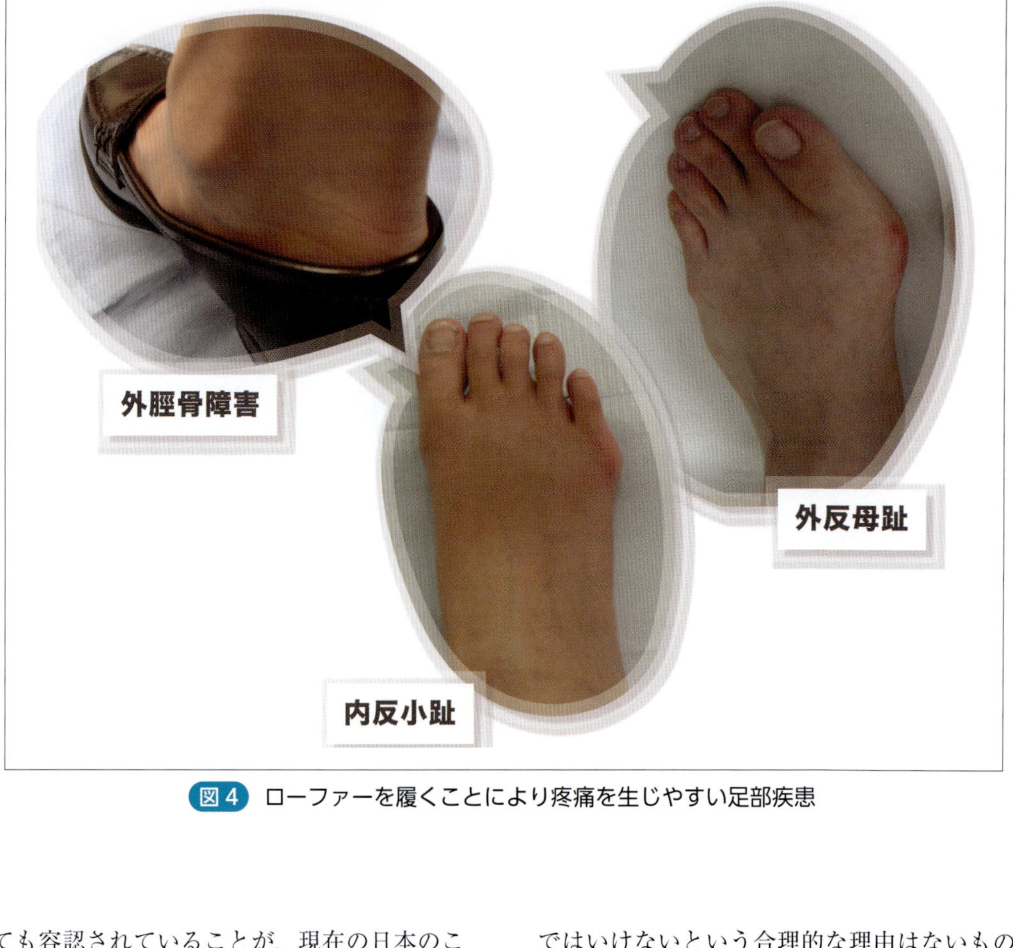

図4 ローファーを履くことにより疼痛を生じやすい足部疾患

あっても容認されていることが，現在の日本のこども靴を取り巻く問題点のうちの1つである．ドイツにはWMSという小児靴の規格があり，そこに参加している会社は統一木型で適切なサイズの靴を作ることになっており，表記に信頼性が持てる[2)]が，我が国のJISサイズ規格は単なる指標であって，実際のサイズに関しての規制は存在していないため同じサイズ表記でも内寸にはばらつきがある．

筆者を受診した，制靴のローファーに原因があると思われる患者の学校に問い合わせたところ，制靴のある理由が「統一感」「学生らしさ」のため，という回答であった．統一感があって学生らしさを，ということを求めるのであれば「黒の革靴でヒールは2 cmまで」「華美でないもの」などという指定だけで問題ないのではないか．図5の中央にあるようなローファーを指定している学校が多いが，周辺にあるような靴は患者個人に合わせて選んだ固定性のある革靴である．これらの靴ではいけないという合理的な理由はないものと考える[4)]．

筆者が靴外来を開始した約30年前には，制靴で足部にトラブルを生じても他の靴を認めないという学校すらあった．最近は「診断書を書いてもらってくれば」「異装届を出せば」許可するという学校が多いが，診断書を当院で書くためにわざわざ受診する手間と時間を要求するまでの必要があるだろうか．異装届を出しても，他の生徒と違った靴を履くことに抵抗感を持つ学生・生徒は多い．足に合った靴や痛くない靴，治療のために必要な靴を「決まりだから」と排除し，足の痛みや変形を我慢してまで履くことを強要するというのは人権侵害といえるだろう．こどもに限らず職場でも画一的な靴を履くことを強制され，足の健康を損なっているのは，日本文化として教育現場からの延長で当然とされている可能性がある．もちろん，制靴を履き続けたとしても足にトラブルを起こさず，問題なく成長を終えるこどもも多くい

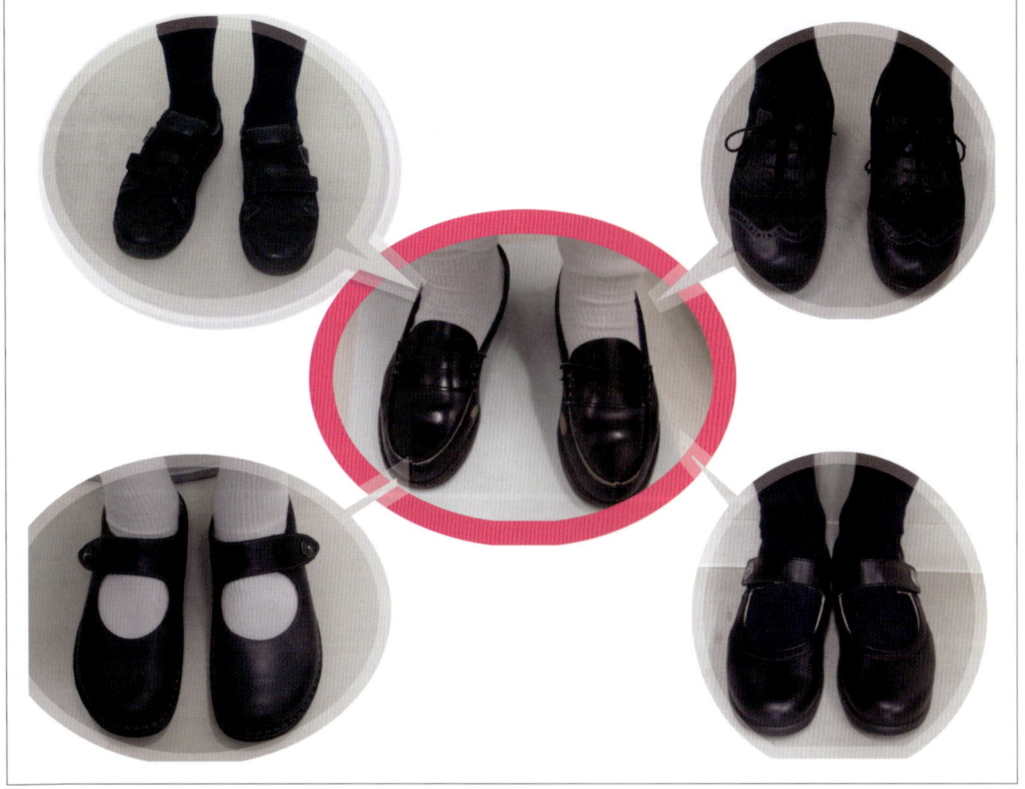

図5
中央は指定されることの多いローファー．周囲は本人の足に合わせて選んだ靴

るだろう．しかし，足部の成長に適切とはいえない履物を一律に長期間強制することは見直されるべきであろう[4)]．

本著の別稿にもあるが，一足制の導入も考慮されるべきではないかと考える．特に症例1で示したようなサンダルでは，いざというときに足を守ることはできず，災害時の避難に危険性がある．幼少時からスリップオンの靴を履くことが習慣化されており，着脱に時間をかけることが許されず速さのみを要求されることが一生の習慣になってしまっている．靴に関する関心の低さや，ひもや留め具を毎回使用して足に靴を固定するという正しい着脱がなされていないということが，多くの日本人の足の健康を損なっていると考えられる．足病診療の最前線にいる医療者たちが集まる「日本フットケア・足病医学会」から「小児靴の手引き書」が発刊されたのも，このような現状を変えていきたいとの思いからである．

まとめ

足部の健やかな発達を促進するために，個々人の足部形状に合った適切な靴を選んで履くという選択肢が得られない「制靴」については，全面的に見直す必要があると考える．

（塩之谷　香）

文　献

1）塩之谷　香ほか：子ども靴に必要な10の機能．靴医学．32(2)：127-131，2018．
2）日本フットケア・足病医学会　学術委員会「子どもの足靴改革ワーキンググループ」：小児靴に必要な10の機能．小児靴の手引き書2023．39-42，日本フットケア・足病医学会，2023．
3）塩之谷　香：こどもの靴のトラブルの診かた．MB Orthop．35(12)：75-86，2022．
4）塩之谷　香：変わらない制靴，変えたい制靴．靴医学．35(2)：145-149，2021．

こどものスポーツシューズ

Point!

- スポーツシューズには普段履きとは異なる特徴があり，それを理解することが大切
- スポーツシューズは適切なサイズで着用しなければ足のトラブルの原因になる.
- スポーツシューズのサイズの選び方と正しい履き方
- スポーツシューズの使用による変形や劣化の危険性
- スポーツシューズに使用するインサートのメリットとデメリット

はじめに

野球，サッカー，バスケットボールなど日本人選手の世界的な活躍もあり，熱心にスポーツをするこどもたちが増えている．そんななか，スポーツをすることで身体に不調を訴えるこどもたちも同じように増加してきている．スポーツは普段の生活に比べ大きな負荷を身体にかけることになる．そのため，足元を支えるシューズはより慎重に選ぶ必要がある．ここではこどもの健康を守るために知っていただきたいスポーツシューズが与える身体への影響について話をしていく．

スポーツシューズとは

まず始めにスポーツシューズとはどういったものかを説明しておく必要がある．ここではスポーツシューズを競技用のシューズという意味で使用し，話を進めていく．スポーツシューズは普段履く一般的なシューズとは違い競技のパフォーマンスを上げるための特別な機能や工夫が施されている．日常で使用するシューズが身体を守ることを重視しているのとは異なり，パフォーマンスを上げるための機能が重視されている．例えば，サッカーや野球などのスパイクをみてみよう．スパイクとは靴底にスタッドと呼ばれる突起物が付いたシューズだが，このようなスパイクシューズはしっかりと地面を掴み，動きやすくすることを目的としているため，一般的なシューズで使用されている柔らかくクッション性のある素材を靴底に使用しないことが多い．なぜなら柔らかい素材は地面から受ける衝撃を吸収し身体を守る機能はあるが，逆に足から地面に伝える力も吸収してしまい地面を掴む力が弱まるからである．クッション材を使わないことでパフォーマンスの向上にとってはプラスになるが，身体への負担は大きくなってしまう．また別の例としてランニングシューズをみてみよう．ランニングシューズに求められる機能は通気性や軽さでありアッパー素材の強度は二の次になる．基本的には前方向への動きが主になるため，左右の動きへのサポートなどは軽視されている．このようにスポーツシューズはその競技に合わせた特性をそれぞれ有している．そのため，実際に行う競技と違うシューズを着用した場合，その競技特有の動きに対して十分な機能が備わっておらず，身体に大きな負担をかける可能性がある．また，スポーツシューズではハイグレードな商品が身体に対して優しいというわけではない．スポーツシューズにおいて高機能というのはパフォーマンス向上における機能性の高さを意味

し，身体を保護する機能性の高さとは必ずしも一致しない．したがって，スポーツシューズを選ぶ際にはそのスポーツに求める競技レベルと着用者に求められる機能性の優先順位を照らし合わせながら選ばなければならない．こどもたちは高機能モデルを欲しがることが多いが，パフォーマンス向上だけではなく身体を守るという視点も考慮してシューズを選ぶことが重要である．

1 スポーツシューズにおける足のトラブル

それではここから，スポーツシューズと足のトラブルについての話をしよう．スポーツシューズが引き起こす足のトラブルの原因として最も多いのは適正なサイズを着用できていないことである．ここでこどもたちのサイズ選びの実態を1つ紹介したいと思う．私たちは少年サッカーチームに協力いただき着用しているシューズのサイズチェックを行った．チェックしたこどものうち適正サイズを選んでいる選手は25％しかおらず，75％のこどもたちが問題のあるサイズを着用していた．そのなかの64％の選手が適正より小さいサイズを着用しており，36％の選手は大きすぎるサイズを着用していた．これは決してこのチームに限ったことではなく，こどもたちがスポーツシューズを選ぶなかで一般的に起こっている実態である．このように多くのこどもたちは適正サイズのシューズを着用できていない状態でスポーツを行っている．

それでは，適正ではないサイズを着用することで，どのようなトラブルが起こるのだろうか．

まず，小さいサイズを履いた場合だが，小さいサイズを着用しているこどもには爪の変形，うおのめや胼胝(たこ)，足趾の変形などが多くみられる．そして，足長サイズが小さいと足趾の動きが制限され足元の安定性が損なわれてしまう．そのため，転倒やねんざなども起こりやすくなってしまうのである．また，小さいサイズは足長が過重によって伸長することを阻害するため，足の柔軟性も損なわれてしまう．そのことで足のアーチ機能による衝撃吸収などの働きも発揮できず負担が増加し，膝や足関節の痛みに繋がっている．一方で大きすぎるサイズではどのようなトラブルが考えられるだろうか．シューズ選びで大切なのは足とシューズの一体化である．大きすぎるサイズを着用した場合，シューズ内で足がズレ動いてしまい足元の安定性が低下し，ねんざなどの怪我の原因になってしまう．加えてズレ動くのを防ぐため常に踏ん張ることが必要となり，足に大きなストレスや負荷を与えてしまう．また，靴内で足がズレ動くことでアッパーが本来力のかからない部分に圧をかけてしまい，うおのめや胼胝(たこ)，足趾の変形を引き起こし，その圧が強い場合には足部の痛みの原因になることもある．やはり重要なのはシューズと足の一体化であり，かかる圧は足全体で分散させ，圧を点ではなく面で受けるということなのである．このようにサイズ選びを誤ると様々な不具合が生じてしまう．まずは，正しいサイズを着用するということが重要である．

2 スポーツシューズとサイズ

それでは，ここからは正しいサイズを選ぶためのポイントを説明しよう．

はじめに足長サイズの選び方である．足長とは踵からつま先までの大きさをいう．適正サイズとしては足の踵とシューズの踵をぴったり合わせた状態でつま先に1～1.5 cm程度のスペースが必要である．厳密にいえば競技種目や足長サイズの大小で，そのスペースは異なる．一部の競技ではつま先に全くスペースを取らない設計のものもあるが，一般的な球技やランニングなどにおいては，おおよそ1 cm程度のスペース確保が必要である．

正しいサイズ選びは足長だけでは十分ではなく，足囲についても重要である．足囲とは足の一番幅が広い中足趾節関節部の周囲サイズをいう．足囲に関しては足とシューズの間に隙間なくぴったりと沿っているかということがポイントである．こどもたちのなかには締め付けられる感覚を嫌がり幅が広すぎるものを選ぶことがよくある．大きすぎるサイズでは，力が加わるとシューズの中で足がズレ動いてしまいトラブルの原因となってしまう．サイズ選びでは足長と足囲の組み合わせが重要であり，どちらか一方でも合っていなければ適正サイズを選ぶことはできない．

3 スポーツシューズの正しい履き方

次に注意してもらいたいことは，シューズの履き方である．決して難しいことではないが，ほとんどのこどもたちはできていない．それではシューズの履き方を説明していこう．まずはじめにシューズの履き口を足がすっぽりと入るように大きく広げる．そのとき，靴ひもや面ファスナーなどの調節具はしっかりと緩めることが大切である．シューズに足を入れ，つま先を上げた状態で足の踵とシューズの踵を地面に着けてしっかりと密着させる．そして靴ひもや面ファスナーなどの調節具をつま先のほうから順に締めていく．これが基本的な正しいシューズの履き方となる．正しく履いて初めてシューズは機能的な役割を果たす．このシューズの脱ぎ履きにおいて見落としがちなのは，こどもが靴ひもを結べるのかどうかということである．こどもたちが普段着用するシューズはスリップオンや面ファスナータイプなどが多くなっており，昔に比べて靴ひもを上手く結べないこどもが明らかに増えている．こどもが靴ひもを結べるか結べないかを把握することも，正しいシューズ選びには欠かせない条件となる．スポーツシューズによる足のトラブルを防ぐには，この調節具をしっかりと締めて履くということを絶対に忘れてはいけない．ひも靴を着用するようになる前には靴ひもを結ぶことを練習させる必要がある．もし靴ひもを結ぶことに苦手意識を持ったまま，ひも靴を着用するようになると，高い確率で靴ひもを解かずに脱ぎ履きすることになってしまうからである．

4 スポーツシューズの変形や劣化

続いてスポーツシューズにとって注意が必要なのが使用による変形や劣化である．スポーツシューズは過酷な環境で使用されることが多いため，変形や劣化も早く進んでしまう．サッカースパイクを例に説明すると，使用により靴底に付いている突起状のスタッドが擦り減っていくが，この擦り減り具合が動きによる圧の強弱によってシューズの前後左右で異なる．つまり左右で靴底の形状が違うことになるのである．このような状態では安定性は非常に悪くなり，激しく運動することはとても危険である．また，バレーボールやバスケットボールなどで使用するインドアシューズでも長期間使用すると靴底のラバーが劣化し滑りやすくなるなど危険な状態になる．クッション材が靴底に使用されているシューズの場合は，このクッション性も使用しているうちに低下し十分に機能を果たさなくなる．当然，底だけではなく足を包み込むアッパーも劣化が進む．アッパーの劣化が進むと必要以上に柔らかくなり，足を支える機能や保護する機能を失ってしまう．そして，見落としがちなのが中敷きである．中敷きも使っているうちにクッション性は低下し，足裏と接する面はツルツルした状態となり靴の中で足がズレ動く原因になってしまう．シューズの機能性の低下はパフォーマンスを悪くするだけではなく怪我の予防のためにも十分に注意しなければならない．そのためには，定期的にシューズをチェックすることが必要なのである．

5 インサート(インソール)

さて，ここからはスポーツシューズではよく使用されるインサートについて話をしたい．インサートとは一般的にインソールと呼ばれ販売されているものである．踵部分にクッション材が付いていたり，土踏まずにサポート機能が付いていたりするものである．インサートは正しく使用すれば足の機能を助けてくれる便利なアイテムである．また，スポーツのパフォーマンスを向上させるためにも使用される．インサートは大きく分けて足の保護や機能の回復などの役割を担うものと，競技のパフォーマンスを向上させるものがある．特に注意して欲しいのはパフォーマンスを向上させるためのインサートである．パフォーマンスを向上させるために，身体にかかる負荷を増長させる可能性がある．例えば足のアーチの下に硬いパーツを装着すれば，足を硬化させたような状態となる．そうすることで力を逃さず地面に伝えられ，より早く，より強く動くことができるようになる．しかし一方で，アーチ本来の衝撃を吸収したり力を分散させたりする機能は損なわれてしまう．そのメリットとデメリットを理解しているかが重要である．また，足の保護や機能の回復を目的としたインサートについても注意は必要である．やはりこどもの足は成長過程にあり，足本来の機能を向上させることを第一に考えるべきであろう．インサートに備わっているサポート機能や保護機能が足を発達させるために必要な負荷まで奪ってしまうことがある．とにかくインサートを入れればよいというのではなく，足の状態を判断し，正しく使用することが重要である．

考　察

スポーツシューズは普段履きよりも，激しい動きを伴って使用されるため足への影響が大きく出てしまう．しかしながらスポーツシューズに関して正しく理解されていないのが実情である．また，こどものときに身についてしまった間違ったサイズ感は，なかなか変えることができない．それには競技用として使用されているという特殊な事情が影響している．サイズ感が変わるとプレーに違和感が出てしまうため，たとえ身体に負担がかかっているとわかっていても変えられないのである．一度慣れてしまったサイズ感は大人になってからも変わらない．つまり，こどものときに正しいサイズを着用することがこどもの身体にとっても，将来の健康にとっても重要だということである．

最後に

こどもたちにとってスポーツシューズは憧れのアイテムである．デザインや有名選手のモデルなどシューズを選ぶ基準は様々だ．しかしながら，スポーツシューズがこどもたちの健康に大きく関わっているということは忘れてはいけない．今回お話しした内容が少しでもこどもたちとスポーツシューズの関係をよくすることに繋がっていけばと思っている．

（武田　剛）

文　献

1）一般社団法人足と靴と健康協議会：シューフィッター養成講座プライマリーコーステキスト 改訂7版．2019.

靴下はどう選ぶ？

Point!

- 靴下の歴史と役割，種類について
  普段何気なく履いている靴下．その歴史は古くいろんな役割と種類を説明する．
- 靴下による足のトラブルについて
  靴下による足ゆび・爪への影響はとても大きい．特にこどもでも起こる症例を紹介する．
- 足に合った正しい靴下の選び方と履き方について
  こどもから大人まで誰でも簡単にできる正しい靴下選び，履き方を紹介する．

靴下の歴史と役割，種類について

1 靴下の歴史

普段何気なく履いている靴下．靴下の役割を考えたことがある人は少ないと思われる．靴下の役割だけでなく，靴の歴史と同様，長い年月を経て現在の形に変化してきたのである．紀元前の頃は皮で作られた靴と，足の間に草などの柔らかいものを入れることで，保温性と地面などの衝撃から保護する機能を持たせていたと考えられる．昔，靴下は手編みにより作られていたといわれているが，それが機械化の発達に伴い編み機が開発され，時代とともに技術が発達し，現在の靴下ができあがってきたのである．今でも靴下にはあらゆるニーズがあり，新しい商品が生み出されている．

かつての日本は足袋を履いていたが，西洋人の来航により靴下が伝わってきたのではないかといわれている．

2 靴下の役割

靴下にはいろんな役割があるが，大きくは下記の3つである．

①冷えや乾燥から足を守る．

②地面や床面からの衝撃を履き物とともに和らげ足を守る．

③足の汗を吸収し衛生的に保つ．

最近は色，柄，形，織りなども豊富になったファッション的な要素の靴下，スポーツ対応の靴下，足のアーチをサポートしたり外反母趾を予防する靴下，浮腫(むくみ)などを予防する靴下など機能的な要素も増えてきている．医療的には装具対応靴下，着圧靴下，糖尿病用靴下などもある．

3 靴下の種類

1) サイズ

靴下のサイズには大きく分けて男性用，女性用，こども用，新生児用とある．一般的には，靴の0.5 cm刻みのサイズ展開と違って，2 cm刻みのサイズ展開，商品によっては，3 cm刻み展開となる．市場には少ないが1 cm刻みの靴下もある．現在の靴下はいろんな足に対応できるようにサイズが豊富にあり，男女兼用のユニセックスタイプなどもある．

靴下の素材や編み方によって，伸び縮みが変わるため，サイズはあくまでも目安にすることである．

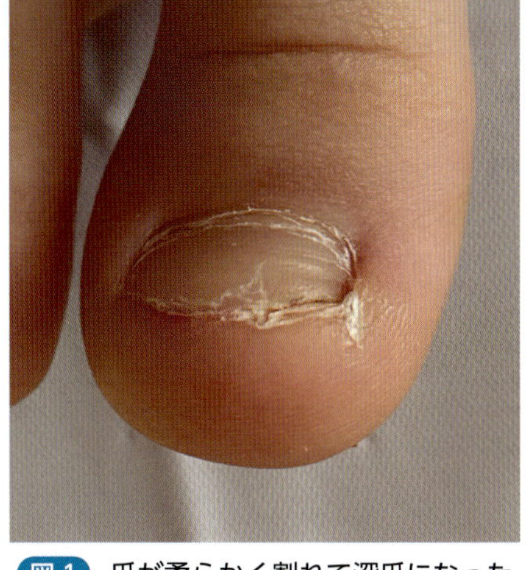

図1 爪が柔らかく割れて深爪になった

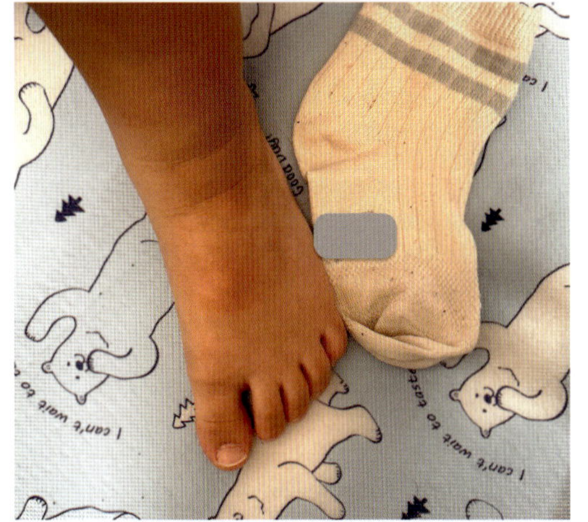

図2 履いていた靴下を足と比べてチェック

2) 素　材

保温性，通気性，肌ざわりなどを考慮して，綿，シルク，ウール，麻など，オーガニックな素材を使用している靴下が多い．また伸縮性を出すためにポリウレタン，強度性を出すためにナイロン，ポリエステルなどの合成繊維も使用している．

衛生的な観点から防臭抗菌素材，吸湿発熱繊維を使って温かくする靴下などもある．

3) 種　類

現在靴下の種類は豊富にあり，丈の長さ，形により名前がつけられている．

一般的に「ソックス」と呼ばれるのは，ふくらはぎまでの靴下のことをいう．カバーソックス，アンクルソックス，ハイソックス，ニーハイソックスなどの他にも，足の形状に合わせて直角に編まれたL型ソックスや，5本指ソックス，足袋ソックスなどに分かれている靴下もある．

靴下の編みは平，リブ，ジャガード，パイルなどのいろんな編み方があり履き心地も変わってくる．

また靴下の生産は，つま先の仕上げの工程時に編みで仕上げる製法（一般的にリンキングと呼ばれている），縫いで仕上げる製法の2種類があり，それによりつま先のあたりが変わり履き心地にも影響する．

靴下による足のトラブルについて

日々フットケアの仕事に携わっていると，たこ・うおのめ，外反母趾，巻き爪，肥厚爪などの足ゆび・爪のトラブルをみることが多い．特に爪トラブルは履物の影響を受けやすく，靴・靴下のチェックはとても大切である．

1 靴下による足のトラブル

生まれたときには98%が健常な足である．しかし18歳になる頃には，たった40%しか健康な足を保持していない．こどもの足は生まれたときは，骨・筋肉・腱などはまだ未熟の状態である．これらは成長とともに変化していくが，6歳までは自由に動かせる環境が必要だといわれている．短かすぎる靴・靴下によって足ゆび・爪のトラブルが起こることがある．こどもの成長期の靴・靴下は注意して足に合ったものを選ぶことがとても重要である．

1) 爪が柔らかくて割れるので深爪になった症例（7歳，女児）（図1）

ご両親が気になり爪を確認，爪切りの指導をする．靴・靴下のサイズをチェックしたが短かかった．

2) 足ゆびが曲がった足趾変形の症例（2歳，男児）（図2）

2趾から5趾までのゆびの曲がりがみられる．靴のサイズは合っていたが，靴下を足に合わせてみるとサイズが小さいことがわかった．

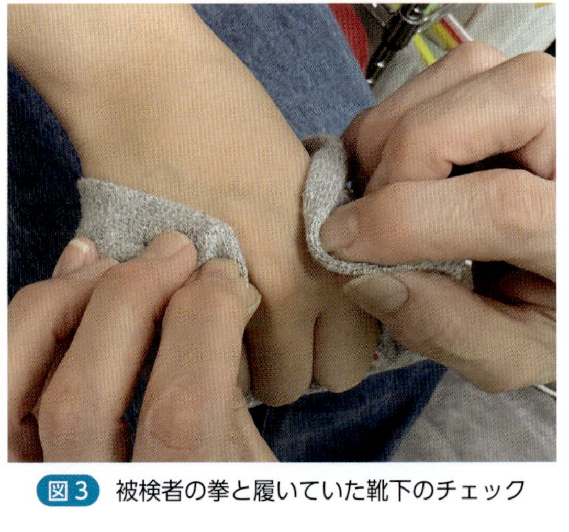
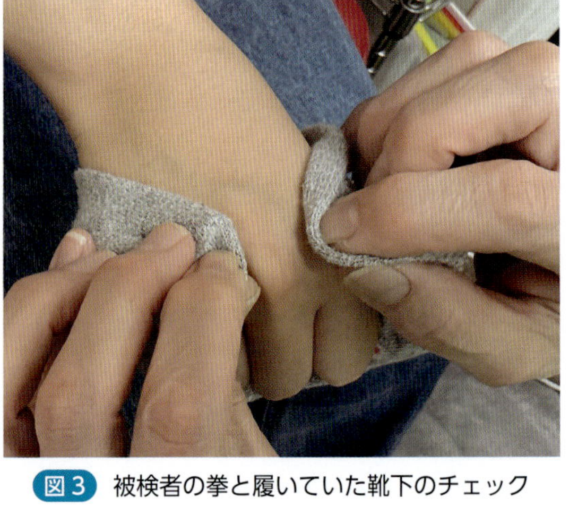

図3　被検者の拳と履いていた靴下のチェック

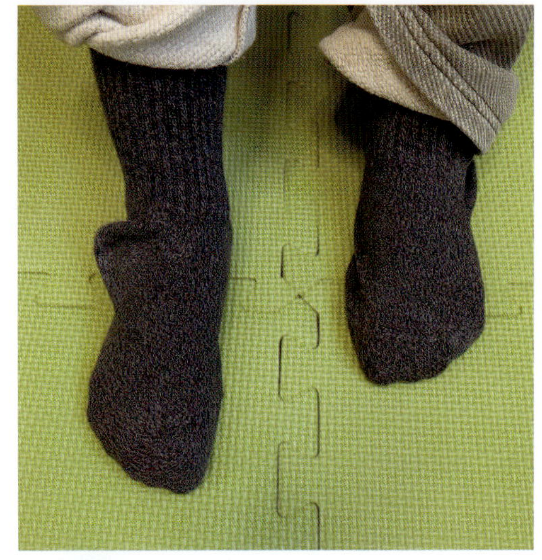
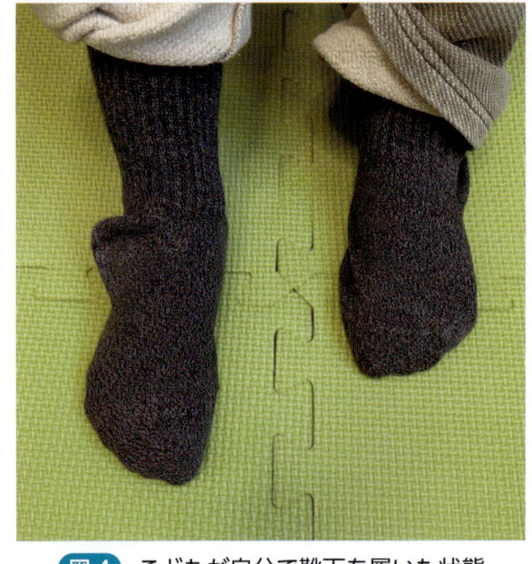

図4　こどもが自分で靴下を履いた状態

3) 短い靴下の影響を受けやすい巻き爪の症例(16歳，女性)(図3)

両母趾爪内側先に痛みがあり相談に来店．靴下のチェックをすると足のサイズに合ってない靴下を着用していた．

4) こどもが自分で靴下を履いた症例(3歳，男児)(図4)

自分で靴下をうまく履けない．これだと靴の中で皺ができたり，靴下がズレて足に影響を及ぼす．

足に合った正しい靴下の選び方と履き方

靴下のサイズを選ぶときは，〇〇 cm～〇〇 cm というサイズで表示されているものを購入することが多いと思う．しかし同じサイズを購入したにもかかわらず，履き心地や大きさの違いを感じたことはないだろうか．素材，デザイン，靴下の編み方により，同じサイズ表示でも踵がズレたり，きつく感じることもある．特にストッキングや，着圧の靴下などはつま先が窮屈に感じる経験をした人も多いと思う．

靴下のサイズはあくまでも目安であり，デザイン，素材，編み方によって足のフィット感，履き心地も大きく変わってくる．

ではどのように自分の足に合った靴下を選んだらよいのか．靴下を足の横に置き合わせてみる方法もあるが，このやり方では店頭で靴下を探すときに難しいので，手の拳を使ったやり方を紹介する．この方法は歩き始めのこどもから大人まで誰にでも適応できる．

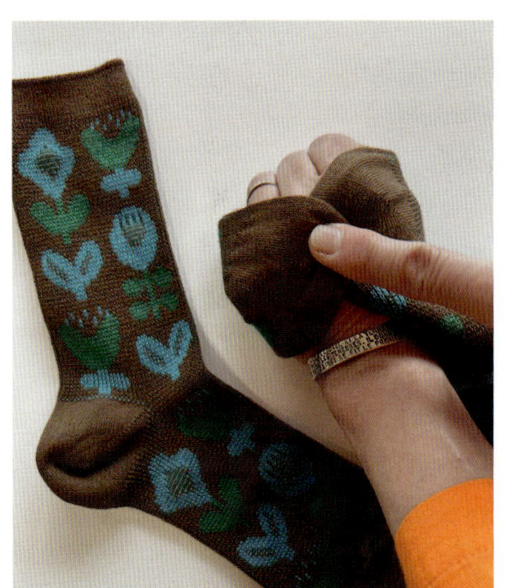

図5　手の拳を使って靴下のサイズを確認する

1 手の拳を使って靴下のサイズを確認する方法(図5)

①手で軽く握り拳を作る．
②靴下の踵部からつま先部分までを引っ張らずに

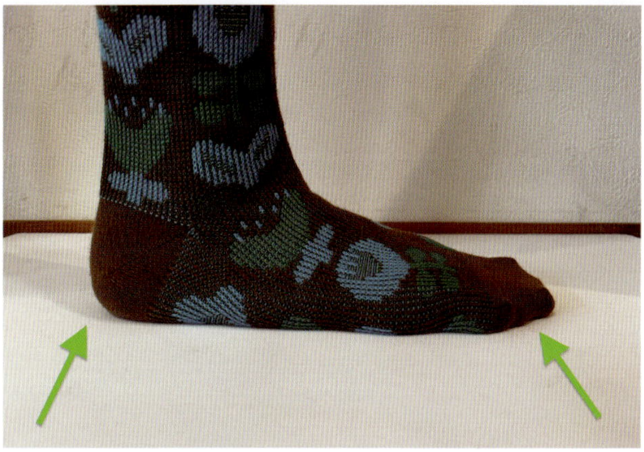

図6 正しい靴下の履き方

軽く手指の付け根の関節に置き，靴下が指１本ぐらい重なれば，足に合っていることになる．

着圧ストッキングも同様に測定できる．

「手の拳と足の長さがほぼ一緒」ということはとても面白いことで，店頭で靴下を購入する際サイズ選びにも便利である．ただし素材や編み方によって，洗濯後に縮むものもあるので，注意する必要がある．

2 靴下の正しい履き方(図6)

①つま先はあまり引っ張りすぎず，足ゆびが自由に動くようにする．

②靴下の踵のラインと足の踵をきちんと合わせる．

特に着圧の靴下など引っ張りの強いものは注意が必要である．

その他，足にたこ・うおのめなどのトラブルがある人は，パイル編みになっている靴下を選ぶと，足に掛かる衝撃を吸収し，痛みが軽減されることもある．

こども用の靴下で滑り止めがついているものがあるが，あくまでも室内で使用するものであり，靴と一緒に履いてしまうと，靴の中で靴下の滑り止めにより足ゆびを締め付けてしまうことがあるので気をつける必要がある．

５本指ソックスを選ぶときには，足ゆびの長さに合っているのかも注意するべきである．５本指ソックスは１本１本独立した編み方で，足ゆび幅も広くなり，靴のつま先の容量も一般的な靴下と変わってくるので注意して欲しい．

また，人によって浮腫(むくみ)が出やすい，糖尿病などで皮膚を傷つけてはいけない人などには，その症状に合わせた靴下選びがある．

こどもの爪の構造は大人と変わらないが，こどもの爪は大変薄く柔らかいため，靴下選びはとても大切であり，足ゆびが自由に動かせる靴下がよい．そのためにも足のサイズに合った靴下選びはとても重要であるので，靴選びと同様に靴下も成長に合わせて選ぶことである．

こどもの足と健康を守るためには，足に合った靴下を選び，定期的に点検する必要がある．

（藤井　恵）

文 献

1)「広陵町の靴下百年史」編集委員会：広陵町の靴下百年史．広陵町靴下組合，184，2013.

2) Niederau A：Das große Buch der Nagelerkrankungen 5. Auflage. Verlag Neuer Merkur GmbH. 313, 122-142, 2022.

3) Niederau A：爪病変大辞典(Das große Buch der Nagelerkrankungen 第３版および 2016 年改訂版 Verlag Neuer Merkur GmbH 2016 年出版．日本語翻訳版)．日本語出版実行委員会．264，13-21，2020.

Column

こどもの扁平足にインソールって必要!?

まずはじめにお話ししておきたいのは，特に足に問題がなく健康なこどもには，インソールは不要ということ．視力に問題のないこどもにメガネが必要ないのと同じです．逆に，生まれつきの内反足(かかとの骨や足首の関節から身体の外側に倒れて足裏が床に着かない)，凹足(足裏の縦アーチが極端に高く足の中足部が床に着かない)，尖足(つま先立ちのように踵が床に着かない)など，足裏の変形があるこどもは，間違いなく装具としてのインソールを含め，歩くための補助(補装具)が必要不可欠です．

ところが，成長途中の「こどもの扁平足」となると，インソールの必要・不必要の判断が少し難しいのです．なぜなら，足は未発達で生まれ，歩き始めの赤ちゃんには，足裏のアーチはなく，O脚(がに股)気味です．3歳くらいで，膝はX脚(内股)気味になり足裏はまだ扁平足のようにみえます．たくさん歩いて健康的に育ってくると6歳くらいから膝も脚も真っすぐになり，歩くために必要な足裏のアーチもできあがるからです．

また，すべての扁平足が生まれつきとは限らず，こどもの扁平足は，成長過程で履く靴によって扁平足になる場合もあり，足，特に足裏の筋肉の発達を邪魔するような靴ではアーチも育ちにくいと思っています．靴を履いていても足裏を正しく動かし歩くには，硬すぎる靴底ではダメだし，アーチの形成も促してくれません．また，扁平足と直接関係はないですが，小さすぎる靴も足指の変形含め足全体にダメージを与えることになります．

整形外科靴マイスターとして足を35年ほどみてきたなかで個人的に感じるのは，こどもの扁平足の多くは，靱帯が柔らかい(弱い)タイプに多く，両親のどちらかも同じように扁平足の場合が多いことです．そこで，“こどもの扁平足にインソールを勧めるかどうか”は，両親の足も一緒にみて両親も扁平足による運動時の痛みや悩みがある場合は，その子がまだ3歳程度でも極端な扁平足であればインソールが必要と判断します．さらに，生まれつきの靱帯の柔らかさは筋肉と違い鍛えられないので，踵周りがしっかりした靴にインソールを入れて履くことを勧めます．

例えば，ダウン症のこどもは靱帯が非常に柔らかい扁平足の場合が多く，歩くことがうまくできない，転びやすい，という悩みを聞いてきました．そういうこどもには，インソールと足首からしっかり足を支えられるハイカットの靴とをセットで履いてもらうだけで「遠足に行けた」「嫌がらずに1日歩いてくれた」など，ご家族から感謝されることも多いのです．

ただし，冒頭で挙げた病気や外反の痛みを伴う極端な扁平足でもない限りは，筋肉や足裏の発育を阻害しないよう，硬い素材でガチガチにアーチや骨格を支え，矯正することはせず，EVAという硬めのクッション素材をベースに踵や土踏まずのアーチを正しいポジションに導くような設計で作ります．扁平足は，足裏のスプリング機能がすぐに衰えるので，疲れやすく歩きにくいのですが，それ以上に最も心配なのは，“身体の土台である足”の上に乗っている足首・膝・股関節といった，いわゆる脚に悪影響がでることです．さらに，その上の腰・背骨にもゆがみは伝わると思っています．ですので，扁平足のこどものインソールの最も重要な役割は，大人になってからの20年30年先の足と膝や腰への悪影響を取り除くために，骨・筋肉の成長期を正しいアライメントで支え，補助してあげることだと考えています．

(Karsten Rieche)

Column

足と汗

自分の「足」を触ってみてください．

今，太ももやふくらはぎを触った人もいると思いますが，股関節からくるぶしまでは「脚(leg)」です．くるぶしから下で立ったときに地面に着いている部分が「足(foot)」です．日本語では曖昧ですが，外国語では明確に区別されていることを知っていただきたいと思います．

人の汗腺にはエクリン腺とアポクリン腺の２種類があります．エクリン腺は全身にある小さな汗腺で，アポクリン腺は局所的に開口している大きな汗腺です．

足(foot)はどれくらい汗をかくか知っていますか？

足の汗腺はエクリン腺で，足の裏は全身で最も汗腺密度が高く，私たちは１日，両足でコップ１杯分もの汗をかきます．足の汗腺の数が増えるのは６歳くらいまでで，大人もこどもも汗腺数はほぼ同じなので，皮膚の単位面積あたりではこどもの足のほうが大人よりもたくさん汗をかきます．

不衛生な足がにおうのは汗が直接の原因ではありません．においの原因は雑菌が発生させる脂肪酸です．雑菌は高温多湿の環境下で繁殖力が強まるので，通気性の悪い靴の中は雑菌が増殖しやすい場所です．そのため，靴を履いて汗をかいた足を放置しておくと，雑菌が増殖してにおいの元となる脂肪酸を大量に発生させてしまいます．こどもの足は毎日，清潔に洗って雑菌が繁殖しにくい状態を保ってあげましょう．

人間は体温を下げるために汗をかきますが，それ以外にもストレスによる精神的な発汗があります．「手に汗握る」といいますよね．我々は興奮や緊張をすると手に汗をかきます．これは我々人類の祖先が獲物を狩ったり，危機から逃げ出すときに，慌てて滑らないように手の平に汗をかいて滑り止めの役割を果たしていた名残りです．私たちの手の平や足の裏に体毛が生えない理由も同じで，滑りにくくするためです．人類の祖先は四足動物で，もともと手は前足，足は後足で構造的な機能は同じでしたから，足にも手と同じように精神的発汗が起こります．

足にフィットしない緩々の靴を履いていると，歩行時，靴の中で足が動かないように一歩一歩，指に無理な力を入れて踏ん張るために，ストレスによる発汗が増えます．そうすると通気性の悪い靴の中は高温多湿状態となり，雑菌が繁殖しやすい環境になります．それが足のにおいの一因です．それを防ぐためには足にフィットする靴を正しく履くことが大切です．そうすることで精神的な発汗を減らし，靴内を清潔に保つことができます．

正しいシューフィッティングは汗による嫌なにおいから足を守るためにも重要です．

また，冬よりも夏のほうが汗をたくさんかきますよね．そのために夏はより足を清潔に保つ必要がありますが，それ以外にも注意していただきたいことがあります．

それは夏のほうがたくさん汗をかくので，汗腺が大きくなって足の皮膚の表面積が広がり，血管が拡張して体積も大きくなるために，同じ足でもフィットする靴のサイズが変わる，ということです．同じ靴を履くときでも，着用する靴下を夏は薄手，冬は厚手，と季節によって変えることで１年を通して快適にフィットする靴を履き続けることができます．皆さまもぜひ，実践してみてください．

（原田　繁）

文　献

1）楠本彩乃ほか：靴人間工学．シューフィッター養成講座バチェラーコーステキスト新版．一般社団法人 足と靴と健康協議会編．1：46-49，2020．

Column

学校生活一足制のススメ

学校に着くと外履きから上履きに履き替えるという二足制は，1872 年にこどもへの学校教育が始まり，それまで学び場として使用してきた寺子屋(お寺や住居)の玄関で履物を脱いで上がるという日本文化を残すために，新たに建築した洋風校舎に昇降口(土足室)を設けたことが始まりと推測されています(NHK チコちゃんに叱られる！ 2020 年 12 月 11 日放送より).

私が一足制を願う理由は以下の通りです.

・上履きを低価格で提供するために作りがとても貧弱なものが多く，足をしっかりと支えることができない，バレータイプに代表される素早く脱ぎ履きができるスリッポンタイプでは足を固定することが難しい.
・学校によっては指定靴制により足に合う，合わないにかかわらず皆が同じ上履きを履かなければならない.
・現在でも 1 サイズが 1.0 cm 刻みの上履きを採用している学校があり，適切なフィット感を得られない状態で履いている児童がいる.

形状やサイズが足に合っていない，また品質や機能が劣後した上履きを履き続けることは，土踏まずの形成や正しい歩行を習得する大切な成長期を妨げるどころか外反母趾や怪我の誘発にもつながり，大人になったときの足や身体のトラブルの要因の 1 つにもなるのではないかと懸念しています．現在，都内の品川区，港区，中野区，墨田区，また神戸市内など，一足制を導入し始めている小学校は少しずつ増えていますが，導入の理由は，都心で生徒数の急激な増加による下駄箱スペースの不足，登下校時・緊急避難時の昇降口の混雑緩和など，足の健康が理由ではありません．2024 年 1 月 1 日に多くの犠牲者を出した能登半島地震を教訓に，学校として津波，建物の倒壊，火災からいかに迅速で安全に避難し，逃げ遅れるこどもを出さないようにするためにも，上履きではなく外履きで校内生活を検討するべきだと思います．品川区ではじめて一足制を導入した鮫浜小学校でのアンケート調査では，児童，保護者ともに約 70～80%の方が一足制に賛成しているという結果も出ています．校庭の舗装状況などによりすべての学校で導入することは難しいと思いますが，こどもの命と健康を守り，家計負担を軽減し，上履きの廃棄ゴミも削減できるというよいこと尽くしである一足制の導入を，心から願っています.

(寺杣敦行)

Column

裸足教育，草履教育

我々は足指機能に注目し，足指握力計測と，足指握力と運動機能との関係調査を行っています．足指握力と運動機能は関係が深く，足指機能が頑健である児童は運動機能も高いことがわかりました．また，その足指機能が十分に発揮できるように鼻緒付き運動靴や５本指ソックス装着下でのスポーツテストを行い，多くのポジティブデータを得ています．

近年，幼稚園や小学校などでの裸足教育や草履教育の実践とその効果を見聞きする機会が増えてきました．それらは足指と足部の発育・発達に関するもの，自身の身体コントロールや外的環境因子からの防御などの運動機能に関するもの，また，温度環境への適応能力の増強に関する報告もみられ，裸足教育や草履教育に関するポジティブデータが散見されます．

以上，私どもの研究データと他の様々な報告を示すことで裸足教育や草履教育に着手した経験があります．しかし，実際に導入となると多くの問題をクリアする必要があります．まず，幼稚園や小学校での導入の際には安全の確保が最優先であることを考えなければなりません．靴下や靴は足指・足部を保護するものです．それらがなくなるわけですから，施設内外の安全環境の確保が必要になります．運動場の芝生化によって創傷が減少したという報告があります．しかし，これには導入と維持に膨大な費用が掛かります．また，芝生の導入をしたが結果的には以前の靴での教育に戻ったという学校もあります．さらに，靴下と靴は温度を保つ役割があります．冬の寒い最中に裸足にすることはそのデメリットをメリットが上回ることで実施が認められることになります．そのためには床暖房の導入など多くのコストがかかることになります．

足指機能を発揮するために５本指ソックスを導入したケースもあります．導入時はこどもが靴下を履くのに難渋し，担当の先生方に大変迷惑をお掛けしました．しかし，履き方を覚えてしまえば受け入れは大変よく，大人の私どもよりこどものほうが５本指ソックスを履くのに多くの時間を要しませんでした．現時点で，幼児用・小学校低学年児童用の５本指ソックスの市販はほぼされておらず，靴下の足指部の長さや締め付け強さなどがバラバラで明らかにズレて履いているこどもを目にすることもありました．

以上より，裸足教育・草履教育に関するエビデンスはまだまだ出揃っているとはいえません．デメリットを上回るメリットを提示できるエビデンスと環境整備が整ってからの導入が求められます．

（福本貴彦）

Column

国会会議録からみたこどもの足の発育と靴に対する政府の考え方

先生方のご指導のもとに，2017 年 4 月 5 日の参議院消費者問題に関する特別委員会にて質疑を行った．その詳細は会議録[1]によってご承知おき願いたいが，この際，秋野質疑に対する国の答弁を通じて，国の考え方を報告する．

同委員会の問 1 として，「こどもの扁平足が増加していることについての認識」について問うた．

文部科学省（文科省）は「扁平足など土踏まずの未形成，あるいは浮き足，外反母趾の疑いのあるこどもが増加しているとされ，足に関する健康教育についても重要」との認識を示したうえで，「文科省としても，今後の足に関する指導の在り方について検討をしたい」と答弁した．

その結果，大浦武彦日本下肢救済・足病学会理事長も委員に加わり『「足育」パンフレット」-足育指導資料-平成 25 年度版』が『JASPE 足育資料 第三集 平成 30 年度』に更新された．

また，問 2 として，こどもの足のアーチが崩れている原因について，硬い足底を確保したほうが，アーチの形成に貢献するのではないかとの問題意識[2,3]から，「上履きの基準を検討してはどうか」と求めた．

文科省は「足に合った上履きを選ぶことは児童生徒が健康に学校生活を送るうえで重要である」との認識を示したうえで，「文科省としては，児童生徒が健康に生活をしていくための指導についてしっかりと検討する」と答弁した．

その結果，平成 21 年度に改訂された『足の健康と靴のしおり』も平成 30 年度に『子供の足の健康のしおり』として更新された．

問 1 と問 2 に関しては，更新から時間が経過している．その後の，こどもの足の発育と靴を巡る状況の変化に応じて，上履きの基準について提案するなど再更新の必要性について先生方にご指導を仰ぎたい．

次に，問 3 として，当時，靴の JIS5037 規格に示された EEEE 表記などを扁平足用と表示して販売している事例について問うた．

消費者庁は，『JIS5037 は靴の長さあるいは幅といったものをどう表示するかを定めたものであり，特に扁平足について言及しているものではない』ことを明確にしたうえで，景品表示法に違反する可能性を答弁した．

この後，扁平足用と表示して販売する靴を店頭にみかけなくなった．

問 4 として，扁平足の方に足の全周が長い靴を勧めているかのようなミスリードが起きていることに対して，健康被害が生じているかと問うた．

消費者庁は，『扁平足の方に健康被害が生じたというトラブル相談事例はない』としたうえで，『幅広タイプの靴を履いて両足が圧迫されて指が腫れて爪が黒ずんだ，靴のインソールが合わず膝が痛くなった，オーダーメイドのインソールを購入したが履いていたら足が痛くなったなどの，靴やインソールに関連したトラブルは報告を受けている』ことを明らかにした．

そこで，アーチが崩れていることを全周の長さで評価してはならず，土踏まずのサポートやインソールで対応すべきであり，評価を検討することを求め，消費者庁は『(秋野の)問題意識，指摘について，消費者庁としても専門家の御意見等を伺って検討してみたい』と答弁した．

しかし，こちらから何らかの打ち返しを行えていない．

なお，当時，平成 28 年診療報酬改定において，「下肢末梢動脈疾患指導管理加算」を実現し，次の改定に向けて，①下肢創傷の処置と管理の在り方とともに，②「靴」を用いて免荷を図る取り組みについて先生方と議論がなされていた．

そこで，問 5 以降に，免荷の重要性を確認する質疑を行ったうえで，健康保険，介護保険，障害福祉サービスにおいて，免荷を担保する「靴」についての療養費の支給，補装具の可能性，医療機器として承認する可能性，介護の療養上，介護保険上の可能性について問うた．

いずれも，厚生労働省より前向きな答弁が得られているものの，免荷を担保する「靴」について提案ができていない．

なお、下肢創傷に関する処置や管理については先生方より創傷の深さを評価してはどうかとご指導を仰ぎ，令和 4 年診療報酬改定にて「下肢創傷処置料」「下肢創傷処置管理料」として実現している．

このように，先生方のご指導のもとで，政府とは「靴」について議論ができる環境が整っていると考えており，こどもの足の発育に適切な「靴」をどのように定め，どの領域で扱うか，早急な政策提案が待たれている．

あらためて，先生方による，こどもの足の発育と靴の議論をどう制度に反映させるか，また，足病変に対する靴を用いた医療の質の向上に資する取り組みを，次回の診療報酬・介護報酬・障害福祉サービス改定にどう反映させるか，力を尽くして参る所存である．引き続き先生方のご指導を希う．

(秋野公造)

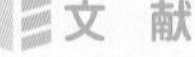

文　献

1) 第 193 回国会 消費者問題に関する特別委員会会議録第 4 号．平成 29 年 4 月 5 日(水)．
2) 小林修三，秋野公造：フットケアで寿命を延ばす．PHP エディターズ・グループ，2017.
3) 大浦武彦，秋野公造：糖尿病・透析の人に役立つ―「足病」の教科書．三五館，2016.

Ⅳ章

こどもの足変形を予防しよう！

こどもに必要な運動連鎖

Point!

- 立位では足関節・足部の回内により，股関節の内旋，骨盤の後方変位が生じる．姿勢バランスを維持するために，体幹が前方に保持される結果，骨盤は前傾する．
- 足関節・足部の回内は，片側のみであっても立位時の骨盤アライメント，歩行動作における反対側の股関節・膝関節モーメントに影響する．
- 下腿踵部軸角は簡便に計測でき，思春期年代における姿勢保持機能，足底圧分布や歩行パラメータの指標となり得る．

はじめに

運動連鎖の概念はSteindlerにより詳述され，定義として“a combination of several successively arranged joints constituting a complex motor unit”と記されている[1]．例として，下肢では足部のアライメント変化が足関節，膝関節，股関節などの隣接する関節に影響して，骨盤アライメントの変化を引き起こすことが知られている．本稿では，足部アライメントと下肢運動連鎖，思春期のアスリートにおける足部アライメントと下肢運動器機能の関連について述べる．

足関節・足部の回内と下肢運動連鎖

1 立 位

1) 両脚立位における両足関節・足部の回内[2]

健康成人35名(男性15名，女性20名)を対象に，平地面および3条件の傾斜台(10°，15°，20°)での20秒間の両脚立位を課題動作とした三次元動作解析では，足関節・足部の回内により脛骨の内旋，股関節の内旋，骨盤の前傾が生じた(図1)．

2) 両脚立位における片側の足関節・足部回内[3]

健康な若年成人14名(平均年齢22.9歳)を対象に，①両足とも平地面，②左足は平地面，右足は10°の傾斜面，③両足とも傾斜面の3条件にて5秒

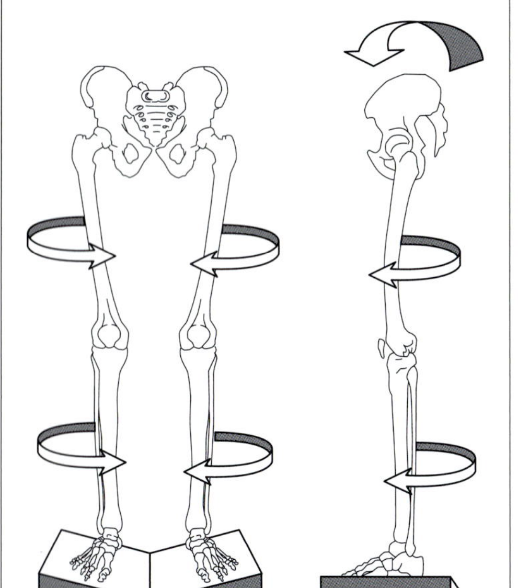

図1 運動連鎖における足関節・足部回内の影響
(文献2より引用)

間の立位保持を課題動作とした．両足での傾斜面上の立位時と同様に，片側のみの足関節・足部回内によっても骨盤の前傾が誘導された．

3) 片脚立位時の足関節・足部回内[4)]

健康男性成人28名(平均年齢23.4歳)を対象に，平地面と傾斜面(5°，10°)の3条件での10秒間の片脚立位保持を課題動作とした．傾斜面での片脚立位では，5°・10°ともに股関節の屈曲と内旋が増加し，胸郭は支持側へ傾斜・回旋した．さらに，5°の傾斜面では股関節は内転し，前額面での骨盤傾斜は減少したが，10°の傾斜面では股関節の屈曲はさらに増加する一方で内転は減少しており，前額面での骨盤傾斜は増加した．この足関節・足部回内の度合いによる動態の相違には，下肢運動連鎖に加えた姿勢制御反応の関与が示唆されている．

2 歩 行

1) 傾斜サンダルによる足関節・足部回内[5)]

健康成人22名(男性12名，女性10名，平均年齢25歳)を対象として，①両足に平坦なサンダル，②左足に平坦なサンダル＋右足に傾斜サンダル(10°)，③左足に傾斜サンダル＋右足に平坦なサンダルの3条件で15 mの歩行を行い，右下肢の動作解析を実施した．同側(右足)の傾斜サンダルでは，下腿内旋が増加しており，膝内旋角度は立脚前期で増加，立脚後期で減少した．また，大腿内旋角度と股関節内旋角度は増加し，立脚後期では骨盤は同側へ傾斜した．対側(左足)の傾斜サンダルでは，骨盤は対側へ傾斜し，股関節内転モーメントは増加，立脚前期における膝内転モーメントも増加しており，足関節・足部の回内は同側のみならず，対側の下肢にも生体力学的な変化を引き起こすと考えられた．

2) 足関節・足部回内の有無による比較[6)]

傾斜付きの履物による回内ではなく，足部機能により分類した足関節・足部の回内が歩行時の下肢運動連鎖に与える影響が報告されている．対象は20～50歳の成人であり，foot posture index と center of pressure excursion index を用いた評価により回内群63名と対照群91名に分類した．回内群では歩行立脚期における矢状面での骨盤可動域，膝内旋角度のピーク値が増加していた．足関節・足部回内は体幹・下肢運動連鎖に影響することで運動器疾患のリスクを増加させる可能性が示唆されている．

こどもの歩行パターン

1 こどもと成人の歩行パターン

Chester らは，小児を年齢別の4グループ(3～4歳，5～6歳，7～8歳，9～13歳)に分け歩行パターンを検討した．歩行中の関節角度は股関節，膝関節，足関節ともグループ間での差はみられなかった．9～13歳グループと比較すると，3～4歳グループの股関節屈曲モーメントと膝関節伸展モーメントのピーク値は小さく，9～13歳グループの足関節底屈モーメントは他のグループより大きかった[7)]．

歩行時の四肢協調運動について Meyns らは小児98名を年齢による5グループに分け解析を行った．成人では，歩行時に対側の上下肢(例：右上肢と左下肢)の同一方向への運動がみられる．こどもと成人を比較すると，両下肢の協調運動は2.9～5.9歳のグループと成人は同等であったが，同側上下肢の協調運動は6.0～9.9歳グループ以下では成人と異なるパターンを示した．さらに，両上肢の協調運動は14.0～18.9歳のグループでも，成人と異なっており発達過程にあることが示唆された[8)]．こどもの歩行パターンは，股関節や膝関節は5歳頃に成人と同等になり，足関節は9歳以降で成人の歩行パターンに移行する．さらに，四肢の協調運動も年齢とともに成熟していき，成人の協調運動に近づくと考えられている．

2 こどもの扁平足と歩行

Twomey らは，11～12歳の小児24名を扁平足

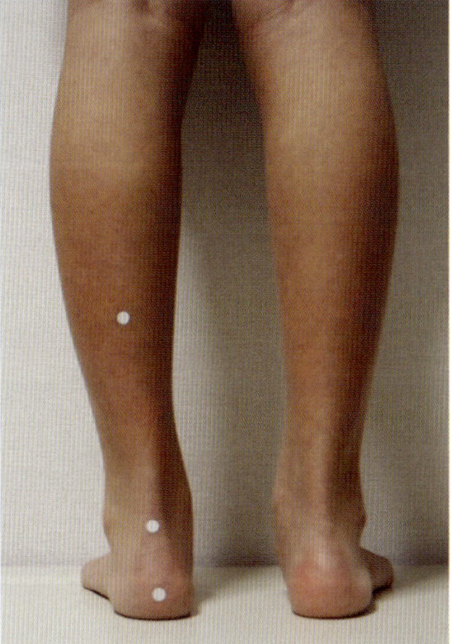

図2 LHAの計測

と変形のない健常足の2群に分け，歩行解析を行った．扁平足群では立脚期全体と遊脚終期において，股関節の外旋を認めた．一方で骨盤，膝関節，足関節の計測パラメータには有意差を認めなかった[9]．また，扁平足の小児20名(平均9.7歳)と健常足の小児10名(平均9.6歳)の比較では，股関節，膝関節，足関節の各関節モーメントに群間の差はなく，扁平足群では立脚期の膝内旋角度が増加しており，踵接地から最大内旋位までの股関節内旋角度の範囲が小さかった[10]．

さらに，可撓性の扁平足と診断した男児30名(8歳～12歳)を2群に分け，矯正インソール(アーチサポート)と対照インソールの4か月間の装用による効果が検討されている．なお，歩行解析はインソールを装用せずに実施している．アーチサポート群では，装用前よりも股関節の最大外旋角度が小さく，最大膝内旋角度などwalking kinematicsの変化を認めた．これには，central adaptation effectsによる筋機能の改善が寄与している可能性が考えられている[11]．こどもの扁平足は運動連鎖により歩行時の下肢関節可動域に影響を与えるが，アーチサポート装用を継続することで，これらを改善させる効果が期待できる．

思春期アスリートと足部アライメント

1 足部アライメントの評価法

診療において足部アーチの評価には荷重位の単純X線画像が用いられるが，受診を要するためスポーツや教育の現場での評価には適していない．一方，足部の解剖学的標点を指標に体表から足部形態を評価する方法として，foot posture index, arch height index, normalised truncated navicular height, navicular drop, 下腿踵部軸角(leg heel angle：LHA)などが報告されている．LHAは下腿軸と踵部軸のなす角度であり，Goniometerがあれば環境を問わず簡便に計測することができる(図2)．また，mirrored foot photo boxを用いた足部形態評価(正常足，扁平足，凹足)と13項目の足部計測パラメータによる回帰分析では，LHAが最も足部形態に影響する因子であった[12]．LHAには性差がなく，3～6歳で約4°の外反位となり，16歳まで大きな変化なく維持される．Sobelらは6～16歳の小児150名のLHAを調査し，被験者の95%が0°～7°の範囲にあったと報告している[13]．特に足部アーチが発達段階にある思春期年代での足部形態評価には，舟状骨高を指標とする方法よりも，LHAが適していると考えている．

2 思春期アスリートの足部アライメントと下肢運動器機能

筆者らは，思春期アスリートのLHAに注目して，下肢運動器機能に関する調査を実施してきた[14)～16]．思春期アスリート101名(男性75名，女性26名，平均年齢14.0歳)，202足の平均LHAは4.6°であり，7°以上の外反を53足(26.2%)に認めた．足関節不安定症のない思春期アスリート63名119足をLHA 0°以上7°未満の対照群とLHA 7°以上の外反群で比較すると，年齢，BMI，等速性の膝伸展・屈曲筋力には有意差を認めなかった．さらに，片脚立位時の姿勢保持バランス(Balance System™ SD)は，static platform では両群間の有意差はみられなかったが，dynamic platform 上での姿勢保持バランスは全方向，前後方向，左右方向とも外反群で有意に低下していた[14]．一般的にアスリートのバランス機能は非アスリートよりも優れているため，単純な課題動作である static platform での姿勢保持には差がみられなかったと考えられる．一方で dynamic platform でのバランス機能は外反群で低下しており，足関節・足部回内に伴う距骨下関節の不安定性，足関節固有感覚の低下などが寄与していると推察した．

また，思春期アスリート 39 名 78 足(男性 19 名，女性 20 名，平均年齢 13.7 歳)を対象として，インソール型足圧分布測定器(Pedar®；Novel, Munich, Germany)を使用した歩行時の足底圧計測，3 軸ジャイロスコープ/加速度センサーで構成される慣性センサー(Physilog® 5；Gait Up Ltd., Lausanne, Switzerland)による歩行分析を行った．LHA 7° 以上の外反群は 33 足(平均 LHA 9.1°)，7° 未満の対照群は 45 足(平均 LHA 4.1°)であり，体組成，足部内在筋の断面積，膝関節屈曲・伸展筋力，足関節底屈筋力，足趾把持力には群間の有意差を認めなかったが，足関節背屈筋力は外反群で高値であった．さらに，足底全体のピーク圧は有意差を認めなかったが，各区画のピーク足底圧は外反群において後足部と中足骨頭で低く，母趾は高値であった．歩行分析では外反群の歩行周期時間は短く，踵接地時の足関節背屈角度は大きかった[15]．扁平足は健常足と比較して，足圧中心の速度が立脚後期で速く，前遊脚期で遅いことが知られている．さらに，扁平足では windlass 機構の機能が低下していることから，歩行時の推進力を産出するため代償的に母趾のピーク圧が上昇していると推察された．そして，歩行速度を維持するため歩行周期時間の短縮と踵接地時の足関節背屈角度の増加が生じており，足関節背屈筋力の増加に寄与していると考えられた．

最後に，Verrelst らによる下肢運動連鎖における動的な関節可動域に注目した下肢外傷発生の前向き調査を紹介する．女子大学生 90 名(平均年齢 19.4 歳)の最大 2 年間の追跡期間における下肢外傷発生率は 39%であった．また，triple hop jump (片脚で前方に最大限のジャンプを 3 回行う)の動作解析では，外傷発生群は対照群と比べてジャンプ着地時の矢状面での骨盤可動域が小さく，膝関節と足関節の可動域が大きかった．ジャンプ着地動作における可動域増加を制御するための伸張性筋活動が増加することにより，over use や筋疲労を引き起こす可能性が指摘されている[17]．

足からみた下肢運動連鎖の影響について，LHA は思春期年代におけるバランス機能，歩行時の足底圧分布などの指標となる可能性がある．こどものスポーツ外傷・障害予防に向けて，今後は LHA に注目した下肢外傷発生に関する前向き調査や足関節・足部回内に対する介入調査などが必要である．

（生田祥也，中佐智幸，安達伸生）

文 献

1) Karandikar N, et al : Kinetic chains : a review of the concept and its clinical applications. PM R. 3(8) : 739–745, 2011.
2) Khamis S, et al : Effect of feet hyperpronation on pelvic alignment in a standing position. Gait Posture. 25(1) : 127–134, 2007.
3) Pinto RZ, et al : Bilateral and unilateral increases in calcaneal eversion affect pelvic alignment in standing position. Man Ther. 13(6) : 513–519, 2008.
4) Tateuchi H, et al : Effects of calcaneal eversion on three-dimensional kinematics of the hip, pelvis and thorax in unilateral weight bearing. Hum Mov Sci. 30(3) : 566–573, 2011.
5) Resende RA, et al : Increased unilateral foot pronation affects lower limbs and pelvic biomechanics during walking. Gait Posture. 41(2) : 395–401, 2015.
6) Dodelin D, et al : The biomechanical effects of pronated foot function on gait. An experimental study. Scand J Med Sci Sports. 30(11) : 2167–2177, 2020.
7) Chester VL, et al : A comparison of kinetic gait parameters for 3–13 year olds. Clin Biomech

(Bristol, Avon). 21(7) : 726–732, 2006.

8) Meyns P, et al : Age–related differences in inter-limb coordination during typical gait : An observational study. Gait Posture. 81 : 109–115, 2020.

9) Twomey DM, et al : The effects of low arched feet on lower limb gait kinematics in children. Foot(Edinb). 22(2) : 60–65, 2012.

10) Shih YF, et al : Lower extremity kinematics in children with and without flexible flatfoot : a comparative study. BMC Musculoskelet Disord. 13 : 31, 2012.

11) Jafarnezhadgero A, et al : The long–term use of foot orthoses affects walking kinematics and kinetics of children with flexible flat feet : A randomized controlled trial. PLoS One. 13(10) : e0205187, 2018.

12) Chuckpaiwong B, et al : Correlation between static foot type measurements and clinical assessments. Foot Ankle Int. 30(3) : 205–212, 2009.

13) Sobel E, et al : Natural history of the rearfoot angle : preliminary values in 150 children. Foot Ankle Int. 20(2) : 119–125, 1999.

14) Ikuta Y, et al : An association between excessive valgus hindfoot alignment and postural stability during single–leg standing in adolescent athletes. BMC Sports Sci Med Rehabil. 14(1) : 64, 2022.

15) Fujishita H, et al : Effects of Rearfoot Eversion on Foot Plantar Pressure and Spatiotemporal Gait Parameters in Adolescent Athletes. Healthcare (Basel). 11(13) : 1842, 2023.

16) Maeda N, et al : Relationship of Chronic Ankle Instability With Foot Alignment and Dynamic Postural Stability in Adolescent Competitive Athletes. Orthop J Sports Med. 11(10) : 23259671231202220, 2023.

17) Verrelst R, et al : Kinematic chain–related risk factors in the development of lower extremity injuries in women : A prospective study. Scand J Med Sci Sports. 28(2) : 696–703, 2018.

Ⅳ章　こどもの足変形を予防しよう！

こどもの立ち姿勢・座り姿勢

Point!

- 壁を使ってできる簡単な立ち姿勢のチェックの仕方と直し方
- 椅子の座り姿勢をよくするための動作の仕方
- よい姿勢を継続していくために考えたいこと

こどもの姿勢が悪くなっている

今どきのこどもは姿勢が悪いといわれる．こどもたちを取り巻く環境の変化，運動不足，その他様々な理由が複雑に重なっていることは容易に想像できる．足との関係でいえば，浮きゆびやアーチの崩れは，膝，股関節，腰，背中，首などの他の部位との関係が深く，相互に影響し合う．そのため，立ち姿勢や椅子に座る姿勢の意識，運動器を強めるための運動を積極的に行うこと，そして，普段の生活動作として行っている座る，立つ，しゃがむ，歩く，走る，などの基本の生活動作の仕方を改善することは，足にとっても大切である．

図 1-a は 13 歳の女児で俗にスマホ姿勢といわれるものである．図 1-b は 8 歳の男児によい姿勢をしてもらったもの．胸を張って肩を引き，腕は体側の後方に下ろすよう指導を受けているため，胸郭がぐっと前に出て骨盤が前傾し，背部や肩に力が入りすぎていて身体のあちこちに負担がかかっている．いずれもよくない姿勢である．

●今どきの
こどもに多い姿勢
●学校で習っている
よい姿勢

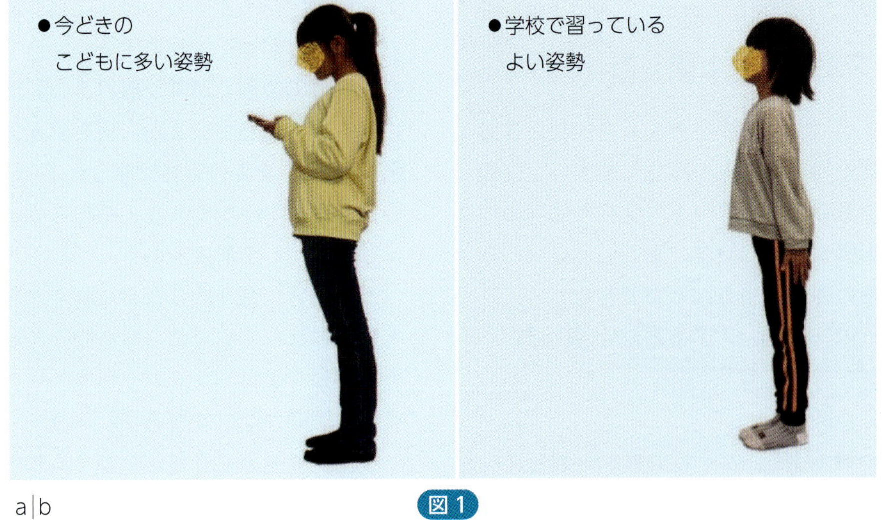

a|b

図 1

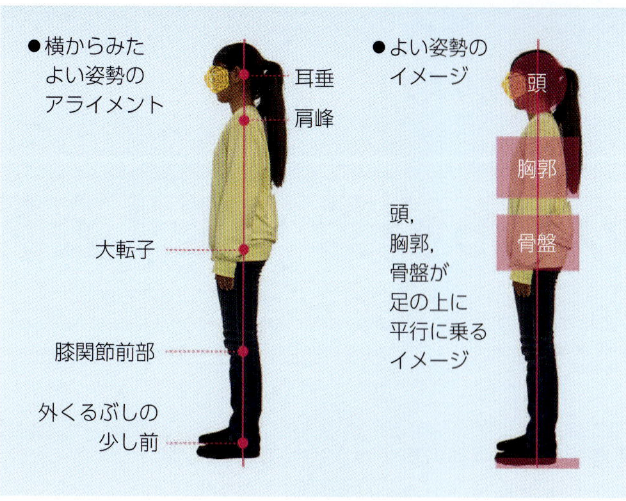

図2

立ち姿勢のチェックポイントと直し方

1 よりよい立ち方は正しいアライメント

筋肉や骨，関節などの運動器のよりよい成長を促し，動作しやすい体づくりを目指すような姿勢をよい姿勢ととらえる．よい姿勢の定義として，1889年にBrauneとFischer[1)]が正常姿勢と名付けられた体位を示しているが，実際に姿勢を指導するときには，図2右のように，身体を足，骨盤，胸郭，頭の4つに分けてとらえ，足の裏の上に骨盤と胸郭の円筒が平行に乗り，その上に球体の頭が乗って，真ん中に串が通っているようなイメージを持つとわかりやすい．

2 チェックポイントと直し方

壁に背中をつけて立つ姿勢チェックの仕方は簡単で自分自身や周りの大人が確認しやすい．O脚やX脚，頭の形など生まれつきの骨格や筋肉のつき方なども影響するので完全に正しいとはいえないが，およその姿勢を知ることができる．

1) 壁を使ってチェックする方法と直し方（図3）

a) やり方

踵は壁につけるか5 cmくらい壁から離して，壁に背中側をつける意識をして立つ．

b) チェックの仕方

背部のポイントが壁についているかどうかでチェックする．

よいアライメントのときは，お尻，肩甲骨のあたり，後頭部がついていて，おへその後ろ側には手のひら1枚分が入るくらいの隙間がある．

c) 直し方

離れているポイントを壁につけるようにする．やりにくいところがある場合は，運動やトレーニングが必要だということがわかる．

<頭が離れてしまう（図3-a）>

背中や首が猫背である場合は頭が前に出ているので，後頭部が壁につかない．

そこで，顔を正面に向けたままであごを前に出す，引くを3～5回くらい繰り返してからあごを引いて後頭部がつくようにする．

<肩甲骨の位置で背骨が離れる（図3-b）>

胸を突き出しているか，肩を引きすぎている．図1-bの小学生の写真にみられる，いわゆるよい姿勢でバレエやダンスなどを行っていると意識的にとりやすい姿勢でもある．

この場合，息を吐きながら胸を下ろしたり，腕を前に伸ばして肩甲骨の間を開くストレッチなどを行うのもよい．

<腰の隙間が空きすぎる（図3-c）>

腰が反り過ぎて骨盤が前傾し，おへその後ろ側に握りこぶし1個分くらい入る隙間がある．運動

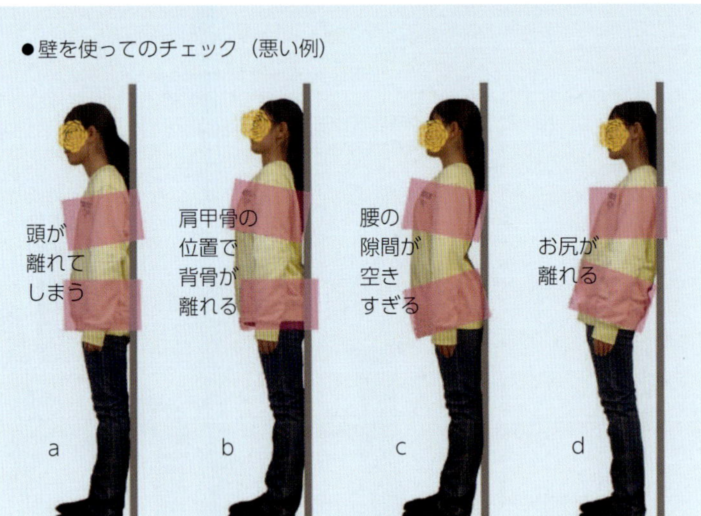

図3

して膝が過伸展になっている．

隙間を狭くするには，おへその後ろ側の壁に手のひらをあて，息を吐きながらそれを押すように，腰を丸めるような意識をすることで隙間を減らし，腹筋の使い方を覚える．

＜お尻が離れる（図 3-d）＞

お尻が離れる場合は，骨盤ごと前に出して後傾させている．お尻と頭が両方とも離れる場合はスマホ姿勢になっている．直し方は，脚の付け根に手をあててお辞儀をするような感じでお尻を壁につけ，あごを引いて後頭部を壁につけるようにする．

2) 普段の生活での意識の仕方

壁での姿勢チェックはときどき行い，修正を心掛けるようにするが，普段の生活のなかでは4つのポイントで姿勢を意識する．

①壁で直すような意識で，お腹，胸，頭の位置を直す．
②足の裏を感じてみる．踵と親指と小指の付け根が下りている．そして5本の指の腹が下りている．このとき，足指は強く握ったり地面を押したりしない．
③顔を正面に向け，軽くあごを引く．
④肩をくるりと回して自然に下ろし，肩を引かない．

このような意識をするだけでも，背が高くなったり首が伸びたりする感じがみて取れるのだが，それは，体幹に力が入って地面を押す力が働いているために，その反作用で上半身が上に伸びようとしている証拠ととらえられる．しかし，もともと筋肉が少なく体幹を感じにくいタイプのこどもにとって，この姿勢は苦痛になるので，同時に，身体をよく動かして，身体を伸ばす筋力をつけたり，可動域を広げたりしていくことも行うようにする．特に，最近のこどもに多い足部の弱りに関しては，指と足首の運動が大変重要になる．そうして，よい姿勢が楽にとれるようになっていくことが大切である．

椅子の座り姿勢のチェックポイントと直し方

1 よい座り姿勢は骨盤が立つ

よい座り姿勢は，足が床について膝と股関節が90°になっており，骨盤が立って背すじが伸び，顔がその真上に乗っている．座り姿勢は，座ってから直すのではなく，立位からしゃがんでいくときの動作を習慣づけるのがよい．

まず，背すじを伸ばしたまま股関節から身体を折ってお辞儀をし，次に膝を曲げながらお尻を後ろに引いて深いところにお尻を下ろし，上体を起こす（図 4）．すると骨盤が立ってよい姿勢が簡単

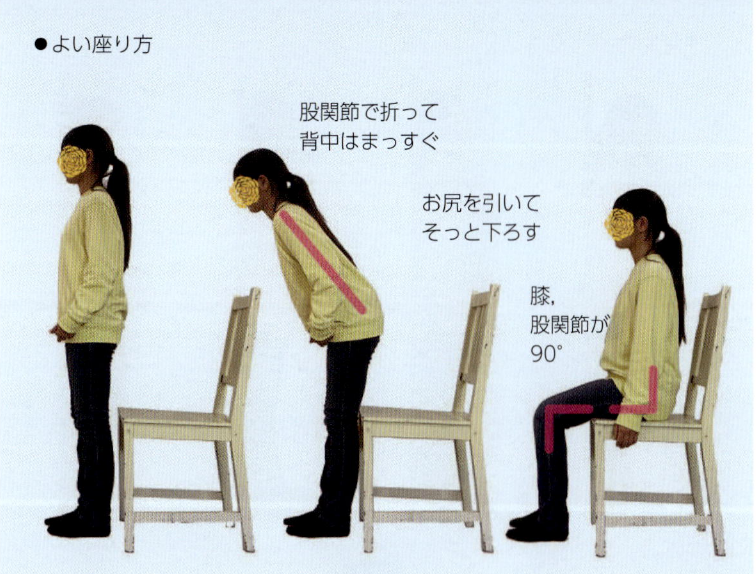

図4

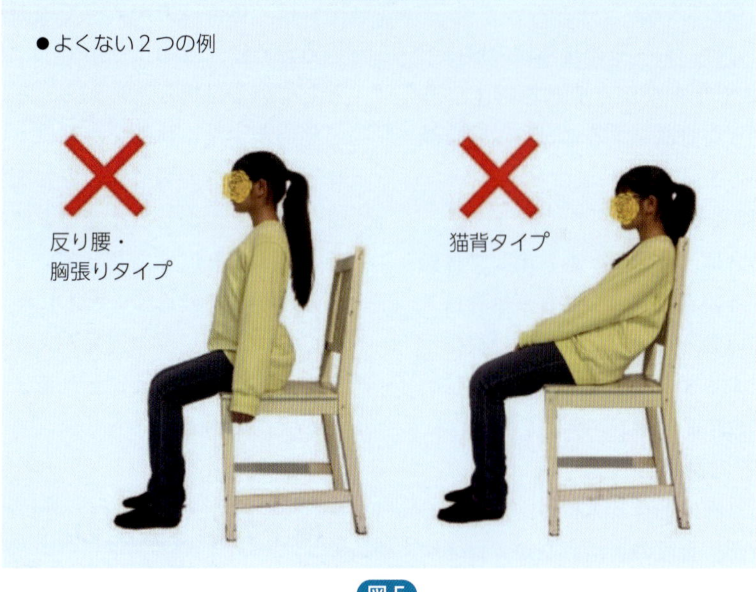

図5

に作れ，しばらく骨盤が立ったままでいられる（図4右）．一連の流れを「こんにちは・どっこい・しょ」と言葉で覚えるとやりやすい．これを繰り返していくことで体幹や下半身の筋力が強まり，股関節，膝，足首が動きやすくなっていく．また，成長に合わせて椅子のサイズや勉強机の高さ，タブレットの位置などの環境を整えることは，靴選びと同じように大事である．

2 チェックポイントと直し方

足を組む，机に肘をつく，身体を横にゆがめるなど，悪い姿勢は様々あるが，ここでは２つの姿勢を示し，そのような姿勢になる座り動作についての改善点を挙げる（図5）．

1) 反り腰・胸張りタイプ（図5左）

胸が起き上がったまま骨盤だけを前傾させて座り立ちする癖があるのは反り腰・胸張りタイプの

特徴.

身体の反らせ過ぎを直したいので，立位で壁に腰(おへその後ろ側)を近づけるようにしてお腹を引っ込める感覚を覚えさせ，腹筋の使い方を覚える．そのうえで，徐々に腰を反らさず背中を平らにしたままで股関節を折り曲げるお辞儀の動作を覚えさせていく．

2) 猫背タイプ(図5右)

前傾するときに股関節ではなくみぞおちを折り曲げるため，猫背になり骨盤が後ろへ傾く．すると，膝が前にスライドしていき，椅子の前方にお尻が下りてしまう．背もたれが遠くなるのでさらに座った姿勢は猫背になる．これを直すのには「こんにちは・どっこい・しょ」を習慣づけるとよい．

骨盤が寝てしまう猫背タイプは，座面の背もたれ寄りにタオルをたたんでお尻の後方(坐骨と尾骨)が乗るようにすると骨盤が立ちやすく，よい姿勢を維持しやすくなって支える筋力がついてくることが期待できる．

よい姿勢を継続していくために

よい姿勢は我慢するものではない．よい姿勢が体感できるようになったとしても筋肉はじっとしていると疲労するので，たとえよい姿勢であっても，ときどき姿勢を変えたりストレッチをしたりしてほぐすことが重要である．また，一方的な指導にならないことも大事で，家族で一緒に取り組んだり，親の姿勢が崩れたら指摘してもらう，といった相互のやり取りができるとよい．印象がよくなることは大きなモチベーションになるので，きれいになった，かっこよくなったなどの言葉かけを大事にする．身体感覚がつかめてきたら自分で直すことができるようになるので，こどもの自主性を尊重し，長い目でみて，徐々によい姿勢が楽に感じられる時間が長くなることが望ましい．

(黒田恵美子)

文献

1) 中村隆一ほか：基礎運動学 第6版．姿勢．352，医歯薬出版株式会社，東京，2003.

運動のススメ

Point!

- 乳児期，幼児期，学童期の足の特徴
- それぞれの時期での推奨される足の運動
- 母趾外転筋運動訓練による外反母趾予防
- 運動による扁平足予防
- こどもの足は靴の管理が非常に重要

緒　言

こどもの足および足関節を含めた下肢の変形については様々な形態をとるが，成長による下肢の形態変化もあるため，正常域であるか否かの判断などは小児整形外科領域でも議論されている．その予測や保存療法の方法などについても装具の適否や成長曲線の個人差など，判断に難渋することも多い．このようにこどもの足は，成人の足の変形とは全く相違しており，その予防も変形に対する対応も異にしていることは明らかである．

そもそも定頸もしない状態から1年で歩行し，2，3年で走行するという成長は著しいものであり，こどもは乳幼児期から様々な運動を自ら行い，健やかな成長を自身で行っている．

ただ成長に遅れが生じた場合や立位歩行の形態に何らかの問題がある場合に小児整形外科医を受診することになる．

小児の足部で問題となるのは先天性内反足を除けば，外反母趾，内反母趾，外反扁平足などが挙げられる．これらに対しては成人例に比べて，両親が常に目にしているために気づくことは比較的早いと考えられるが，逆にそうではない状況も様々な理由で存在する．

外出や外での遊びなどがそもそも減少していたものが2020年からのコロナ禍でさらに制限されたため，扁平足やそれに関連した外反母趾などが増加傾向にあることが指摘されている[1]．

その診断と進行予防，正常例ではそれらの変形の予防のために運動療法は有用と考えられる．

本稿ではその運動療法の詳細について図表を交えて論述する．

こどもの成長と足の運動

1 乳児の足

生下時から約1歳の乳児の足を観察していると，本来外反母趾の保存療法で指導する母趾外転筋運動や足趾の把持運動，また足関節の底背屈を十分に行っている．手指に関しても同様で，大関節に先んじて運動訓練を自ら行って，成長していく．足に関しては這い這いを行い，その後立位をとって歩行へとスムーズに移行するための本能ともいえる．

乳幼時期に介入することは，ほとんどないといえる．先天性内反足や先天性内反母趾などの先天性の障害に対しての治療は別として，正常乳幼児に他動的運動などによって今後起こる可能性のある変形などを予防することもないといえる．ただ乳幼児時期には足趾の運動を観察して，運動や足趾長の左右差の有無などはみておく必要性がある．

2 幼児の足

一般的に1歳〜小学校就学までを幼児と定義するとあり，非常に年齢幅が大きい．この期間が小児の足にとって重要な時期となる．

1歳を過ぎて平均的には1歳2か月には歩行することとなる．立位をとったのちに両側でバランスをとり歩行へ向かうが，歩容が安定するのはさらに遅れて1歳6か月〜2歳頃になる．この時期はそもそも足のアーチ形成が発達しておらず，さらに幼児特有の脂肪組織が多いため外観上はほとんどが扁平足にみえる．さらに内側アーチには個人差があり，母親や家族が周りと比べて遅いのではないかと悩ませることになる．それでも前述のように正常範囲内に収まることが多く，これらは乳幼児検診によってより充実したものになっている．しかし両親や特に祖父母の心配は大きく，運動を早く始めるということに重きを置くことになる．

立位を無理やり取らせるということによる弊害は様々な運動発達の面から指摘され，自然な成長に任せることになっている．殊更に乳幼児検診は重要となってくる．

そのなかで足の体操やボールなどを用いた遊びとしての足の運動は励行していくべきものではあるが，このときに異常をみつけることも重要である．特にこの幼児期では左右差である．足，足趾の運動に明らかな左右差があるときには検診で伝えるか，運動器を専門とする小児整形外科医師の診察を受けることが望ましい．

3 学童期の足

この時期には運動能力の個人差が徐々に出てくる年代である．足の特徴の差としては，柔軟性，関節弛緩性，速力，下肢全体の体格などがある．

またこの時期から社会体育への参加が始まる．野球，サッカー，スイミング，体操などが多く，柔道や剣道などの武道をはじめることになる．それぞれ靴を履いて行うスポーツと履かないで行うスポーツに分かれる．どちらかといえば後者のほうが靴による障害がない分，足と足趾にとってはより運動機能を向上させるといえる．足や足趾の障害の予防に靴の履き替えは重要であり，野球やサッカーなどでは成長に応じて，靴のサイズを更新して履かせなければいけない．特に野球やサッカーのスパイクは靴の柔軟性に乏しいことがあるため，注意が必要である．足趾の中足趾節(MTP)関節の過伸展と趾節間(PIP)関節の屈曲などハンマートウ変形やMTP関節の背側への亜脱臼を起こさせるリスクがある．

学校体育においても通常履く靴で体育の授業を受け，またその他，上靴や体育館でのシューズにも教師や家族の管理が求められる．破損したものや小さめサイズの靴の装用が問題となる．

小児の靴全般について，諸家から啓蒙活動が行われている．ただ小児靴を廉価で提供することが重要であり，子育て支援の一環としてこの活動をバックアップして進めていく責務があると考えられる[2)]．

また，以前は竹踏みなどを行うと足の縦アーチが形成され有用であるとされていたが，現在では足底腱膜炎や腱膜肥厚などの問題があるとされ，もともと足底腱膜炎やその他足底に異常がある場合には推奨されない．

それぞれの時期における運動の実際

1 乳児の足の運動

前述のように様々な運動を行っている．母趾外転筋運動，足趾の伸展と屈曲運動，足関節の背屈と底屈運動を自動的に，また無意識にも行っているといえる(図1)．

6か月を超えれば寝返りやお座り，這い這い時に足趾の運動を自動・他動ともに行っている．

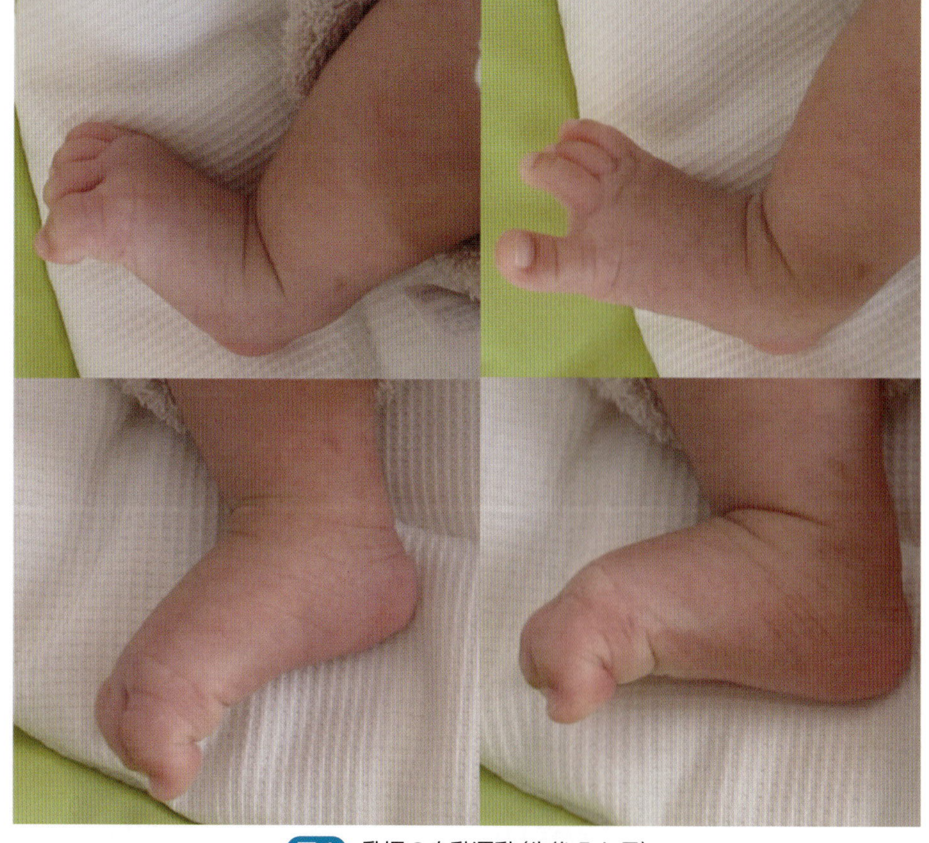

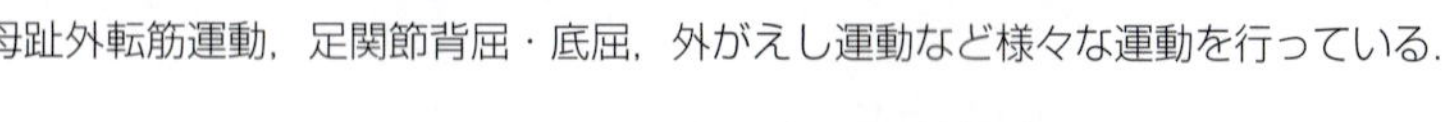

図 1 乳児の自動運動(生後 5 か月)

母趾外転筋運動，足関節背屈・底屈，外がえし運動など様々な運動を行っている．

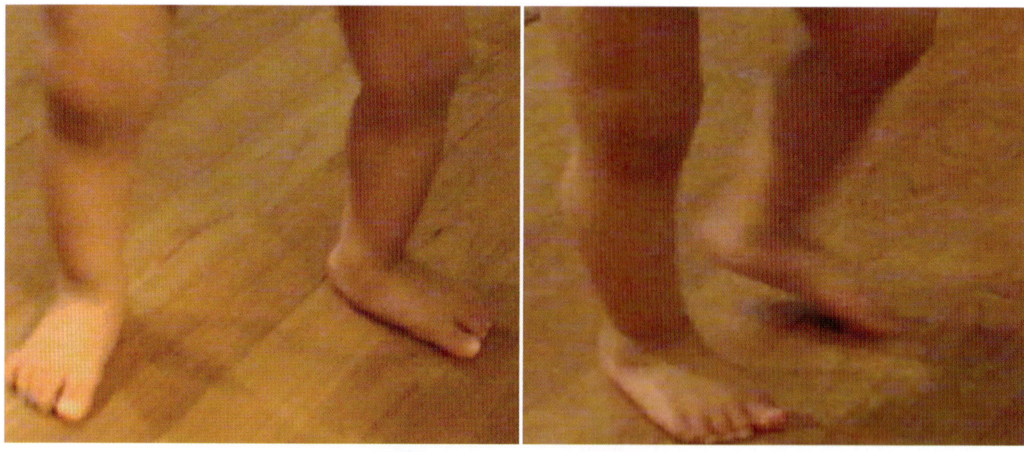

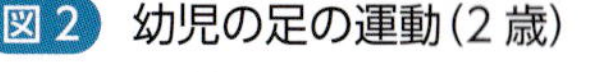

図 2 幼児の足の運動(2 歳)　a|b

a：立位の状態での足部の状態．土踏まずの形成に乏しく，扁平足にみえる．
b：歩行時の足部の状態．前足部外転および後足部回外をさせて十分に安定性をもたせて歩行している．

2 幼児の足の運動

歩行に際して十分に足，足趾の運動を行っている．さらにお遊び感覚で足趾の運動を行わせる(図 2)．ボールを使用した足運動，タオルギャザーの競争などを親子で行わせることでアーチ形成にわずかながらでも寄与することとなる．

外反母趾に対抗する唯一の筋である母趾外転筋

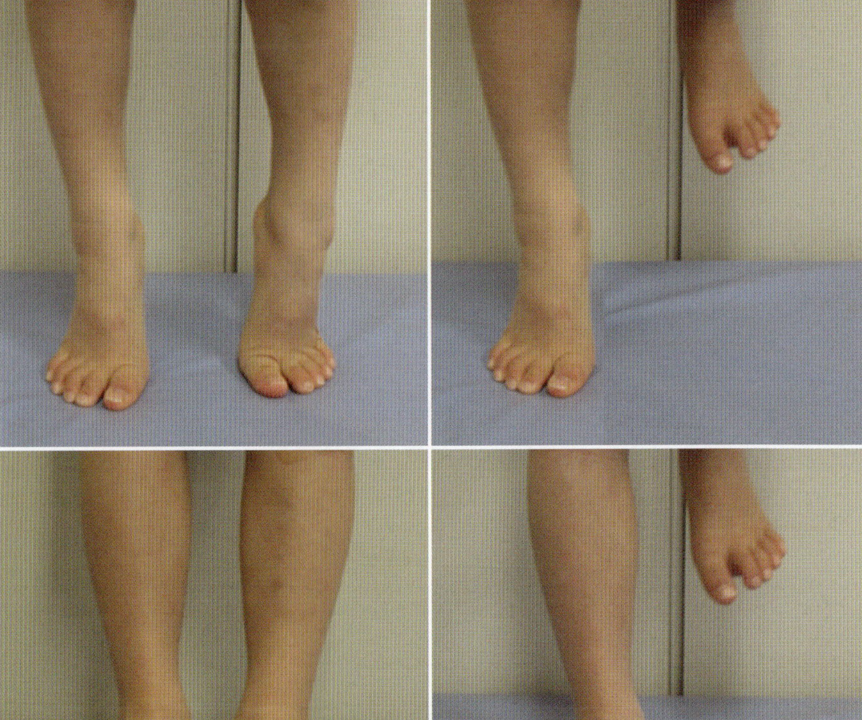

a|b
c|d

図3　学童期の運動(8歳)

a：つま先立ち訓練
b：片足立ちでのつま先立ち訓練
c：踵部立位訓練
d：片足立ちでの踵部立位訓練

は意識して使わせるようにする．乳児では自動運動として行ってきたものが，歩行開始と靴の装用でその必要性と機会が少なくなる．そのため親子で運動することが大切である．特に母親が外反母趾である場合にはこの時期から運動療法を行っておくのが効果的である[3)4)]．

3 学童期の足の運動

外反母趾予防と保存治療として，また扁平足，外反扁平足に対するアーチ形成に関しても母趾外転筋運動訓練が推奨される[3)~5)]．この時期には楽しんでできるところもあり，自宅でも学校でも施行可能である(図3)．

そしてこの母趾外転筋運動訓練は，母趾外転筋以外の足内筋のみならず，下腿からダイナミックな筋腱の活動も同時に働いており，エビデンスには乏しいがこれにより歩行やつまずきの予防にもつながるという報告もある．よくグーチョキパー運動と称されて勧められることもあるが，本運動訓練はパー運動であり，それとともに運動するとして，グーパー運動といえる．

ただおそらく2,000~3,000人に1人の割合と推定されるが，本当にグーチョキパーができる学童もいる(図4)．腱の破格によるものと考えられるが，外反母趾を合併していたため保存療法として，運動療法と装具療法を施行してもらった．筆

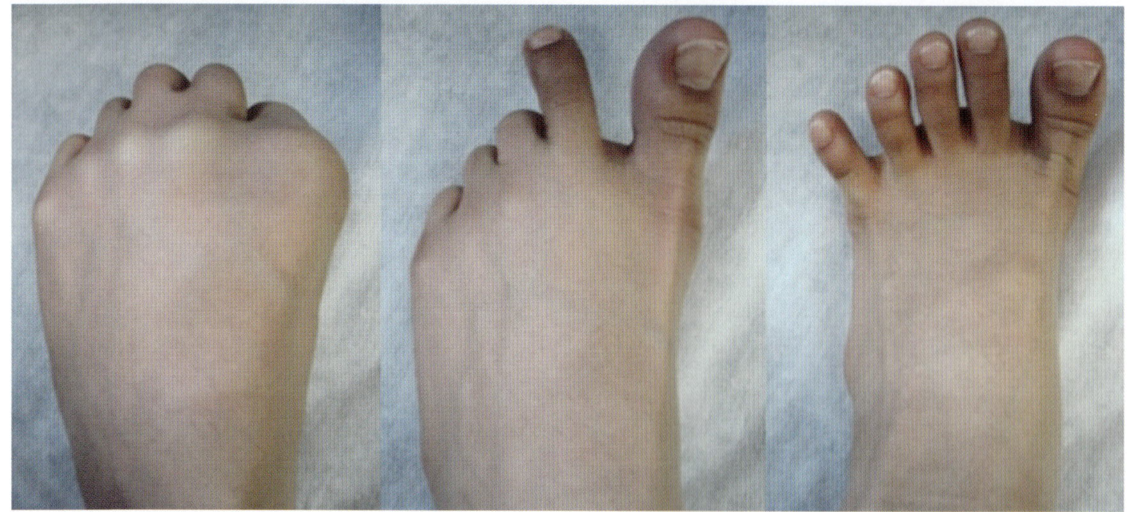

図4 グーチョキパー運動(7歳)

グー(足趾屈曲)，チョキ(母趾，第2趾は伸展，第3，4，5趾屈曲)，パー(母趾外転筋運動訓練)

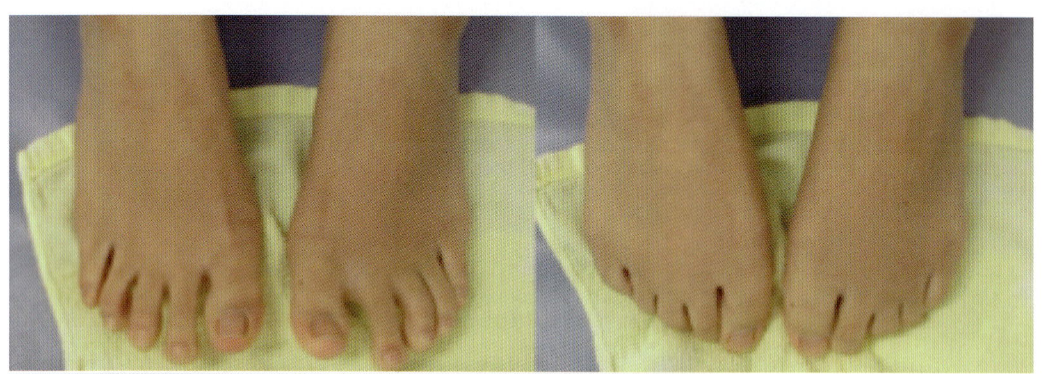

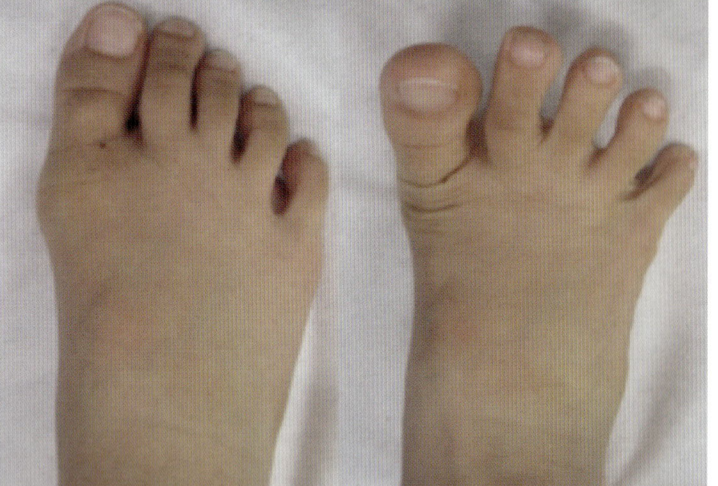

a/b

図5 学童期・中学生の運動(13歳)

a：タオルギャザー訓練．母趾外転筋運動をしてからタオルギャザー
b：母趾外転筋運動

者が経験したこの運動をできるただ1人の学童であった．

その他の運動として，タオルギャザー運動，巻き上げ効果(windlass現象)を利用した縦アーチ形成を促すつま先立ち，MTP関節伸展とその逆の屈曲運動が挙げられる．またこの時期にはホーマン体操も十分に可能でゴムなどを用いて楽しく行わせることが推奨される[6](図5)．

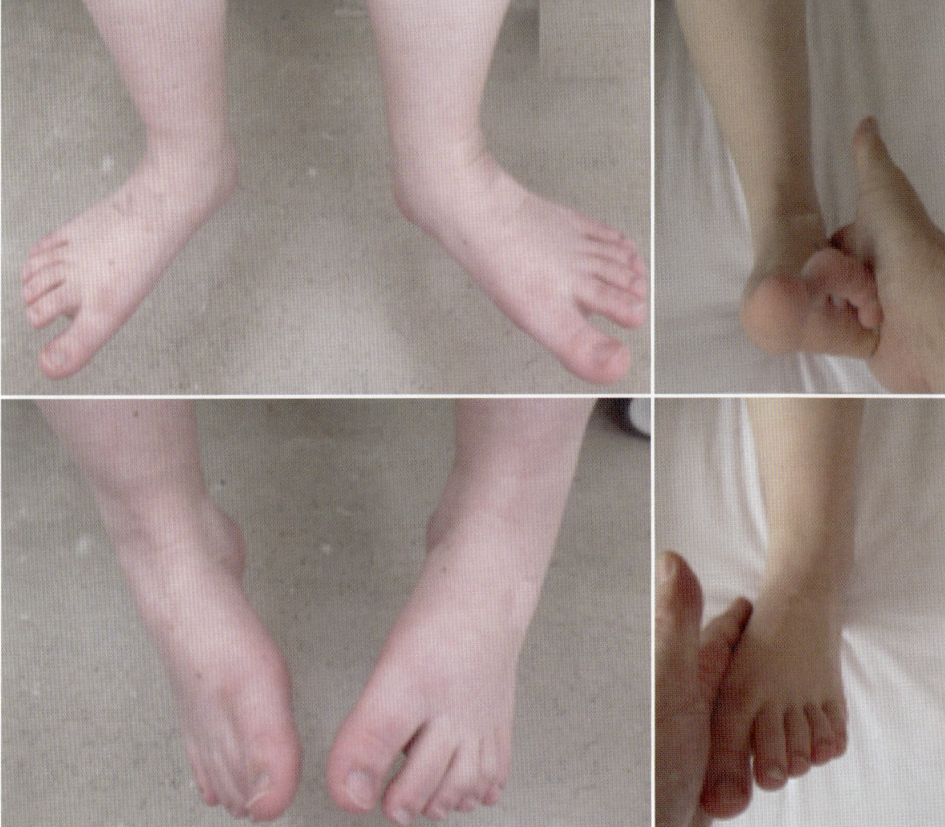

図6　足関節の回外捻挫の予防（15歳）

a：外がえし運動訓練
b：抵抗を加えて外がえし筋力を増強
c：内がえし運動訓練
d：外がえし運動と同様に抵抗を加えて施行

学童期～中学生期には学校体育で心肺機能の成長，賦活のために特に冬季に持久走またはマラソンなどが行われる．これはこどもたちにとって，速いこどもには人気があるものの一般的には好まれない傾向にある．しかしランニングは運動の基本であり，足，足関節にとっても重要な対称性運動である．筋力アップはこれによるところが大きいと推察される．昨今こどもの運動機能の低下が指摘されているが，学校体育の運動量の減少が指摘されることもある．社会体育で補助している現状がある．

また学童期～中学生時には足関節捻挫を受傷することが多い．特に学童期では疼痛や腫脹が軽度で，靱帯断裂よりも骨軟骨の裂離骨折を起こすことが多い．その後，何年も経ってから足関節の外くるぶし（足関節外果）の下端に小さな骨片を残すことになる．これ自体がすぐに症状を出すわけではないが，再捻挫の折に骨片に可動性が出て，手術を要することがある．

そのため，この時期に足関節捻挫（回外捻挫）の予防として，足関節の外がえし運動，すなわち下腿の外側の筋である長短腓骨筋の筋力増強も大切である[7]（図6）．サッカーではそのプレー自体にアウトサイドキックがあるため，訓練される．しかし実際に捻挫をしやすいスポーツの1つであり，その他バスケットボール，バレーボール，体操などがその代表的なものである．つま先立ちと踵立ちの繰り返しやアキレス腱の柔軟性を保つためにストレッチも有効である．

まとめ

小児では成長とともに目まぐるしく変化していく足のケアは特に重要であり，基本的なランニングなどの全身運動とともに下肢全体，足および足趾の運動は筋活動を賦活して，扁平足や外反母趾，その他足の変形や疼痛などの症状を予防できる可能性が十分にある．また足を守る靴の提供については行政の子育て支援の一環のなかに重きを置いて考えていただきたいと思う．

（佐本憲宏）

文　献

1) 厚生労働省大臣官房統計情報部，厚生労働省人口動態・保健社会統計課，保健統計室患者統計係：平成 29 年(2017)患者調査(傷病分類編)．2018.

2) 寺師浩人ほか：小児靴の手引き書．日本フットケア・足病医学会 学術委員会「子どもの足・靴改革ワーキンググループ」監，12．2023.

3) 田中康仁：外反母趾．図説 足の臨床 第 3 版．高倉義典監，田中康仁，北田　力編．137-148，メジカルビュー社，東京，2010.

4) 佐本憲宏：6．外反母趾 1)病態・診断・保存的治療．明日の足診療シリーズⅠ　足の変性疾患・後天性変性の診かた．日本足の外科学会監．185-193，全日本病院出版会，東京，2020.

5) 佐本憲宏．【足のリハビリテーション診療パーフェクトガイド】外反母趾に対する運動療法(母趾外転筋運動訓練)．MB Med Reha．254：129-136，2020.

6) 杉本和也：扁平足．図説 足の臨床 第 4 版．高倉義典監，田中康仁ほか編．115-129，メジカルビュー社，東京，2023.

7) 佐本憲宏：【足・足関節部スポーツ障害・外傷リハビリテーション実践マニュアル】 足関節外側靱帯損傷　新鮮例　手術療法．MB Med Reha．61：9-16，2005.

こどものロコモ対策
—なぜこどもの頃からロコモ予防が必要か—

Point!

- こどもの運動習慣における課題として，運動をする・しないこどもの二極化がある．
- こどもの体力低下やこどもの約 10%が運動疾患に被患している．
- こどもの足・足関節の障害として，外反扁平足，開張足，外反母趾や有痛性外脛骨障害などがある．
- こどもの頃からの運動器検診とロコモ予防（ストレッチングなど）が必要である．

はじめに

現代のこどもの健康に関する問題の１つに，運動不足に伴う肥満・生活習慣病の増加と運動過多に伴う運動器（四肢・脊椎）のスポーツ外傷・障害が増加しているという二極化現象が挙げられる．さらに感染症（COVID-19 など）予防のため，長期にわたる外出制限がこどもの身体ならびに心の健康に悪影響を及ぼし，直接影響を受ける運動器においてこれらが深刻な問題となっており，将来的なロコモティブシンドローム（運動器症候群：ロコモ）やメタボリックシンドローム（内臓脂肪症候群：メタボ）が懸念されている．ロコモはこどもの頃の運動習慣も密接に関わっていると考えられ，発達段階の心身（特に運動器：骨・関節・筋肉など）の特徴を理解し，基本的な生活習慣を見直す必要がある．

なぜこどもの頃からロコモ予防が必要か

要支援・要介護の原因のうち，脳血管疾患や認知症の予防も重要であるが，これらは急激な悪化が原因で，ある日を境に突然要介護となることがあり，予防対策が功を奏しているとはいえないのが現状である．一方，運動器疾患は徐々に悪化することがほとんどであり，日々のロコモーショントレーニング（ロコトレ）で寝たきりの状態にまで至るのを予防することが可能である．人生 100 年といわれるようになった我が国では，健康寿命延伸が国の施策であり，要支援・要介護となる最も大きな要因が運動器疾患（関節疾患・骨折・転倒・脊髄損傷）で総計 26.3%である（令和 4 年国民生活基礎調査）[1]．有訴率では，男女とも腰痛，肩こりと関節痛が上位を占め[1]，運動器の障害であるロコモの原因となる腰部脊柱管狭窄症，変形性膝関節症，骨粗鬆症のいずれか１つ以上を罹患していると推定されている人（ロコモ・ロコモ予備軍）は，約 4,700 万人いるとされ，運動器疾患（ロコモ）予防がいかに重要であるかがわかる．また，生活習慣病は規則正しい生活習慣（食事と運動）である程度防ぐことができるが，先に運動器に障害が生じると，身体を動かすことが困難になり，結果的に病気になってしまうなどの悪循環が生じてしまう．そのため，運動器が障害される前のこどもの頃から足・足関節疾患を含め予防することが重要である．

現代のこどもたちは，運動過多によるスポーツ外傷・障害やスマホ社会の弊害の１つである運動不足による肥満傾向・生活習慣病がみられ「身体

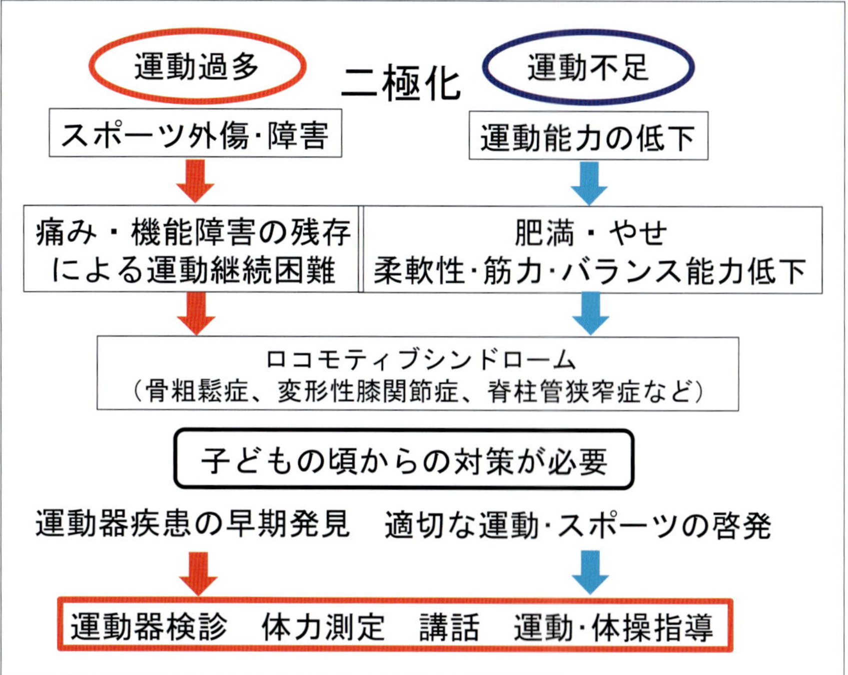

図1 こどもの運動器に関する問題点：ロコモとの関係

表1 運動器検診結果の概要(2015年度)

一次検診チェック項目(2015年度)	
異常なし：6,325名	
異常あり：1,573名(18%)	
・脊柱変形	979件
・下肢変形	487件
・しゃがみ込み動作	38件
・肘関節屈伸動作	64件
・上肢変形	92件
・肩関節挙上	24件
・歩容異常	5件
・その他	0件
しゃがみ込み不全：608件(7.1%)	
一次検診欠席：206名	

の二極化」が問題視されている．肥満小学生はメタボ予備軍とされ，女性はリスクが10倍である．過度の運動や誤った運動方法により「スポーツ障害」を引き起こす可能性があり，スポーツ障害が悪化すると，運動を続けることが難しくなり，変形性関節症や脊椎症を発症し，大人になっても疼痛が残存し，ロコモへ繋がることもある．一方，運動不足のこどもの場合，バランス能力や筋力などの基本的な運動能力が低下しており，大人になっても運動不足になりやすく，ロコモ・メタボに結びつきやすくなると考えられる．すなわち「ロコモ」は高齢者の問題ではなくこどもの頃から対応する必要がある(図1)．

運動器検診

学校における運動器検診の目的は，こどもの運動器疾患を早期に発見することや「運動器」の重要性を啓発し，こどもの心身の健全な発達を促進させ，ロコモ予防につなげることである．宮崎県では2007年度から学童期運動器検診を実施してきた[2)～5)]．2015年度までに直接検診を実施した約54,000名の結果では，運動器疾患の推定被患率は約10%であった．異常項目としては脊柱変形・下肢変形が最も多く，その他としては表1のような異常がみられた．機能不全として，しゃがみ込み動作不可能を約10%に認めたが(表1)，これらは足関節の背屈角度の低下も影響を与えていると考えている．この結果は，将来のロコモ予防のためにも学童期からの運動器検診ならびに介入の必要

A：体力テスト 上位群　D,E：体力テスト 下位群

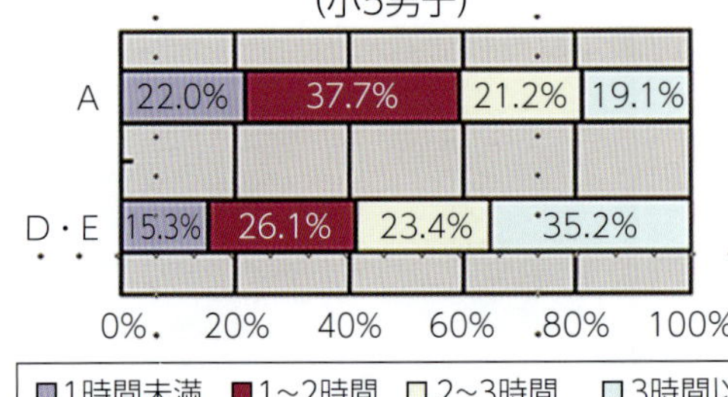

テレビ視聴
(ゲームを含む)

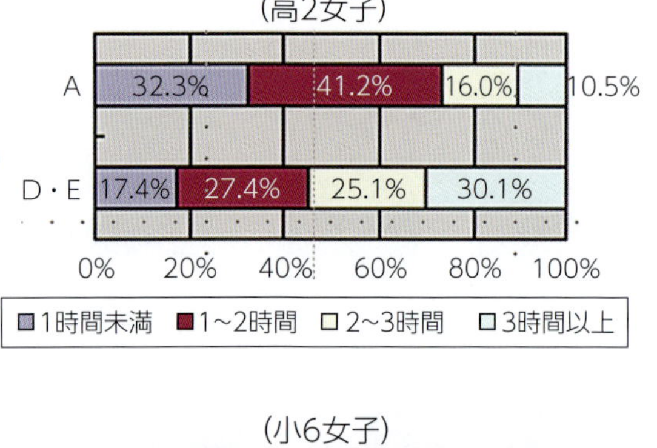

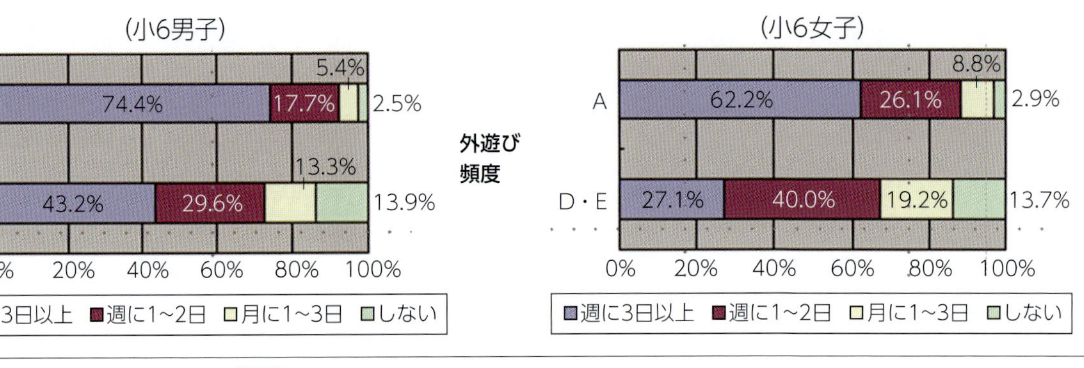

図2 テレビ視聴や外遊びの頻度と体力テストの関係
(宮崎県令和３年度児童生徒の体力・運動能力調査報告書)

性が示唆された.

宮崎県・大学では普及啓発活動の一環として「運動器の重要性やロコモ予防の必要性」などに関する保健活動(出前講義・検診・介入など)を行っている. このような様々な取り組みが評価され, “クローズアップ現代”, “きょうの健康” や “所さん！大変ですよ” などのメディアでも取り上げられた.

こどもの体力

全国・国際大会レベルの競技への出場には, 競技力向上は必要不可欠だが, その基本となる基礎体力が現代のこどもには不足している. こどもの体力は, 昭和 60 年頃をピークとして減少し, 危機的状態になっていた. 宮崎県では教育委員会や小中高等学校が平成 16 年度から体力向上プランを作成・実施したことで, 全般的に体力が全国平均を上回るようになった. また, 体育の授業以外に体力向上に関する取り組みを「実施している」と答えた学校のほうが体力合計点が高値であった. このことからも日頃からの継続的な運動が重要であると推測される. その他の生活習慣に関し, 体力テストの成績がよいこどもたちは, 朝食を摂り, テレビの視聴時間が 1 時間未満で, スマホの使用時間が短く, 児童では外遊びを週 3 回以上していた(図 2)[6]. ネットに夢中になることのない規則正しい生活習慣が, 基礎体力・運動能力向上の基本であることが改めて示された.

ロコモ予防

こどもの頃からの「ロコモ予防」の基本は, 一生涯, 四肢・体幹が疼痛なくスムーズに可動できる健全な運動器, すなわち柔軟性, 安定性, バランス能力や筋力の獲得である. スキャモンの発育・発達曲線に示されるように, 身体は各器官によりその発達具合が異なる. したがって, 小学生

体幹・上肢のストレッチ	下肢のストレッチ
【背中反らし】 椅子の場合 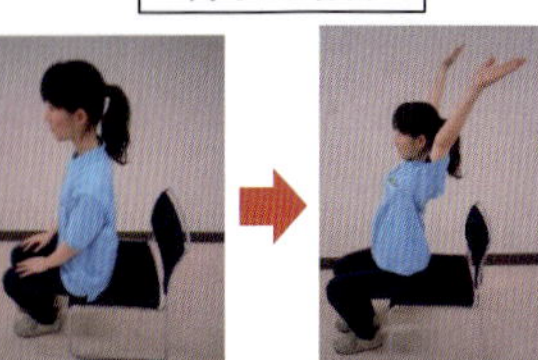 床の場合 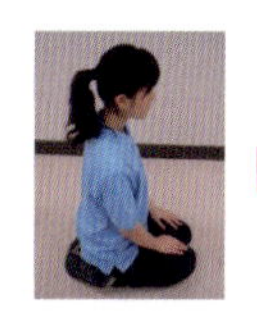 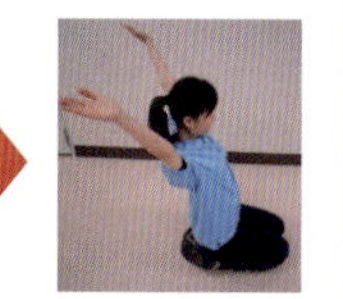	【ジャックナイフ・ストレッチ】 ストレッチ開始前 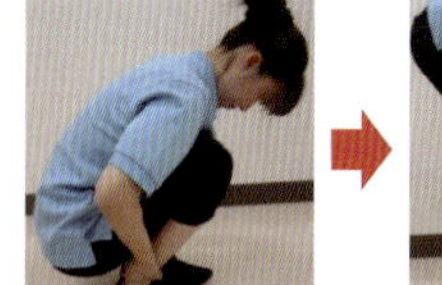 ストレッチ中 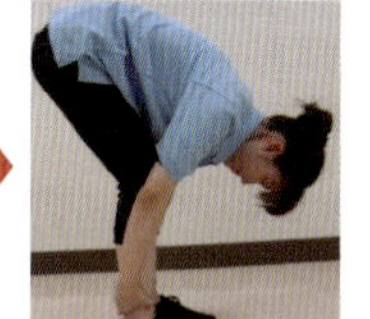
【肩のストレッチ】 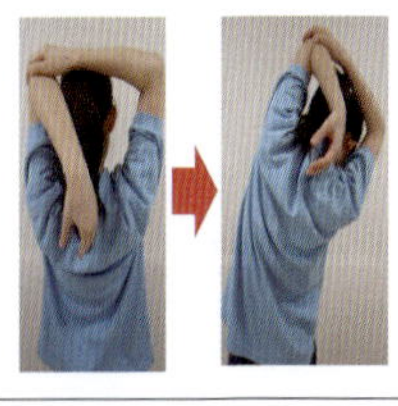 【肘、手首のストレッチ】 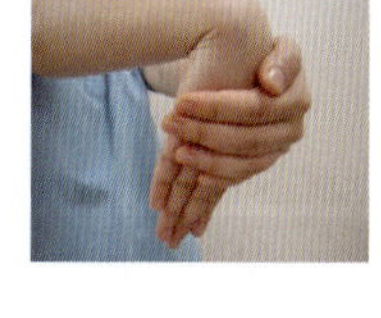 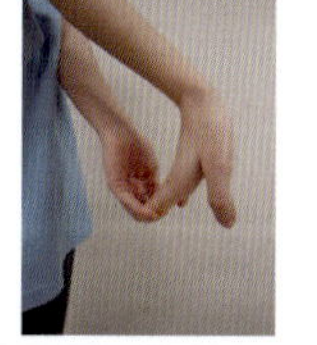	【フォワードランジ】 ストレッチ開始前 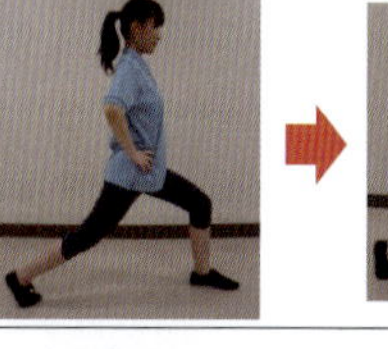 ストレッチ中 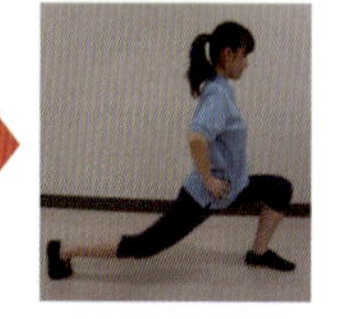
※反動をつけない，呼吸を止めない，15～20秒維持	

図3 宮崎大学式ストレッチング

は俊敏性(agility)や協調性(coordination)を，中学生は持久力(stamina)や自重訓練を，高校生は成長終了後に徐々に荷重訓練を行うことが推奨される．学校では体力向上プランとして，立腰指導を基本に，各学校独自に清掃時の雑巾絞り指導による握力向上や，3分間エクササイズ，サーキットトレーニングの導入などにより体力向上を図っている．このように，体育の授業以外に体力向上に関する取り組みを「実施している」と答えた学校ほど体力合計点が高い傾向がみられた．こどもの足は柔軟性があり，成長が早いため足に合った靴を選択する．特に，アーチ形成が発達し始める3～4歳頃から大人のアーチに近づく6～7歳頃は靴選びを慎重に行い，健全なアーチ形成に繋げることが必要である．こどもの足・足関節の障害として，外反扁平足，開張足，外反母趾や有痛性外脛骨障害などがある．前述したようにしゃがみ込み不可の児童・生徒に足関節背屈角度低下を認めたこともあり，ストレッチングの指導を当科の事業の1つとして行っている(図3)．小学生や中学校低学年の生徒に肉離れは少ないが，こどもの頃からストレッチングに慣れ親しむことが必要と考え進めている[2)～5)]．しかし，学校現場の実情として実施する時間的余裕がない場合には，自宅を中心にジャックナイフ・ストレッチの指導を，また，外反扁平足などに対してはタオルギャザーを指導している．介入している中学校では，ストレッチングの実施状況に差異はあるが，足関節の背屈角度や床からの立ち上がり動作などの改善が認められるため，日頃からのストレッチングなどの重要性を啓発することが必要不可欠である．

終わりに

運動の過多と過少の二極化現象により，児童・生徒の健全な運動器の発育・発達が阻害され，運動器の障害が問題になっている．ネット(スマホ)社会へ警鐘を鳴らしたり，運動器検診を実施することで運動器の形態異常・機能不全を早期に発見することが可能である．さらに健全な運動器の発育・発達をサポートし，学童期における足・足関節を含めた運動器障害を予防することで，将来のロコモ・メタボ予防へ繋がると考えている．普段から身体全体を使う様々な動作，運動を取り入れることで，「動く喜び，動ける幸せ」が浸透し楽しく外で遊ぶ元気なこどもたちが増え，その結果として競技力が向上しスポーツ大会で活躍することを期待している．

（帖佐悦男）

文　献

1）厚生労働省：2022年 国民生活基礎調査の概況（https://www.mhlw.go.jp/toukei/saikin/hw/k-tyosa/k-tyosa22/index.html）（2023年10月10日検索）

2）山本恵太郎，帖佐悦男：学校における運動器検診モデル事業の成果と課題―宮崎県―．臨スポーツ医．26：171-181，2009.

3）帖佐悦男：学校健診における運動器検診の普及に向けて―宮崎方式：なぜ子どもの頃からロコモティブシンドローム予防が必要か・課題とその対策―．日臨スポーツ医会誌．21：574-580，2013.

4）帖佐悦男：子どもの運動器疾患とロコモティブシンドローム予防―体を動かすことの大切さ―．Jpn J Rehabil Med．58：925-932，2021.

5）Yamaguchi N, et al：Screening for musculoskeletal problems in Japanese schoolchildren：a cross-sectional study nested in a cohort. Public Health. 139：189-197, 2016.

6）宮崎県教育委員会：令和3年度宮崎県児童生徒体力・運動能力，生活習慣等調査報告書 令和4年3月．

索　引